F.A. DAVIS
Philadelphia

骨科检查快速指南

原书第 5 版

[美] 唐·久利克（Dawn Gulick，PT PhD ATC CSCS）编著
晓 牧 译

北京科学技术出版社

著作权合同登记号　图字：01—2025—2312

图书在版编目（CIP）数据

骨科检查快速指南：原书第 5 版 / (美) 唐·久利克 (Dawn Gulick) 编著；晓牧译. -- 北京：北京科学技术出版社，2025. -- ISBN 978-7-5714-4432-7

Ⅰ. R680.4-62；R49-62

中国国家版本馆 CIP 数据核字第 202514C3H2 号

骨科检查快速指南：原书第5版

责任编辑：杨　帆
责任校对：贾　荣
图文制作：永诚天地
责任印制：吕　越
出 版 人：曾庆宇
出版发行：北京科学技术出版社
社　　址：北京西直门南大街 16 号
邮政编码：100035
电　　话：0086-10-66135495（总编室）　0086-10-66113227（发行部）
网　　址：www.bkydw.cn
印　　刷：雅迪云印（天津）科技有限公司
开　　本：889 mm × 1194 mm　1/64
字　　数：300 千字
印　　张：4.5625
版　　次：2025 年 6 月第 1 版
印　　次：2025 年 6 月第 1 次印刷
ISBN 978-7-5714-4432-7

定　　价：68.00元

译者前言

在临床日常诊疗中，身体检查是很重要的一部分。许多疾病的初诊都是借由身体检查的结果进行的，而临床上各种纷繁的检查不胜枚举，骨科更是如此。这些检查不止涉及骨骼肌肉系统疾病的诊断，同时涵盖神经、血管病变，甚至一些内科疾病诊断的依据。有些疾病的差异很细微，需要医生凭借丰富的临床经验和熟练准确的检查加以区别。但是对刚步入临床的医生来说，熟练掌握各种检查方法有难度，甚至是一些高年资的医生，也难免将各种检查混淆。因此，内容全面并且使用方便的骨科临床检查指导书是很多骨科医生所需要的。

本书在国外一直高居骨科查体类图书的销售榜首，它通过记事本的形式，以临床检查为主线，按肩、肘、腕和手、脊柱、髋、膝、踝和足等临床解剖结构进行临床身体评估。书中不仅涵盖各部位的检查法和评估量表，同时简要列举了一些临床急重症的危险信号和骨科常用药的用法。书中大量使用表格、解剖绘图和实际检查照片，清晰明了，使用便捷。除骨科外，本书对于康复科和运动医学科也很有帮助。

书中一部分内容比较精练，需结合临床实际操作加强理解。同时在翻译中部分语句为适应我国用语习惯加以修改，可能与原文略有出入。

希望本书中文版能为你的临床工作提供帮助。

第一章 概述

第二章 肩关节

第三章 肘关节

第四章 手和腕关节

医疗筛查（Medical Screening）

你是否曾经罹患或被告知过有以下的疾病?	
肿瘤	慢性支气管炎
糖尿病	肺炎
高血压	肺气肿
昏厥或头晕	偏头痛
胸痛	贫血
呼吸急促	胃溃疡
血栓	艾滋病
脑卒中	血友病
肾脏疾病	吉兰-巴雷综合征
尿道感染	痛风
过敏（乳胶、食物、药物）	甲状腺疾病
气喘	多发性硬化
骨质疏松	结核
风湿热 / 猩红热	肌痛
肝炎 / 黄疸	妊娠
小儿麻痹症	疝
头部外伤 / 脑震荡	抑郁症
癫痫 / 惊厥	时常摔倒
帕金森病	肠道 / 膀胱问题
关节炎	
你是否曾经接受过以下的检查或治疗?	
X 线	血液检查
电子计算机断层扫描（CT）	组织活检
磁共振成像（MRI）	肌电图（EMG） 神经传导速度检查（NCV）
骨扫描	心电图（ECG）或压力测试（Stress test）
尿液分析	手术

骨科综合评估工具

1. 感觉异常（麻木、针刺）?
2. 头痛?
3. 夜间疼痛?
4. 持续性晨僵?
5. 头晕?
6. 创伤（机动车事故损伤，跌倒）?
7. 盗汗?
8. 便秘?
9. 容易出现淤斑?
10. 视力变化?
11. 月经模式变化?
12. 平衡紊乱?
13. 休息时胸痛?
14. 呼吸急促?
15. 肌肉无力?
16. 保守治疗无效（治疗超过 30 天）?
17. 出汗过多?
18. 水肿或体重增加?
19. 躺下时腹部有搏动感?
20. 步行几百米时，有腿抽筋?
21. 腹痛?
22. 指甲完整性变化?
23. 长期使用皮质类固醇?

正常生命体征和影响生命体征的病理机制

	婴儿	儿童	青少年	成年人和老人	数值升高的因素	数值降低的因素
体温	98.2℉（36.8℃）	98.6℉（37.2℃）	98.6℉（37.2℃）	98.6℉（37.2℃）	感染、运动、血糖升高	血细胞比容和血红蛋白降低、麻醉药、血糖降低、高龄
心率（次/分）	80~180	75~140	50~100	60~100	感染、血细胞比容和血红蛋白降低、血糖降低、焦虑、贫血、疼痛、血钾降低、运动	麻醉药、急性心肌梗死、血钾升高
呼吸频率（次/分）	30~50	20~40	15~22	10~20	感染、血细胞比容和血红蛋白降低、血糖升高、焦虑、疼痛、急性心肌梗死、哮喘、运动	麻醉药
收缩压（mmHg）	73	90	115	< 130	血糖升高、冠心病、焦虑、疼痛、运动（只影响收缩压）	血细胞比容和血红蛋白降低、血钾降低、麻醉药、急性心肌梗死、贫血
舒张压（mmHg）	55	57	70	< 85		

紧急情况

- 收缩压≥ 180 mmHg 或≤ 90 mmHg
- 舒张压≥ 110 mmHg
- 休息时心率 >100 次 / 分
- 休息时呼吸频率 >30 次 / 分
- 精神状况突然改变
- 面部疼痛伴难治的头痛
- 心绞痛或心律失常突然发作
- 腹部反跳痛
- 黑便、柏油样便或血便

全身性危险信号

- 未知原因引起损伤的隐匿性发作
- 症状与受伤害程度不成比例
- 采取任何姿势或休息后症状都没有改善
- 症状持续时间超过预期痊愈的时间
- 最近或正在发生的发热、寒战、夜间盗汗、感染
- 无法解释的体重减轻、面色苍白、恶心、排便和（或）排尿习惯改变（体质上的症状）
- 头痛或视力改变
- 双侧的症状
- 色素沉着、水肿、红疹、指甲改变、虚弱、感觉减退、刺痛感、烧灼感

墨菲征（Murphy's Sign）

目的：评估胆囊病变

姿势：仰卧位

方法：检查者将手指压在受试者右上腹肋缘（腹直肌外侧）；让受试者深呼吸，同时将手指下压

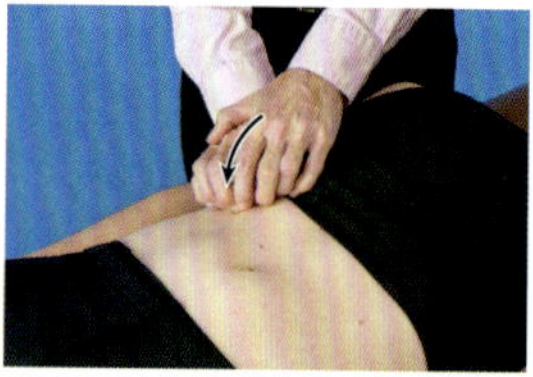

说明：试验阳性 = 完全吸气前腹部突然出现疼痛

统计学：敏感性 = 高；特异性 =

低；阳性预测值 = 高；阴性预测值 = 极高

布氏征（Blumberg's Sign）（反跳痛）

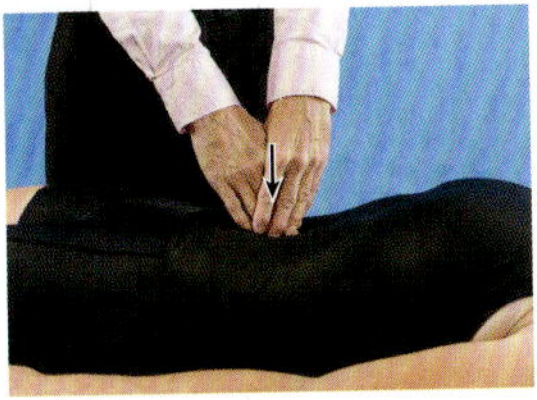

目的：内脏病变的反弹痛
姿势：仰卧位
方法：选择一个远离疼痛部位的腹部区域；检查者将手指垂直于受试者腹部，缓慢向下推，然后迅速抬起
说明：试验阳性 = 抬起时疼痛；试验阴性 = 无疼痛
统计学：特异性 = 极高

主动脉宽度触诊（AAA Palpation）

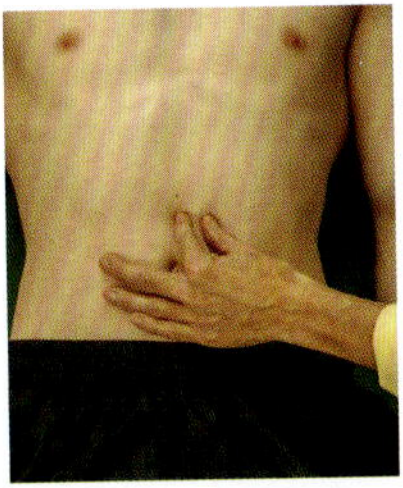

目的：评估腹主动脉宽度
姿势：仰卧位，臀部 / 膝盖弯曲（蜷腿）
方法：触诊上腹部，剑突与脐之间，中线左侧；用力按压，触诊腹主动脉搏动；将手指放在腹主动脉的两侧
说明：试验阳性 = 腹主动脉宽度 >3cm
统计学：敏感性 = 低 ~ 高；特异性 = 高 ~ 极高
注意：如果腹围大于 100cm，敏感性会降低

麦氏点（McBurney's Point）

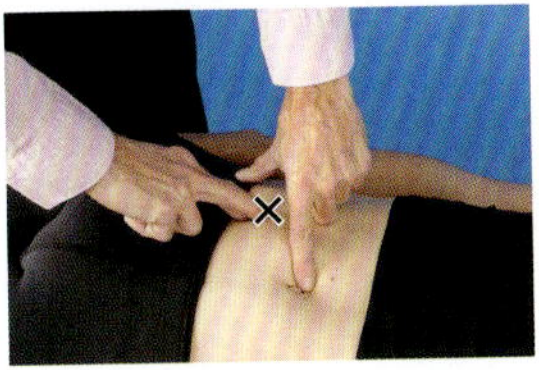

目的：评估阑尾病变
姿势：仰卧位
方法：触诊右侧髂前上棘与脐连线的外 1/3~1/2 处
说明：试验阳性 = 触诊压痛
统计学：敏感性 = 高

腰大肌试验（PsoasTest）

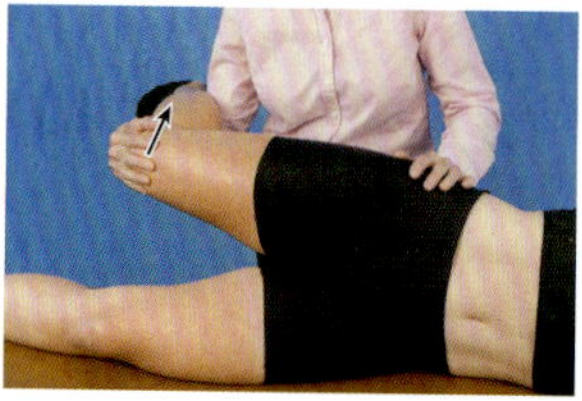

目的：评估盆腔（阑尾）感染
姿势 1：仰卧位
方法 1：抵抗髋关节屈曲
姿势 2：左侧卧位（如图所示）
方法 2：稳定躯干并伸展右髋
说明：试验阳性＝右下腹疼痛；臀部或背部疼痛是试验阴性
统计学：特异性＝极高

闭孔征（Obturator Sign）

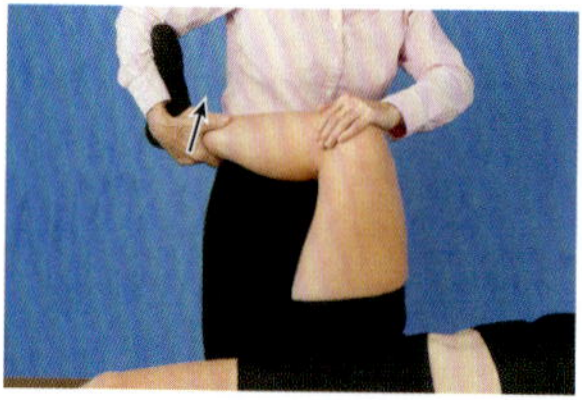

目的：评估盆腔（阑尾）感染
姿势：仰卧位
方法：将右侧髋关节 / 膝关节屈曲 90°，髋关节被动内旋
说明：试验阳性＝右下腹疼痛；臀部或背部疼痛是试验阴性
统计学：无统计数据

Lhermitte 征（Lhermitte's Sign）

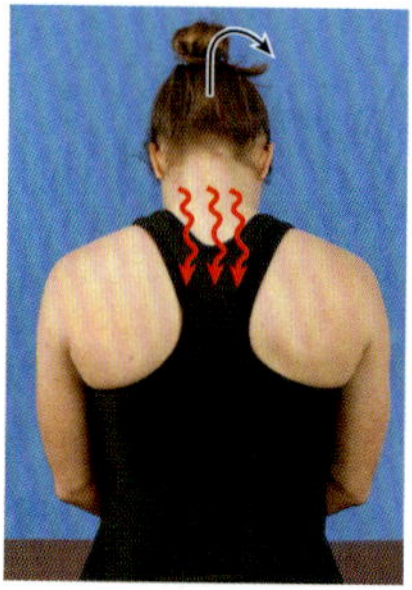

目的：筛查可能的上运动神经元损伤（与多发性硬化症相关）和脊髓病变
姿势：坐位
方法：下巴贴向胸部（屈颈）
说明：试验阳性＝脊柱电击样刺痛，痛感由颈部沿脊髓向下传递
统计学：特异性＝极高

内脏神经分布和涉及区域

神经分布节段	内脏	涉及区域
$C_{3\sim5}$	膈肌	颈椎
$T_{1\sim5}$	心脏	前侧颈部、胸部、左侧上肢
$T_{4\sim6}$	食管	胸骨下和上腹部
$T_{5\sim6}$	肺	胸椎
$T_{6\sim10}$	胃	上腹部和胸椎
	胰	上腹部、胸椎下段和腰椎上段
	胆管	上腹部、胸椎中段
$T_{7\sim9}$	胆囊	右上腹、右侧胸椎
	肝	右侧胸椎
$T_{7\sim10}$	小肠	胸椎中段
$T_{10\sim11}$	睾丸 / 卵巢	下腹部和骶部 (sacrum)
$T_{10}\sim L_1$	肾	腰椎、腹部
$T_{10}\sim L_1$，$S_{2\sim4}$	子宫	腰 / 骶和胸 / 腰椎连接处
	前列腺	骶骨、睾丸、胸 / 腰椎连接处
$T_{11}\sim L_2$，$S_{2\sim4}$	输尿管	腹股沟、耻骨上部、大腿内侧
	膀胱	骶骨尖、耻骨上部

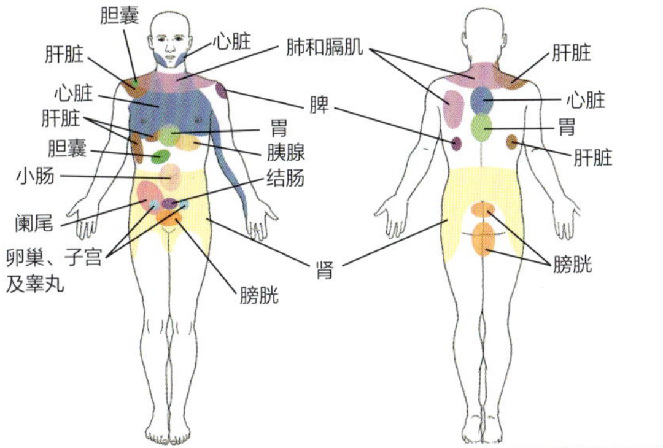

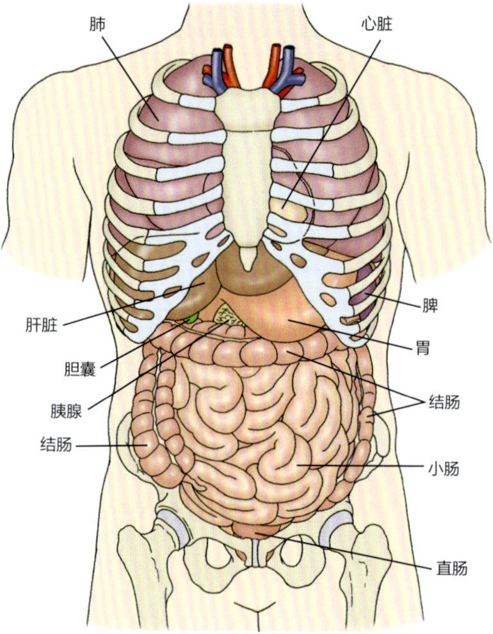
肺
心脏
肝脏
胆囊
胰腺
结肠
脾
胃
结肠
小肠
直肠

癌症的早期警示表现

“警告” = 癌症的危险信号

C = 排便和排尿习惯改变超过 7~10 天
A =6 周仍无法痊愈的疼痛
U = 异常的出血或排泄
T = 增厚 / 肿块（乳房或其他部位）
I = 消化不良、吞咽困难、早饱感
O = 疣或痣发生明显改变

- A = asymmetrical shape 不对称的形状
- B = border irregularities 边缘不规则
- C = colour 色素沉着（颜色分布不均匀）
- D = diameter 直径大于 6mm（体积大于橡皮）
- E = evolution 变化（状态改变）

N = 难愈的咳嗽或声音沙哑（铁锈色痰）
S = 补充的症状和体征

- 10~15 天内体重减轻 5~7 kg
- 反复感染（呼吸道或泌尿道）
- + 近端肌肉无力
- + 病理性骨折
- 生命体征改变
- + 深反射发生变化
- + 夜间疼痛
- >45 岁

影响活动能力的心血管体征

- 休息时心率 <40 次 / 分或 >130 次 / 分
- 心律失常 >6 次 / 时
- 血氧饱和度 <90%
- 收缩压 >250 mmHg 或舒张压 >120 mmHg
- 认知状态改变
- 血氧分压 <60 mmHg；Hb<80 g/L
- 头晕；晕厥
- 胸痛（包含或不包含向上肢放射）
- 不规律的脉搏；心悸
- 血糖 >13.88 mmol/L
- 体温 >37.8 ℃
- 收缩压下降 >10 mmHg
- 受寒、湿冷、发绀
- 呼吸困难；端坐呼吸
- 双侧下肢或足部水肿
- 女性有单独的右侧肱二头肌或胸廓中部疼痛

其他器官病理变化

心血管

- 气促，异常乏力
- 颈部、下颌、胸部、左臂疼痛
- 肩胛骨中部 / 胸骨疼痛
- 血压、心率、呼吸、体温均↑
- 晕厥
- 心悸
- 外周水肿
- 四肢冰冷
- 外周脉搏减弱
- 下肢跛行
- 指甲发绀
- 搏动性腰痛 = 腹主动脉瘤

肺

- 咳嗽（带血或不带血）
- 多痰
- 呼吸急促（SOB）或运动时呼吸困难（DOE）
- 杵状指（clubbing of nails）
- 胸痛
- 哮鸣音（wheezing）
- 斜躺时疼痛增加，蜷曲时疼痛减轻
- 深呼吸时疼痛
- 血氧饱和度降低
- 肺栓塞的体征
  - 胸痛
  - 呼吸急促
  - 呼吸加快
  - 心率加快
  - 咯血

胃肠

- 上腹部疼痛且放射到背部
- 血便、黑便或柏油样便
- 大便失禁或急迫
- 麦氏点压痛
- 疼痛 / 症状随饮食而改变
- 恶心、呕吐、胀气
- 腹泻或肠蠕动减弱
- 食物可能减轻或加重症状
- 体重减轻、无食欲

阑尾

- 逐渐出现隐痛、痉挛性腹痛
- 右下腹疼痛
- 腰大肌试验（+）
- 闭孔征（+）
- 麦氏点（+）
- 轻度发热
- 恶心和呕吐
- 症状出现 48 小时后破裂风险↑

胆囊

- 怀孕：妊娠晚期
- 女性
- 肥胖
- 四十岁
- 肤色白皙
- 食物：大量摄入脂肪
- 家族史
- 胀气

肝脏

- 右上腹痛
- 体重减轻
- 腹水 / 下肢水肿
- 腕管综合征（双侧）
- 间歇性瘙痒
- 虚弱和疲倦
- 深色尿 / 白陶土样大便
- 疼痛放射到肩胛骨间的胸椎、右肩、右上斜方肌、右肩胛骨下部
- 黄疸，淤斑，巩膜黄染
- 扑翼样震颤 (asterixis/liverflap)= 拍动性震颤：前臂抬高时不能维持伸腕动作所致

肾

- 墨菲征（+）
- 肾区叩痛
- 发热、寒战
- 血尿（hematuria）
- 浊尿或尿液恶臭味
- 尿痛或尿频
- 持续疼痛（泌尿系统结石）
- 在肾脏水平的背痛
- 肋脊角（costovertebral angle）压痛

前列腺 / 妇科

- 50 岁以上男性
- 排尿开始或停止时困难
- 排尿频率改变
- 夜尿（nocturia）
- 尿失禁 / 尿淋漓（dribbling）
- 前列腺特异性抗原（PSA）值 >4 ng/ml
- 性功能不全
- 痛经
- 阴道异常出血
- 恶心、呕吐
- 阴道异常分泌物
- 慢性便秘
- 低血压（中度贫血 / 失血性）
- 停经或月经不规律

可能加剧和暗示内脏病变的诱因

- 心脏 = 冷空气或运动
- 食管 = 吞咽
- 胃肠 = 饮食
- 胆囊 = 躯体前屈
- 胰 = 端坐或前倾
- 肾 = 向患侧倾斜

低血糖 vs 高血糖

- 血糖 <2.78 mmol/L
- 皮肤苍白、微冷、发汗
- 定向力丧失和精神激动
- 头痛
- 言语含糊不清
- 心率加快

- 血糖 >10 mmol/L
- 皮肤干燥和潮红
- 呼气有烂苹果味
- 视物模糊，眩晕
- 虚弱、痉挛
- 恶心、呕吐
- 尿量增加
- 意识丧失 / 抽搐

哮喘反应

- 咳嗽、喘鸣、胸骨下发紧
- 辅助呼吸肌协助呼吸
- 呼吸频率 > 24 次 / 分
- 峰流速 < 80% 预计值或基础值
- 哮喘发作后，FEV1 峰流速应在吸入药物后 5 分钟内增加 15%。否则，需要紧急治疗。

马方综合征症状与体征（遗传性常染色体显性疾病）

- 四肢（胳膊、腿、手指和脚趾）细长且比例失调
- 头颅较长且前额突出
- 脊柱后突
- 鸡胸（漏斗胸）
- 身材细长，皮下脂肪减少
- 肌腱、韧带、关节囊薄弱（关节活动性强）
- 心脏瓣膜缺陷（杂音）
- 主动脉夹层动脉瘤发生率高
- 疝
- 睡眠呼吸暂停
- 晶状体脱位；近视
- 拇指征（Thumb sign）= 拇指内收，如果拇指尖延伸超出手掌，测试（+）

莱姆病的症状和体征

注：为多系统炎性疾病，通过蜱传播的螺旋体在 48 小时内致病。可通过血液检查来确诊疾病。临床医生应该使用 GBS、MS、FMS。

早期局限阶段

- 红色斑疹，大多出现在蜱叮咬后 7～14 天（范围 3～30 天）
- 红斑扩大，或成环状损害（牛眼征）
- 直径 12～15 cm 的非瘙痒性皮疹
- 触诊红斑皮温可升高或不升高
- 发热，不适，头痛
- 肌肉疼痛，关节疼痛

早期传播阶段

- 非叮咬部位出现 2 个及 2 个以上皮疹
- 疼痛加重
- 面部麻痹，视觉改变
- 四肢麻木 / 刺痛
- 异常脉搏
- 咽喉疼痛，38～39 ℃
- 重度疲劳

晚期

- 1～2 个大关节关节炎
- 视力损害
- 心律异常
- 神经系统症状——定向障碍、眩晕、神志模糊、四肢麻木

腱反射（深反射）

等级	反应	Jendrassik 法
0	缺失；无反射	上肢：患者双踝交叉，然后等距离外展下肢 下肢：患者两手手指相勾，并向外侧牵拉，使肘部分离
1+	下降；反射减弱	
2+	正常	
3+	活跃，轻度	
4+	亢进伴阵挛	

脑神经

神经	功能	试验
I 嗅神经	嗅觉	闭眼时确认气味
II 视神经	视觉	遮盖一眼时检测周边视觉
III 动眼神经	眼球运动和瞳孔反射	周边视觉、视力表、对光反射
IV 滑车神经	眼球运动	测试眼球向下、向内运动的能力
V 三叉神经	面部感觉和咀嚼	面部感觉和咬紧牙关
VI 展神经	眼球运动	测试眼球外展超过中线的能力
VII 面神经	面部肌肉和味觉	闭眼和微笑；测试不同味道——甜、酸、咸、苦
VIII 前庭蜗神经（听神经）	听觉和平衡	听觉；并拢双脚，开闭眼 5 秒；错指试验（test for past-pointing）
IX 舌咽神经	吞咽、发声和咽反射	吞咽、说“啊”；利用压舌板引出咽反射
X 迷走神经	吞咽、发声和咽反射	
XI 副神经	支配胸锁乳突肌和斜方肌	旋转 / 侧屈颈部；耸肩
XII 舌下神经	舌的运动	吐舌（观察是否偏斜）

按照药物种类进行药理学总结

本部分提供了有限范围的医学药物类别。临床医生应参考药理学教材了解更多细节。

非麻醉类止痛药 指征 = 疼痛，发热		
药品名（商品名）	不良反应	相互作用
对乙酰氨基酚（APAP）： 商品名：Tylenol；Anacin－3；Liquiprin；Panadol；Acephen；Tempra	腹痛，红疹，淤斑，贫血，剂量超过 15 g 有肝、肾毒性 **；或许有致死性。小心混合制剂	巴比妥类：降低药效，增加肝毒性 华法林：增加抗凝效果（也许需要改变华法林剂量） 咖啡因：增加止痛效果 酒精：增加肝损伤风险（不建议每天饮用超过 3 瓶酒） 绿茶提取物：服药前 3 小时可缓解肝毒性，但服药后 6 小时可增加肝损伤 可能包括对乙酰氨基酚的药物：Percocet（325 mg）、NyQuil、Excedrin、Alka Seltzer、Mucinex、Lortab、Percocet、羟考酮
种族差异：亚裔、非裔和阿拉伯裔可能存在酶缺乏风险↑和药物代谢↓。 ** 美国食品药品监督管理局发布了黑盒警告，将剂量限制在 325 mg/ 次和 4 g/24h，以降低严重肝损伤和过敏反应的风险。		

止痛药和非甾体抗炎药（NSAIDs）

指征 = 类风湿关节炎，骨关节炎，幼年型类风湿关节炎，疼痛，发热；抗炎剂量超过止痛剂量

药品名（商品名）	最常见的不良反应	相互作用
乙酰水杨酸（ASA） 商品名：阿司匹林；Ecotrin；Empirin；Bayer；Aspergum	**不推荐儿童使用；** **耳鸣、恶心、延长出血时间、皮疹、雷氏综合征、**胃肠道反应、淤斑、支气管痉挛	美国食品药品监督管理局 2015 年 7 月 9 日发布黑盒警告：建议同时使用低剂量（81 mg）阿司匹林（ASA）和布洛芬。在服用布洛芬前 1 小时服用阿司匹林，可以降低心脏病和卒中的风险。 **所有非甾体抗炎药：** • 如果在阿司匹林服用之前使用，均可以降低小剂量阿司匹林的心脏保护作用 • 银杏制剂、维生素 E、华法林、氯吡格雷、肝素或 ω-3 鱼油合用增加出血风险 • 升高血压（COX-2 抑制剂比非选择性抑制剂升高血压的程度低） • 与锂剂合用增加神经毒性 • 有肾毒性，可引起急性肾衰竭 • 对胃有刺激
布洛芬 商品名：Motrin；Nuprin；Advil	胃肠道反应，消化不良，恶心，眩晕，皮疹，肝炎，溶血性贫血（HA）	
非诺洛芬 商品名：Nalfon		
氟苯布洛芬 商品名：Ansaid，Ocufen		
亚磺酰茚醋酸（Sulindac） 商品名：Clinori	**不推荐儿童使用；** **肠道反应，**溶血性贫血（HA），皮疹，便秘，眩晕，肝损伤，表皮坏死综合征	
酮咯酸 商品名：Toradol	>65 岁药物代谢速度较慢；最大剂量可使用 5 天	

止痛药和非甾体抗炎药（NSAIDs）（续）

药品名（商品名）	最常见的不良反应	相互作用
美洛昔康（与 COX-1 相比，优先抑制 COX-2）	抽搐，心律失常，心肌梗死，出血，哮喘，红疹，过敏性反应，焦虑，腹痛，咳嗽	
甲氧萘丙酸 商品名：Naprosyn；Anaprox；Aleve；Napelan	**不推荐儿童使用；** **耳鸣**，胃肠道反应，便秘，头痛，眩晕，皮疹，水肿，淤斑	见乙酰水杨酸（阿司匹林）
二氟尼柳 商品名：Dolobid	不推荐儿童使用； 胃肠道反应，腹泻，消化不良，皮疹，溶血性贫血（HA），眩晕，失眠	
吡罗昔康 商品名：Feldene	**不推荐儿童使用；** **胃肠道出血风险高于其他 NSAIDS**，眩晕，溶血性贫血（HA），水肿，皮疹，瘙痒，肝炎	
茚甲新 商品名：Indocin；Tivorbex	**头痛**，困倦，眩晕，恶心，胃肠道反应，便秘，胰腺炎	
依托度酸 商品名：Lodine	**不推荐儿童使用；** **消化不良**，胃肠道反应稍轻于其他 NSAIDS，恶心，腹泻，慢性心力衰竭（CHF），眩晕，血压升高，视物模糊	

止痛药和非甾体抗炎药（NSAIDs）（续）

药品名（商品名）	最常见的不良反应	相互作用
酪洛芬 商品名：Orudis；Actron	**不推荐儿童使用；** **消化不良**，头痛，眩晕，失眠，耳鸣，外周水肿	见乙酰水杨酸（阿司匹林）
双氯芬酸 商品名：Voltaren；Cataflam；Cambia；Zipsor	**不推荐儿童使用；** **肾损伤**，胃肠道反应，溶血性贫血（HA），水肿，眩晕，低血糖	
纳布美通 商品名：Relafen	**不推荐儿童使用；** **腹痛，腹泻，消化不良**，眩晕，头痛，呼吸困难，出汗	
塞来昔布（COX-2 抑制剂） 商品名：Celebrex	**不推荐儿童使用；** **头痛**，胃肠道反应，眩晕，血压升高；红疹	
锻炼相关注意事项：对肌肉生长和再生（合成代谢）有负向作用，即延缓肌肉愈合		

阿片类药品		
指征 = 疼痛		
药品名（商品名）	**最常见的不良反应**	**相互作用**
吗啡 商品名：MS Contin；Duramorph；Morphine SR；Astramorph	肺通气不足和呼吸功能抑制，瘙痒，**便秘，眩晕，恶心，困倦，头痛，疲乏，头晕，出汗，呕吐，**皮疹，意识模糊，抽搐	氢可酮、氧可酮和全部中枢神经系统抑制剂：过量，中度肺通气不足和呼吸功能抑制 氟西汀、帕罗西汀：升高血中吗啡水平 利奈唑胺（MRSA 抗生素）：升高 5- 羟色胺水平；司来吉兰（帕金森病）：提高低血压、高热和困倦风险 西咪替丁：提高血中吗啡水平
氢吗啡酮 商品名：Dilaudid；Exalgo		
氢可酮 商品名：Hycodan		
羟考酮 商品名：OxyContin		
曲马多 商品名：Ultram；Rybix ODT；Ryzolt	**眩晕，头晕，便秘，恶心，困倦，呕吐，瘙痒，强直状态，欣快感；**腹泻，口干，尿潴留	西咪替丁：提高曲马多效果 丁螺环酮：可导致 5- 羟色胺综合征 巴氯芬：增加镇静作用
锻炼相关注意事项：监测呼吸频率；因呼吸功能受抑制，应减少活动量，尤其是合并 COPD 受试者；行走时给予保护以防摔倒		

注意：所有的阿片类药物都有成瘾性；戒断症状可在 6~10 小时内出现并持续 5 天。症状可包括躯体疼痛，腹泻，发热，寒战引起的鸡皮疙瘩，失眠，易激惹，食欲不振，恶心，呕吐，流鼻涕，颤抖和胃痉挛。

NSAIDs－对乙酰氨基酚－阿片类药品合剂

指征 = 疼痛		
药品名（商品名）	最常见的不良反应	相互作用
ASA/ 可待因： 非那西汀和可待因 与食物一同服用	**眩晕，恶心，呼吸功能下降，便秘，耳鸣**，头痛，呕吐，瘙痒，皮疹	MAO 抑制剂，胰岛素，抗凝药，甲氨蝶呤，磺胺类药物：提高效果 NSAIDs：消化性溃疡 酒精：增加中枢神经系统抑制作用
ASA/ 氧可酮 商品名：Percodan	**头晕，恶心，眩晕**，呕吐，欣快感，瘙痒，窒息，便秘，循环系统抑制，出血，低血压	肌肉松弛剂：增加中枢神经系统效应，损伤判断力 ACE 抑制剂：减弱疼痛缓解作用 抗凝药或 NSAID：增加出血 甲氨蝶呤：增加毒性
APAP/ 氢可酮 商品名：Vicodin; Lortab	**眩晕，恶心**，呕吐，意识模糊，便秘，皮疹，瘙痒，抑郁	抗组胺药，抗神经病药，抗焦虑药：增加中枢神经系统抑制 MAO 抑制剂：增加效果 塞来昔布：增加氢可酮水平 酒精：增加中枢神经系统抑制作用
APAP/ 可待因 商品名：Tylenol No. 3	**恶心**，困倦，便秘，呕吐，气促，瘙痒，呼吸功能减低（2 周后机体形成耐受）	抗精神病药，抗焦虑药，酒精：增加中枢神经系统抑制作用 抗副交感神经药物与可待因：麻痹性肠梗阻

NSAIDs－对乙酰氨基酚－阿片类药品合剂（续）		
指征 = 疼痛		
药品名（商品名）	最常见的不良反应	相互作用
APAP/氧可酮 商品名：Percocet；Tylox	头晕，眩晕，恶心，呕吐，窒息，呼吸抑制，低血压，皮疹，便秘，瘙痒	肌肉松弛剂：增加中枢神经系统效应
锻炼相关注意事项：监测呼吸频率；因呼吸功能受抑制，应减少活动量，尤其是合并 COPD 受试者；行走时给予保护以防摔倒		

注意：所有的阿片类药物都有成瘾性；撤退症状可在 6~10 小时内出现并持续 5 天。症状可包括躯体疼痛，腹泻，发热，寒战引起的鸡皮疙瘩，失眠，易激惹，食欲不振，恶心，呕吐，流鼻涕，颤抖和胃痉挛。

不能与 MAO 抑制剂合用。

肌肉松弛剂 / 解痉药		
指征 = 控制强直状态（肌肉紧张），减少肌肉保护		
药品名（商品名）	**最常见的不良反应**	**相互作用**
巴氯芬 商品名：Lioresal	**困倦，恶心，眩晕，虚弱，意识模糊，**呕吐，头痛，皮疹，感觉异常	中枢神经抑制剂，酒精：加强抑制
异丙基甲丁双脲 商品名：Soma（有成瘾性）	**直立性低血压，困倦，眩晕，**头痛，意识模糊，头晕，激动，失眠	
环苯扎林 商品名：Flexeril（不推荐使用超过 3 周） 氯唑沙宗 商品名：Paraflex	**困倦，口干，眩晕，**心律失常，意识模糊，短暂幻视	中枢神经抑制剂，酒精：加强抑制 MAO 抑制剂或曲马多：可引起抽搐或死亡
美他沙酮 商品名：Skelaxin	**嗜睡、眩晕、恶心；** 肝肾功能不全者禁用； 10 岁以下儿童使用情况不明	中枢神经抑制剂，酒精：加强抑制 地高辛：中毒风险 吸烟：可减低效果 西咪替丁和克拉霉素：增强效果 圣约翰草：降低效果 羟丁酸钠：中枢神经系统抑制（可能危及生命）
美索巴莫 商品名：Robaxin	**嗜睡、眩晕；** 肝肾功能不全者禁用； 16 岁以下儿童使用情况不明	
地西泮 商品名：Valium（长期依赖）	**困倦，疼痛，注射处静脉炎，**构音障碍，便秘，心率降低，呼吸频率降低	

肌肉松弛剂 / 解痉药（续）		
指征 = 控制强直状态（肌肉紧张），减少肌肉保护		
药品名（商品名）	**最常见的不良反应**	**相互作用**
氯硝西泮 商品名：Klonopin	身体疼痛、畏寒、咳嗽、头晕	不应与银杏、维生素 B_9、维生素 D、生物素一起服用
劳拉西泮 商品名：Ativan	嗜睡、眩晕、共济失调、头痛、恶心、视物模糊	不应与洋甘菊、绿茶一起服用
替托尼定 商品名：Zanaflex	困倦，镇静，低血压，口干，尿路感染（UTI），眩晕，心动过缓，便秘	抗高血压药：降低血压 巴氯芬，酒精或其他中枢神经系统抑制剂：成瘾效果 口服避孕药：降低替扎尼定清除率
锻炼相关注意事项：干扰力量练习目标		

ACE 抑制剂

指征 = 高血压

病理生理学：阻断醛固酮的释放，具有双重作用：第一，减少醛固酮与血管受体的结合，导致血管舒张和血压降低；第二，减少醛固酮分泌，减少盐再吸收，导致循环量减少和利尿，进一步降低血压

药品名（商品名）	最常见的不良反应	相互作用
卡托普利 商品名：Capoten	**干咳，胸痛，皮疹，血管性水肿**，眩晕，腹痛，中性粒细胞减少症	抑酸药：增强效果 地高辛：升高地高辛水平 利尿剂或吩噻嗪类：低血压 NSAIDs：减低抗高血压效果，可降低老年受试者或脱水受试者肾功能
贝那普利 商品名：Lotensin	**皮疹、干咳、血管性水肿**、胃肠道不适、头晕、胸痛	
莫昔普利 商品名：Univasc	眩晕、头晕、肌肉痛	胰岛素，格列吡嗪，格列本脲：增强抗糖尿病作用，致低血糖 锂剂：锂毒性
培哚普利 商品名：Aceon	干咳、头晕、眩晕	
雷米普利 商品名：Altace	干咳、头晕、眩晕	
群多普利 商品名：Mavik	视物模糊、呼吸困难、头痛	
依那普利 商品名：Vasotec	**乏力，干咳，血管性水肿**，眩晕，头痛，低血压	

ACE 抑制剂（续）		
指征 = 高血压 病理生理学：阻断醛固酮的释放，具有双重作用：第一，减少醛固酮与血管受体的结合，导致血管舒张和血压降低；第二，减少醛固酮分泌，减少盐再吸收，导致循环量减少和利尿，进一步降低血压		
药品名（商品名）	最常见的不良反应	相互作用
赖诺普利 商品名：Zestril；Prinivil	眩晕，鼻塞，干咳，直立性低血压，腹泻，血管性水肿，头痛，乏力，恶心	
福辛普利 商品名：Monopri	眩晕，干咳，血管性水肿，头痛，乏力，腹泻，恶心	
喹那普利 商品名：Accupril	血管性水肿，困倦，瘙痒，眩晕，干咳，出血	
锻炼相关注意事项：对活动量没有影响		

血管紧张素受体阻滞剂（angiotensin receptor blockers，ARB）		
指征 = 高血压		
病理生理学：与 ACE 抑制剂的下游效应相似，该药物直接阻断血管紧张素Ⅱ的受体，利尿作用较小，不良反应较小		
药品名（商品名）	**最常见的不良反应**	**相互作用**
氯沙坦钾 商品名：Cozaar	眩晕，溶血性贫血，虚弱，乏力，胸痛，腹泻，贫血，流感样症状	由于此类药物可以升高血钾水平，因此不应与补钾药物、含钾的盐替代品或保钾利尿剂合用 NSAIDs：降低抗高血压作用，降低肾功能 β 受体阻滞剂：提高效果 锂剂：减少排泄，致毒性 地高辛：提高疗效（升高血钾水平） 雷米普利和雷米普利拉：提高疗效
坎地沙坦 商品名：Atacand	眩晕，溶血性贫血，流鼻涕，上呼吸道感染（URTI）	
厄贝沙坦 商品名：Avapro	焦虑，胸痛，腹泻，眩晕，流感，溶血性贫血，乏力，恶心，胃部不适，咽痛，上呼吸道感染，呕吐	
替米沙坦 商品名：Micardis	**眩晕，致死毒性，肿胀**（面部、咽部、手、足），嘶哑，呼吸 / 吞咽困难	
奥美沙坦 商品名：Benicar	**眩晕，肿胀**（面部，咽部，手，足），嘶哑，呼吸 / 吞咽困难	
阿齐沙坦 商品名：Edarbi		
依普沙坦 商品名：Teveten		
缬沙坦 商品名：Diovan		
锻炼相关注意事项：对活动量没有影响		

钙离子通道阻滞剂

指征 = 心绞痛

病理生理学：减少血管组织中的可用钙离子，导致血管舒张压和收缩压均下降

药品名（商品名）	最常见的不良反应	相互作用
地尔硫䓬 商品名：Cardizem；Dilacor；Diltiaz；Tiazac	**下肢水肿，溶血性贫血，一度心脏传导阻滞**，心律失常，心动过缓，恶心，皮疹，眩晕 / 晕厥，虚弱，慢性心力衰竭，药物性牙龈增生	地高辛：升高洋地黄水平 麻醉药：增加麻醉效果，抑制心脏收缩力 环孢菌素：升高环孢菌素水平 地西泮：提高中枢神经系统抑制作用 他汀类：升高浓度，致肌痛和横纹肌溶解
维拉帕米 商品名：Calan	**低血压，房室传导阻滞，便秘**，眩晕，恶心，溶血性贫血，心律失常，呼吸困难	β－受体阻滞剂：心力衰竭 强心苷：升高洋地黄水平 抗高血压药：低血压 环孢菌素：升高水平 西柚汁：升高药物水平 圣约翰草：降低药物水平 酒精：升高酒精水平 他汀类：升高浓度，致肌痛和横纹肌溶解
氨氯地平 商品名：Norvasc；Amvaz	**水肿**，溶血性贫血，虚弱，恶心，面部潮红，皮疹，下肢水肿，眩晕	与其他抗高血压药合用：低血压 与 α 受体阻滞剂合用：低血压和反射性心动过速 他汀类：升高浓度，致肌痛和横纹肌溶解

钙离子通道阻滞剂（续）

指征 = 心绞痛

病理生理学：减少血管组织中的可用钙离子，导致血管舒张压和收缩压均下降

药品名（商品名）	最常见的不良反应	相互作用
非洛地平 商品名：Plendil	**头痛**、**水肿**、心悸、头晕、恶心	丹曲林：增加药物毒性 伊曲康唑（抗真菌）：增加药物毒性
依拉地平 商品名：DynaCirc		
硝苯地平 商品名：Procardia；Adalat CC	**眩晕**，**溶血性贫血**，**虚弱**，**面部潮红**，**外周水肿**，**恶心**	维拉帕米：降低疗效 抗真菌药或红霉素：增强疗效 芬太尼：严重低血压 西咪替丁：增加血浆硝苯地平浓度 β 受体阻滞剂：低血压 银杏或西柚汁：增强疗效 圣约翰草：降低疗效 他汀类：升高血药浓度，致肌痛和横纹肌溶解
锻炼相关注意事项：可引起关节痛 / 肌痛，进而影响活动量		

β 受体阻滞剂 / 抗高血压药

指征 = 心绞痛，心律失常，高血压

病理生理学：部分阻断心脏组织上的肾上腺素受体，从而降低心率和心血管收缩力，导致心血管细胞氧耗减少

药品名（商品名）	最常见的不良反应	相互作用
普萘洛尔 商品名：Inderal; InnoPran	**升高 LDL 水平，心动过缓，虚弱，昏睡，低血压**，头晕，腹部痉挛，雷诺病，可在哮喘受试者中引起支气管痉挛	维拉帕米或地尔硫䓬：低血压 胰岛素：不易察觉的低血糖，并不易从低血糖状态恢复 吩噻嗪：增加不良反应 NSAIDs：减弱抗高血压作用
比索洛尔 商品名：Zebeta		
噻吗洛尔 商品名：Blocadren	**升高 LDL 水平**，支气管痉挛，虚弱，心动过缓，肢体疼痛，乏力，阳痿	NSAIDs：降低抗高血压作用
纳多洛尔 商品名：Corgard	视物模糊、胸痛、头晕	吩噻嗪：增加不良反应 NSAIDs：降低抗高血压作用
奈必洛尔 商品名：Bystolic	腹胀、胸痛、呼吸困难、头晕、体重迅速增加	
阿替洛尔 商品名：Tenormin	**升高 LDL 水平，眩晕，虚弱，低血压，心动过缓**，恶心，下肢痛，皮疹，支气管痉挛，直立性低血压	钙离子通道抑制剂或哌唑嗪：低血压 强心苷：严重的心动过缓 胰岛素：也许需要改变剂量 NSAIDs：降低抗高血压作用

β 受体阻滞剂 / 抗高血压药（续）

药品名（商品名）	最常见的不良反应	相互作用
美托洛尔 商品名：Lopressor；Toprol	**升高 LDL 水平，乏力，眩晕，抑郁，低血压，心动过缓**，恶心，皮疹，支气管痉挛	强心苷：严重的心动过缓 MAO 抑制剂，西咪替丁，肼苯哒嗪，哌唑嗪或维拉帕米：增加药效；低血压和心动过缓
拉贝洛尔 商品名：Normodyne；Trandate	**升高 LDL 水平**，眩晕，恶心，乏力，低血压	西咪替丁：增加拉贝洛尔水平 维拉帕米：增强维拉帕米药效 NSAIDs：降低抗高血压作用
卡维地洛 商品名：Coreg	**升高 LDL 水平**，无力，眩晕，乏力，低血压，腹泻，高血糖，体重增加，上呼吸道感染，可在哮喘受试者中引起支气管狭窄	西咪替丁：增加卡维地洛水平 MAO 抑制剂：心动过缓和血压下降 钙离子通道抑制剂：干扰心电传导 NSAIDs：降低抗高血压作用
锻炼相关注意事项：由于可以降低心率，运动使静息心率增加 20 次 / 分即可；β 受体阻滞剂可掩盖低血糖症状，并延迟低血糖恢复		

注意：突然停药会导致严重的血压下降、心悸、心律失常。

降脂药（他汀类）

指征 = 降低 LDL，总胆固醇和甘油三酯水平

病理生理学：阻止胆固醇在肝组织中产生，使血脂下降及胆固醇从动脉粥样硬化斑块中释出

药品名（商品名）	最常见的不良反应	相互作用
阿托伐他汀 商品名：Lipitor	便秘，肌痛，胃肠胀气，肝酶升高，消化不良，横纹肌溶解	不要和葡萄柚汁一起服用 抑酸药：降低阿托伐他汀水平 人参、银杏、大蒜提取物、黑升麻、圣约翰草、山楂、锯叶棕提取物和紫锥花茶可以减轻或加重不良反应 绿茶提取物会影响他汀类药物浓度 地高辛或红霉素：升高阿托伐他汀水平 BCP：升高 BCP 水平 红霉素，烟酸或抗真菌药：增加肌病风险 与泰诺或乙醇一起服用有毒性风险
氟伐他汀 商品名：Lescol		
匹伐他汀 商品名：Livalo		
普伐他汀 商品名：Pravachol	肌肉疼痛、恶心、呕吐、腹泻、头痛	
瑞舒伐他汀 商品名：Crestor	便秘、胃痛、头晕、抑郁、关节疼痛	
辛伐他汀 商品名：Zocor	便秘、胃痛、恶心、头痛、记忆力减退	

锻炼相关注意事项：可引起肌肉无力和痉挛，肌痛，横纹肌溶解

利尿剂		
指征 = 水肿，高血压 病理生理学：对远端肾单位钠的再吸收有多种影响		
药品名（商品名）	**最常见的不良反应**	**相互作用**
呋塞米（袢利尿剂） 商品名：Lasix	脱水，肌肉痉挛，低钾血症，低钙血症（骨质疏松），心律失常	抗高血压药或钙通道阻滞剂：增加低血压和心律失常风险 袢利尿剂和噻嗪类利尿剂合用：增加低血压和心律失常风险 强心苷：增加洋地黄中毒和钾离子丢失风险 NSAIDs：抑制利尿剂作用 太阳：光敏感
氯噻酮 商品名：Hygroton	恶心、呕吐、胃痉挛、腹泻、便秘、食欲不振、头晕、头痛	
保钾利尿剂 商品名：Aldactone；Dyrenium	**眩晕、脱水、电解质紊乱**、虚弱、乏力、头痛、腹泻、口干、肌肉痉挛	
噻嗪类 商品名：Esidrix；HydroDIURIL；Lozol；Zaroxolyn	**眩晕**，肌肉无力，痉挛，口渴，高血糖，胃部不适	
锻炼相关注意事项：降低运动表现；限制肌肉耐力；血容量不足；增加热相关疾病（如热休克）风险；肌肉痉挛（中度低钾血症致肌肉痉挛）		

抗抑郁药		
指征 = 抑郁，强迫症（OCD），焦虑		
药品名（商品名）	**最常见的不良反应**	**相互作用**
阿米替林 商品名：Elavil	**直立性低血压，心动过速，口**干，脑卒中，心律失常，昏睡，意识模糊，尿潴留，视物模糊，便秘	避孕药：提高抗抑郁药水平，增加三环类药物诱导的静坐不能 可乐定或肾上腺素：严重高血压 MAO 抑制剂：过度兴奋 喹诺酮：致死性心律失常（延长 QT 间期） 酒精：中枢神经系统抑制 太阳：光敏感
多塞平 商品名：Sinequan；Adapin；Zonalon	**困倦，眩晕，口干，直立性低血压，视物模糊，心动过速，出汗，便秘，抽搐**，意识模糊，尿潴留	避孕药：提高抗抑郁药水平 可乐定或肾上腺素：严重高血压 MAO 抑制剂：过度兴奋 喹诺酮：致死性心律失常 酒精：中枢神经系统抑制 太阳：光敏感
丁氨苯丙酮 商品名：Wellbutrin；Zyban	**失眠，易激惹，口干，震颤，梦境异常，溶血性贫血，多汗，心动过速，恶心，便秘，呕吐，眩晕，鼻炎，厌食，视物模糊**，体重增加，抽搐	MAO 抑制剂：增加中毒风险 尼古丁：高血压 左旋多巴：增加不良反应风险 太阳：光敏感 泼尼松或吩噻嗪：增加抽搐风险

抗抑郁药（续）		
指征 = 抑郁，强迫症（OCD），焦虑		
药品名（商品名）	**最常见的不良反应**	**相互作用**
5- 羟色胺选择性再摄取抑制剂 *： 氟西汀 商品名：Prozac 舍曲林 商品名：Zoloft 艾司西酞普兰 商品名：Lexapro 西酞普兰 商品名：Celexa 帕罗西汀 商品名：Paxil	**头痛**、**恶心**、**失眠**、厌食、焦虑、乏力、腹泻、头晕、口干、疲劳 * 药物半衰期长 = 药物清除时间长，会增加药物治疗前 3 周的自杀风险	β 受体阻滞剂：心传导阻滞，心动过缓 抗神经病药：增加抗精神病药血药浓度（锥体外系体征） 华法林：增加出血风险酒精：增加抑郁风险 苯二氮䓬类：增强药物效果 MAO 抑制剂，曲普坦，异烟肼或圣约翰草：5- 羟色胺综合征
锻炼相关注意事项：缺血性脑卒中后可提高运动水平		

注意：不能与 MAO 抑制剂合用。

姜黄素应谨慎使用（会降低许多抗抑郁药的血药水平）。

紫锥菊应谨慎使用（可能影响抗抑郁药的代谢）。

<table>
<tr><th colspan="3">消肿剂，抗组胺药和支气管扩张剂</th></tr>
<tr><th colspan="3">指征 = 支气管痉挛，COPD，肺气肿</th></tr>
<tr><th>药品名（商品名）</th><th>最常见的不良反应</th><th>相互作用</th></tr>
<tr><td>沙丁胺醇
商品名：Proventil；Ventolin</td><td rowspan="2">震颤，紧张，头痛，活动增多，心动过速，恶心，呕吐，肌肉痉挛，低钙血症，咳嗽，高血糖</td><td rowspan="2">中枢神经系统激动剂：增加中枢神经系统效果
MAO 抑制剂或抗抑郁药：增加不良心血管效应
β－受体阻滞剂：禁忌，会导致支气管狭窄</td></tr>
<tr><td>Terbulatine
商品名：Brethine</td></tr>
<tr><td>吡布特罗
商品名：Maxair</td><td>震颤，紧张，眩晕，心动过速，恶心，呕吐，咳嗽，高血糖</td><td>β－受体阻滞剂：禁忌，会导致支气管狭窄
MAO 抑制剂或抗抑郁药：增加药物效果</td></tr>
<tr><td>沙美特罗
商品名：SereventDiskus</td><td>鼻咽炎，上呼吸道感染，溶血性贫血，震颤，恶心，紧张，心动过速，肌痛</td><td>β－受体阻滞剂：禁忌，会导致支气管狭窄
MAO 抑制剂或抗抑郁药：增加严重心血管事件风险</td></tr>
<tr><td colspan="3">锻炼相关注意事项：降低运动表现；限制肌肉耐力；全身应用可升高血糖</td></tr>
</table>

缩写和符号
（特指骨科）

请注意：这个列表并非包含全部内容，而是为了符合受试者需求的便利性而做了修改。

ā .... before 之前
A .... assistance 辅助
AAA .... abdominal aortic aneurysm 腹主动脉瘤
AAROM .... active, assistive range of motion 主动辅助活动范围
Abd .... abduction 外展
ABG .... arterial blood gases 动脉血气
AC .... acromioclavicular 肩锁关节
A.C. .... before meals 餐前
ACL .... anterior cruciate ligament 前交叉韧带
Add .... adduction 内收
ad lib .... as desired 依照要求
ADLs .... activities of daily living 日常活动
AE .... above elbow 肘上
AFib .... atrial fibrillation 房颤
AFO .... ankle foot orthosis 足踝支具
AK .... above knee 膝上
AMA .... against medical advice 不遵医嘱
amb .... ambulation 步行
ANS .... autonomic nervous system 自主神经
AP .... anterior-posterior 前后
APL .... abductor pollicis longus 拇长展肌
ARD .... adult respiratory distress 成人呼吸窘迫
AROM .... active range of motion 主动活动范围
ASA .... aspirin 阿司匹林
ASCVD .... arteriosclerotic cardiovascular disease 动脉粥样硬化心血管疾病
ASIS .... anterior superior iliac spine 髂前上棘
ATFL .... anterior talofibular ligament 距腓前韧带
A-V .... arteriovenous 动静脉的
AV .... atrioventricular 房室
B .... bilateral 双侧
B& B .... bowel & bladder 肠道和膀胱

BBB .... bundle branch block 束支传导阻滞
BE .... below elbow 肘下
bid .... twice daily 一天两次
BK .... below knee 膝下
BM .... bowel movement 肠蠕动
BMI .... body mass index 体重指数
BMR .... basal metabolic rate 基础代谢率
BOS .... base of support 支持基础
BP .... blood pressure 血压
bpm .... beats per minute 每分钟搏动数
BRP .... bathroom privileges 如厕能力
BS .... breath sounds 呼吸音
BUN .... blood urea nitrogen 血尿素氮
Bx .... biopsy 组织活检
c̄ .... with 和
Ca^{2+} .... calcium 钙
CA .... cancer 癌症
CABG .... coronary artery bypass graft 冠状动脉旁路搭桥
CAD .... coronary artery disease 冠心病
CBC .... complete blood count 全血细胞计数
CC .... chief complaint 主诉
C-C .... coracoclavicular 喙肱关节
CCE .... clubbing, claudication, edema 杵状指、跛行、水肿
CHF .... congestive heart failure 充血性心衰
CHI .... closed head injury 闭合性脑外伤
CKC .... closed kinetic chain 闭链等速测试
CMC .... carpometacarpal 腕掌关节
CN .... cranial nerve 脑神经
CNS .... central nervous system 中枢神经系统
c/o .... complaints of 陈述
CO .... cardiac output 心输出量
COPD .... chronic obstructive pulmonary disease 慢性阻塞性肺疾病
CP .... cerebral palsy 脑性麻痹
CP .... chest pain 胸痛
CPK .... creatine phosphokinase 肌酸激酶
CPM .... continuous passive motion 连续被动运动
CPP .... closed packed position 封闭填充位置

CPR .... cardiopulmonary resuscitation 心肺复苏
CSF .... cerebrospinal fluid 脑脊液
CT .... computed tomography 计算机断层扫描
CTS .... carpal tunnel syndrome 腕管综合征
C-Tx .... cervical traction 颈部牵引
CVA .... cerebrovascular accident 脑血管意外
CXR .... chest x-ray 胸片
DBP .... diastolic blood pressure 舒张压
D/C .... discharge 排出
DDD .... degenerative disc disease 退行性椎间盘疾病
DDX .... differential diagnosis 鉴别诊断
DF .... dorsiflexion 背屈
DIP .... distal interphalangeal 远端指间关节
DJD .... degenerative joint disease 退行性关节疾病
DM .... diabetes mellitus 糖尿病
DNR .... do not resuscitate 未复苏
DOB .... date of birth 出生日期
DOE .... dyspnea on exertion 用力时呼吸困难
DPT .... diphtheria, pertussis, tetanus 白喉、百日咳、破伤风
DSD .... dry sterile dressing 干性无菌敷料
DTR .... deep tendon reflexes 深部腱反射
DVT .... deep vein thrombosis 深静脉血栓
Dx .... diagnosis 诊断
EAA .... essential amino acids 必需氨基酸
EBL .... estimated blood loss 估计失血量
ECG/EKG ..... electrocardiogram 心电图
EEG .... electroencephalogram 脑电图
EMG .... electromyogram 肌电图
ENT .... ear, nose, throat 耳鼻喉
EOMI .... extraocular motion intact 眼外肌运动健全
EPB .... extensor pollicis brevis 拇短伸肌
ER .... external rotation 外旋
ESR .... erythrocyte sedimentation rate 血沉
ETOH .... ethyl alcohol 乙醇
ev .... eversion 外翻
Ex .... exercise 锻炼
Ext .... extension 伸展
F .... frequency 频率

FAQ .... full arc quads 满幅度膝屈伸训练
f/b .... followed by 随后
FB .... feedback 反馈
FCU .... flexor carpi ulnaris 尺侧腕屈肌
FDP .... flexor digitorum profundus 指深屈肌
FEV .... forced expiratory volume 用力呼气量
flex .... flexion 屈曲
FOOSH .... fall on outstretched hand 上臂伸直位摔倒
FPL .... flexor pollicis longus 拇长屈肌
FRC .... functional residual capacity 功能性残气量
f/u .... follow-up 随访
FUO .... fever of unknown origin 不明原因性发热
FVC .... forced vital capacity 用力肺活量
FWB .... full weight bearing 完全负重
Fx .... fracture 骨折
GB .... gallbladder 膀胱
GBS............... Guillain-Barr é syndrome 吉兰－巴雷综合征
GI .... gastrointestinal 胃肠
Grav. 1 .... number of pregnancies (para = births) 妊娠次数
GSW .... gunshot wound 枪伤
GTO .... Golgi tendon organ 高尔基腱器 / 神经腱梭
GTT .... glucose tolerance test 糖耐量试验
GU .... genitourinary 泌尿生殖系统
GXT .... graded exercise tolerance 分级运动耐量
H & H .... hematocrit & hemoglobin 血细胞比容和血红蛋白
HA .... headache 头痛
Hct .... hematocrit 血细胞比容
HDL .... high-density lipoprotein 高密度脂蛋白
HEENT .... head, ears, eyes,nose, throat 头、耳、眼、鼻、喉
Hgb .... hemoglobin 血红蛋白
HIV .... human immunodeficiency virus 人类免疫缺陷病毒
HNP .... herniated nucleus pulposus 椎间盘髓核突出
H/O .... history of 病史
HOB .... head of bed 床头
HP .... hot pack 热敷
HPI .... history of present illness 现病史
HR .... heart rate 心率
HTN .... hypertension 高血压

Hx ...... history 病史
I ...... independent 独立的
I+D ...... incision & drainage 切开引流
I+O ...... input & output 输入和输出
ICS ...... intercostal space 肋间隙
ICU ...... intensive care unit 重症监护室
IDDM ...... insulin-dependent diabetes mellitus 胰岛素依赖型糖尿病
I/E ratio ...... inspiratory/expiratory ratio 吸气 / 呼气比
IM ...... intramuscular 肌肉内的
inv ...... inversion 内翻
IP ...... interphalangeal joint 指间关节
IPPB ...... intermittent positive pressure breathing 间歇性正压通气
IR ...... internal rotation 内旋
IRDM ...... insulin-resistant diabetes mellitus 胰岛素抵抗型糖尿病
ITB ...... iliotibial band 髂胫束
IV ...... intravenous 静脉内
JRA ...... juvenile rheumatoid arthritis 青少年型类风湿
JVD ...... jugular vein distention 颈静脉怒张
K+ ...... potassium 钾
KAFO ...... knee ankle foot orthosis 膝、踝、足支具
KUB ...... kidney, ureter, bladder 肾、输尿管、膀胱
Ⓛ ...... left 左
L ...... likelihood ratio 似然比
LBP ...... low back pain 腰痛
LBQC ...... large-base quad cane 大基座四脚手杖
LCL ...... lateral collateral ligament 外侧副韧带
LDH ...... serum lactate dehydrogenase 血清乳酸脱氢酶
LE ...... lower extremity 下肢
LKS ...... liver, kidney, spleen 肝、肾、脾
LLB ...... long leg brace 长腿支具
LLC ...... long leg cast 长腿石膏
LLQ ...... left lower quadrant 左下象限
LMN ...... lower motor neuron 下运动神经元
LMP ...... last menstrual period 末次月经
LOC ...... loss of consciousness 意识丧失

LOS .... length of stay 住院时间
LP .... lumbar puncture 腰穿
LTG .... long-term goal 长期目标
L-Tx .... lumbar traction 腰椎牵引
LUQ .... left upper quadrant 左上象限
MAFO .... molded ankle foot orthosis 足踝铸型支具
MAL .... midaxillary line 腋中线
max .... maximum 最大
MCL .... medial collateral ligament 内侧副韧带
MCL .... midclavicular line 锁骨中线
MCP .... metacarpal phalangeal 掌指关节
MH .... moist heat 湿热
MI .... myocardial infarction 心肌梗死
min .... minimum 最小
mm .... muscle 肌肉
MMR .... measles, mumps, rubella 麻疹、流行性腮腺炎、风疹
MMT .... manual muscle test 徒手肌肉测试
mod .... moderate 中度
MOI .... mechanism of injury 受伤机制
MRI .... magnetic resonance imaging 磁共振成像
MRSA .... methicillin-resistant staph. aureus 耐左氧西林的金黄色葡萄球菌
MS .... multiple sclerosis 多发性硬化
MTP .... metatarsophalangeal 跖趾关节
MTrP .... myofascial trigger point 肌筋膜触发点
MVA .... motor vehicle accident 车祸
MWD .... microwavediathermy 热透疗法
N + V .... nausea and vomiting 恶心和呕吐
n/a .... not applicable 无法适用
NAD .... no acute distress 非急性窘迫
NCV .... nerve conduction velocity 神经传导速度
ng .... nasogastric 鼻饲的
NIDDM .... non - insulin-dependent diabetes mellitus 非胰岛素依赖型糖尿病
NKA .... no known allergies 未知过敏
NKDA .... no known drug allergies 无已知药物过敏
nn .... nerve 神经
NPO .... nothing by mouth 禁食

NSA .... no significant abnormality 无明显异常
NSAID .... nonsteroidal antiinflammatory drug 非甾体抗炎药
NSR .... normal sinus rhythm 正常窦性心律
NTPT............. neural tension provocation test 神经紧张激发试验
NWB .... non-weight bearing 无负重
O2 .... oxygen 氧气
OA .... osteoarthritis 骨关节炎
OB .... obstetrics 产科
OKC .... open kinetic chain 开放活动链
OOB .... out of bed 下床
OPP .... open packed position 开放充填位置
ORIF .... open reduction, internal fixation 切开复位内固定术
OT .... occupational therapy 职业疗法
p̄ .... after 之后
P + A .... percussion and auscultation 叩诊和听诊
P + PD .... percussion + postural drainage 叩诊和体位引流
PA .... posterior-anterior 后面 – 前面
PAC .... premature atrial contraction 房性期前收缩
PaO2 .... peripheral arterial oxygen content 外周动脉氧含量
PAO2 .... alveolar oxygen 肺泡氧
PAP .... pulmonary artery pressure 肺动脉压
PCL .... posterior cruciate ligament 后交叉韧带
PD .... postural drainage 体位引流
PE .... pulmonary embolus 肺栓塞
PEEP .... positive end expiratory pressure 呼气末正压
PERLA .... pupils equal reactive to light accommodation 瞳孔对光反射相同
PF .... plantar flexion 跖屈
PFT .... pulmonary function tests 肺功能试验
PID .... pelvic inflammatory disease 盆腔炎性疾病
PIP .... proximal interphalangeal 近端指间关节
PMH .... past medical history 既往史
PNF .... proprioceptive neuromuscular facilitation 本体感觉肌肉神经促进法
PO .... by mouth 口服
PO_2 .... partial pressure of oxygen 氧分压
POD .... postoperative day 术后一天
PR .... pulse rate 脉搏

PRE .... progressive resistive exercises 进展性抗阻训练
prn .... as necessary 如有必要
PROM .... passive range of motion 被动活动范围
PSIS .... posterior superior iliac spine 髂后上棘
pt .... patient 受试者
PTB .... patellar tendon bearing 髌腱负重
PTFL .... posterior talofibular ligament 距腓后韧带
PV.................. predictive value 预测值
PVC .... premature ventricular contraction 室性期前收缩
PVD .... peripheral vascular disease 外周血管疾病
PWB .... partial weight bearing 部分负重
Px .... problem 问题
q2° .... every 2 hours 每两小时
Ⓡ .... right 右侧
RA .... rheumatoid arthritis 类风湿关节炎
RBC .... red blood cells/count 红细胞计数
RCL .... radial collateral ligament 桡侧副韧带
RD .... radial deviation 桡偏
RHD .... rheumatic heart disease 风湿性心脏病
RLQ .... right lower quadrant 右下象限
r/o .... rule out 除外
ROM .... range of motion 活动范围
ROS .... review of systems 系统回顾
RPE .... rate of perceived exertion 主观用力感量表
RR .... respiratory rate 呼吸频率
RUQ .... right upper quadrant 右上象限
RV .... residual volume 残气量
Rx .... treatment 治疗
$\bar{s}$ .... without 无
S .... supervision 监护
S_1 .... first heart sound 第一心音
S_2 .... second heart sound 第二心音
S & S .... signs and symptoms 症状与体征
SAQ .... short arc quad 小幅度膝屈伸训练
SB.................. side bending 侧凸
SBP .... systolic blood pressure 收缩压
SBQC .... small base quad cane 小基座四脚手杖
SC .... sternoclavicular 胸骨锁骨的

SC .... straight cane 直手杖
SCI .... spinal cord injury 脊髓损伤
SCM .... sternocleidomastoid 胸锁乳突肌
SGOT .... serum glutamic-oxaloacetic transaminase 血清谷草转氨酶
SI .... sacroiliac 骶髂的
SLAP .... sperior labrum anterior to posterior 上盂唇前后部损伤
SLB .... short leg brace 短腿支具
SLP .... speech & language pathology 语言病理学
SOAP .... subjective, objective,assessment, plan 主观的、客观的、评估、诊疗计划
SOB .... short of breath 气促
s/p .... status post 经……处理后
SPC .... single-point cane 单点手杖
STG .... short-term goal 短期目标
SV .... stroke volume 心搏量
SWD .... short wave diathermy 短波热透疗法
Sx .... symptoms 症状
TB .... tuberculosis 结核
TBI .... traumatic brain injury 外伤性脑损伤
TE .... therapeutic exercise 治疗性运动
TENS .... transcutaneous electrical neuromuscular stimulation 神经 - 肌肉电刺激
TFCC .... triangular fibrocartilage complex 三角纤维软骨复合体
TFL .... tensor fascia latae 阔筋膜张肌
TFM .... transverse friction massage 横向摩擦按摩
THA .... total hip arthroplasty 全髋关节成形术
THL .... transverse humeral ligament 肱横韧带
THR .... total hip replacement 全髋关节置换术
tid .... three times daily 每日 3 次
TKA .... total knee arthroplasty 全膝关节成形术
TKE .... terminal knee extension 膝伸展末
TLC .... total lung capacity 肺总容量
TMJ .... temporomandibular joint 颞下颌关节
TOS .... thoracic outlet syndrome 胸廓出口综合征
TPR .... temperature，pulse，respiration 体温、脉搏、呼吸
TPR .... total peripheral resistance 周围阻抗力

TTP .... tender to palpation（触诊）压痛
TTWB .... toe touch weight bearing 踮脚试验
TV .... tidal volume 潮气量
TX .... treatment or traction 治疗或牵引
UCHD .... usual childhood disease 常见儿童疾病
UCL .... ulnar collateral ligament 尺侧副韧带
UD .... ulnar deviation 尺偏
UE .... upper extremity 上肢
ULNT .... upper limb neurodynamic test(s) 上肢神经动力测试
UMN .... upper motor neuron 上运动神经元
URI .... upper respiratory infection 上呼吸道感染
US .... ultrasound 超声
UTI .... urinary tract infection 泌尿道感染
UV .... ultraviolet 紫外线
VC .... vital capacity 肺活量
VMO .... vastus medialis obliquus 股内侧肌
V/O .... verbal order 口头命令
VPC .... ventricular precontraction 室性期前收缩
VS .... vital signs 生命体征
VTO .... verbal telephone order 口头电话命令
WBAT .... weight bearing as tolerated 可承受负重
WBC .... white blood cells/count 白细胞计数
WBTT .... weight bearing to tolerance 接近可承受负重
WBQC .... wide-base quad cane 宽底座四脚手杖
WC .... wheelchair 轮椅
WFL .... within functional limits 功能范围内
WNL .... within normal limits 正常范围内
WP .... whirlpool 旋涡
XCT .... chemotherapy 化疗
XRT .... radiation therapy 放疗
yo .... years old 岁
1° .... primary 原发
2° .... secondary 继发
< .... less than 少于
> .... greater than 多于
↑ .... increase 增加
↓ .... decrease 减少
|| .... parallel 平行

译注：

ECRB .... extensor carpi radialis longus 桡侧腕长伸肌
ECRL .... extensor carpi radialis brevis 桡侧腕短伸肌
ECU .... extensor carpi ulnaris 尺侧腕伸肌
EPB .... extensor pollicis brevis 拇短伸肌
FCR .... flexor carpi radialis 桡侧腕屈肌
FDS .... flexor digitorum superficialis 指浅屈肌

译注：以上部分缩写与国内临床常用缩写略有出入，仅供本书内容查阅及参考。

统计学解释

敏感性（SeNout）

- 真阳性率
- 有病理结果支持阳性的比例
- SeNout：敏感性，阴性结果除外诊断。
- 计算：a/(a+c)

特异性（SpPin）

- 真阴性率
- 有病理结果支持阴性的比例
- SpPin：特异性，阳性结果可考虑诊断。
- 计算：d/（b+d）

阴性似然比

- 试验阴性时患有疾病可能性减低的多少。

阳性似然比

- 试验阳性时患有疾病可能性增加的多少。

除外诊断的统计学标准

- 高敏感度≥ 90%；
- 阴性似然比＜ 0.10~0.20

确认诊断的统计学标准

- 高特异度≥ 90%；
- 阳性似然比＞ 5~10

	极高	高	中	低
• 敏感度（Sens） • 特异性（Spec） • 阳性预测值（+）（PV） • 阴性预测值（-）（PV）	>0%(0.90)	71%~90% (0.71~0.90)	50%~70% (0.50~0.69)	<50% (<0.50)
• 阳性似然比（+）（LR）	>10	5~10	1~5	<1
• 阴性似然比（-）（LR）	<0.05	0.05~0.1	0.1~1	>1

解剖

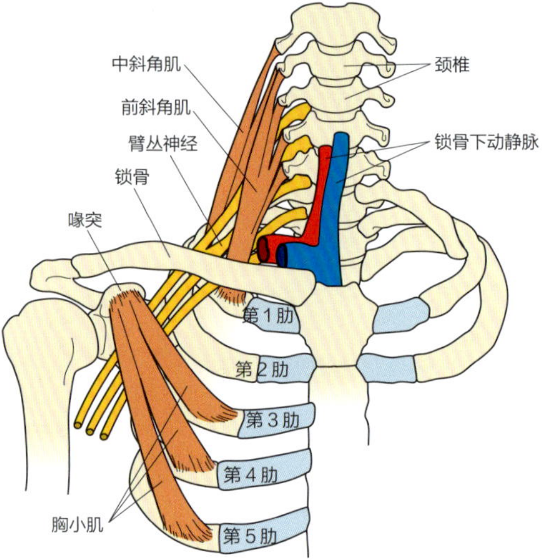

斜角肌三角

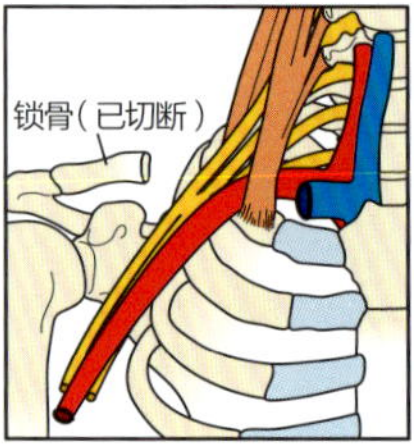

肋锁骨间隙

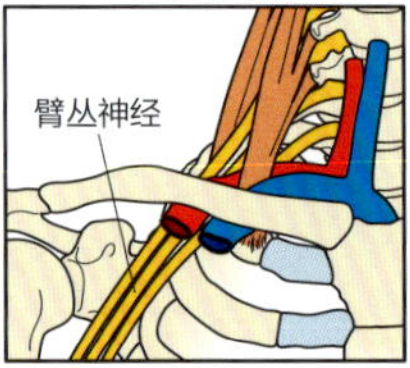

胸肌间隙

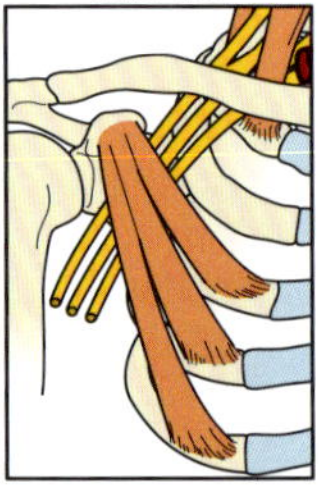

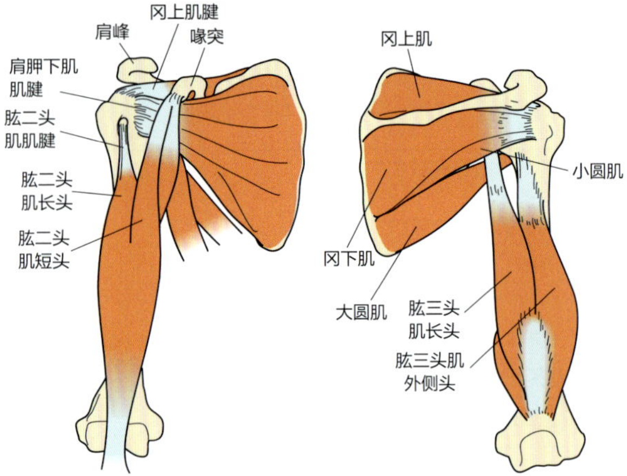
冈上肌腱
肩峰
喙突
肩胛下肌
肌腱
肱二头
肌肌腱
肱二头
肌长头
肱二头
肌短头
冈上肌
小圆肌
冈下肌
大圆肌
肱三头
肌长头
肱三头肌
外侧头

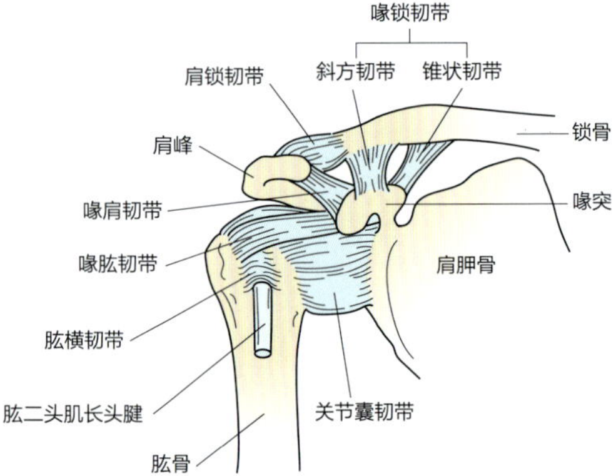
喙锁韧带
斜方韧带
锥状韧带
肩锁韧带
锁骨
肩峰
喙肩韧带
喙突
喙肱韧带
肩胛骨
肱横韧带
肱二头肌长头腱
关节囊韧带
肱骨

快速测试表（Toolbox test）

肩部疼痛和功能障碍指数
（Shoulder Pain & Disability Index；SPADI）

疼痛标度：你的疼痛有多严重？ 0= 不痛 10= 可想象的最重之疼痛	
在最疼痛的时候？	0 1 2 3 4 5 6 7 8 9 10
当躺在病侧时？（患侧卧位）	0 1 2 3 4 5 6 7 8 9 10
伸手去拿高架上的东西时？	0 1 2 3 4 5 6 7 8 9 10
摸你颈部后面时？	0 1 2 3 4 5 6 7 8 9 10
用患侧手去推东西时？	0 1 2 3 4 5 6 7 8 9 10
残疾标度：你有多困难去……？ 0= 不困难 10= 可想象的最大困难	
洗头？	0 1 2 3 4 5 6 7 8 9 10
洗背？	0 1 2 3 4 5 6 7 8 9 10
穿汗衫或套头毛衣？	0 1 2 3 4 5 6 7 8 9 10
穿有胸前扣纽扣的衬衫？	0 1 2 3 4 5 6 7 8 9 10
穿裤子？	0 1 2 3 4 5 6 7 8 9 10
放一个东西到高架上？	0 1 2 3 4 5 6 7 8 9 10
搬一个 5 kg 的重物？	0 1 2 3 4 5 6 7 8 9 10
从你的背包中拿出某个东西？	0 1 2 3 4 5 6 7 8 9 10
疼痛标度积分： 残疾标度积分：	**总积分：**
评分：将分数相加并除以可计分的项目数量。如某项被认为不适用，则不计算分数。将总分乘以 100。积分越高，损伤越严重。	

Penn 肩部评分

第一部分：疼痛与满意度				
	无疼痛→最严重的情况			
手臂放至身侧休息时疼痛	0 1 2 3 4 5 6 7 8 9 10			
正常活动时疼痛（ADLs）	0 1 2 3 4 5 6 7 8 9 10			
费力做某事（伸手，举高，推 / 拉，扔）时疼痛	0 1 2 3 4 5 6 7 8 9 10			
	不满意→最满意			
对目前肩部功能你的满意程度是多少?	0 1 2 3 4 5 6 7 8 9 10			
第二部分：功能				
	无困难或受伤前不做	一点困难	很大困难	完全无法完成
伸手到后背掖衬衫	3	2	1	0
洗后背中部 / 挂文胸钩	3	2	1	0
上厕所	3	2	1	0
洗对侧肩部后面	3	2	1	0
梳头	3	2	1	0
将手放到脑后，肘部向外伸	3	2	1	0
给自己穿衣服（包括穿上大衣和将衬衫拉过头顶）	3	2	1	0

第二部分：功能（续）				
	无困难或受伤前不做	一点困难	很大困难	完全无法完成
患侧卧位睡眠	3	2	1	0
用患侧开门	3	2	1	0
用患侧手臂拿一袋较轻的东西	3	2	1	0
用患侧手臂拿一个公文包 / 小手提箱	3	2	1	0
不屈肘将一个汤罐（0.5~1 kg）放到肩部高度的架子上	3	2	1	0
不屈肘将一汤锅（4~5 kg）放到肩部高度的架子上	3	2	1	0
不屈肘够到超过头顶高度的架子	3	2	1	0
不屈肘将一个汤罐（0.5~1 kg）放到超过头顶高度的架子上	3	2	1	0
不屈肘将一汤锅（4~5 kg）放到超过头顶高度的架子上	3	2	1	0
进行正常的运动 / 爱好	3	2	1	0
进行家务活动（打扫，干洗，做饭）	3	2	1	0

第二部分：功能（续）				
	无困难或受伤前不做	一点困难	很大困难	完全无法完成
过头投掷，游泳，进行过头的持拍运动	3	2	1	0
全职工作	3	2	1	0

评分

疼痛 = ________/30

满意度 = ________/10

功能 = ________/60

总分 = ________/100

快速 DASH 臂、肩、手障碍（Quick Disabilities of the Arm，Shoulder and Hand）评分

请将你上周完成下列活动的能力评分，在合适选项的数字上画圈。	无困难	轻度困难	中度困难	非常困难	无法完成
打开一个紧的 / 新的瓶子	1	2	3	4	5
做重家务活（清洗墙壁、地板）	1	2	3	4	5
拿购物袋或文件夹	1	2	3	4	5
洗后背	1	2	3	4	5
用刀切食物	1	2	3	4	5
做会使用手臂、肩膀或手承受力或冲击的娱乐活动（如高尔夫、抡锤子、网球）	1	2	3	4	5
	完全没有	轻度	中度	相当	极度
上周，你的手臂、肩部或手的问题影响你正常的社会活动（与你的家人、朋友、邻居或团体）到什么程度?	1	2	3	4	5

	未受限	轻度受限	中度受限	非常受限	无法完成
上周，你在工作或其他正常每日活动中是否因你手臂、肩部或手的问题受到了限制?	1	2	3	4	5
评估你上周下列症状的严重程度	无	轻度	中度	严重	极度
手臂、肩部或手疼痛	1	2	3	4	5
手臂、肩部或手的刺痛（针扎样）	1	2	3	4	5
	无困难	轻度困难	中度困难	非常困难	无法入睡
上周，由于手臂、肩部或手疼痛，你入睡有多困难?	1	2	3	4	5
快速 DASH 评分 =[（选项总分 / 选项数目）−1] × 25。当超过 1 项未完成时，无法计算快速 DASH 评分。					

肌肉疼痛涉及区域

冈上肌 (Supraspinatus)

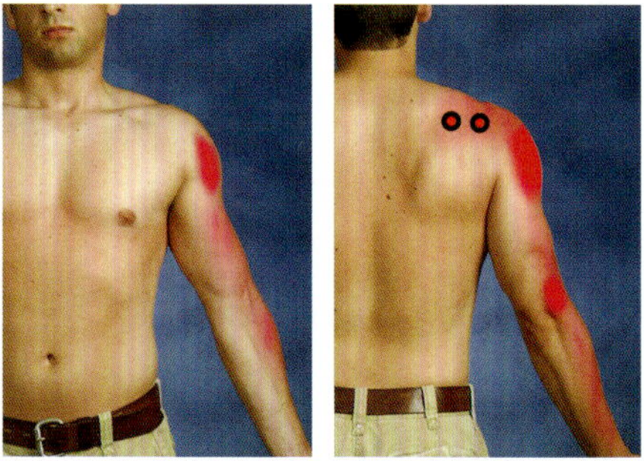

冈下肌 (Infraspinatus)

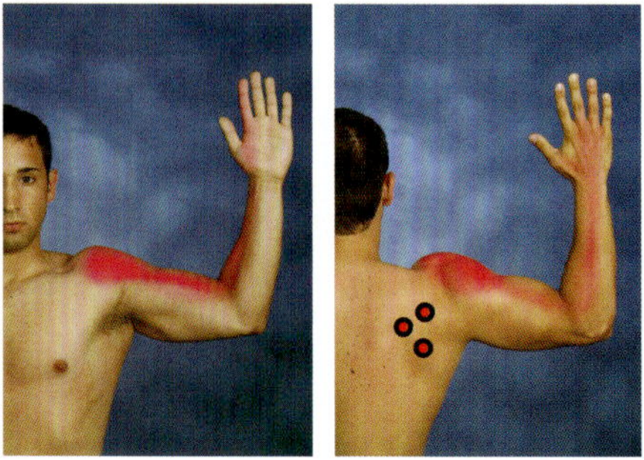

肩胛下肌 (Subscapularis)

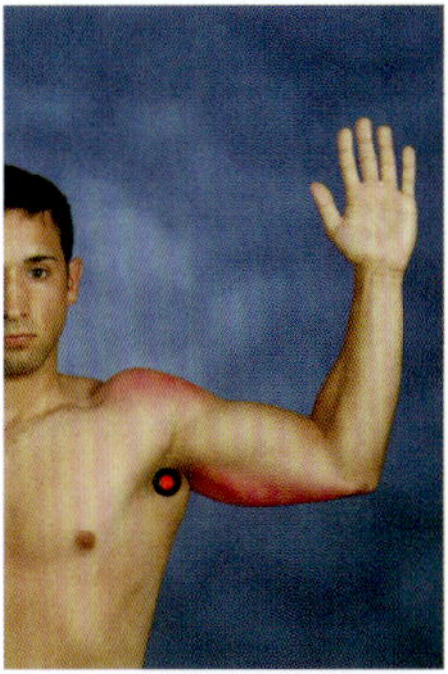

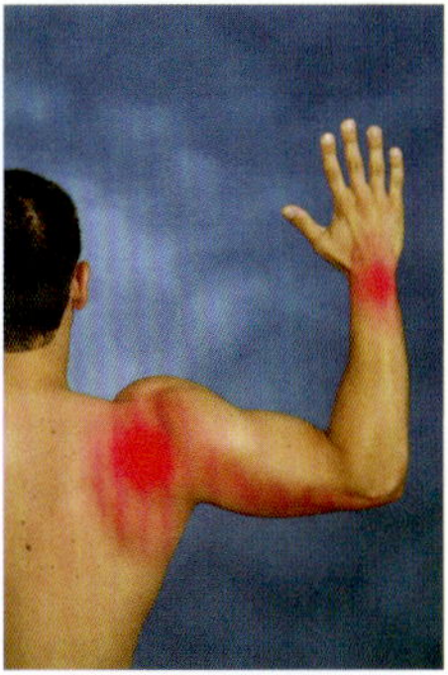

小圆肌 (Teresminor)

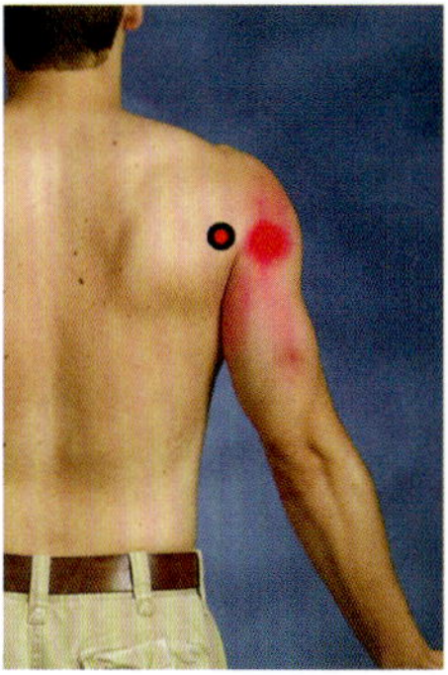

肱二头肌 (Bicepsbrachii)

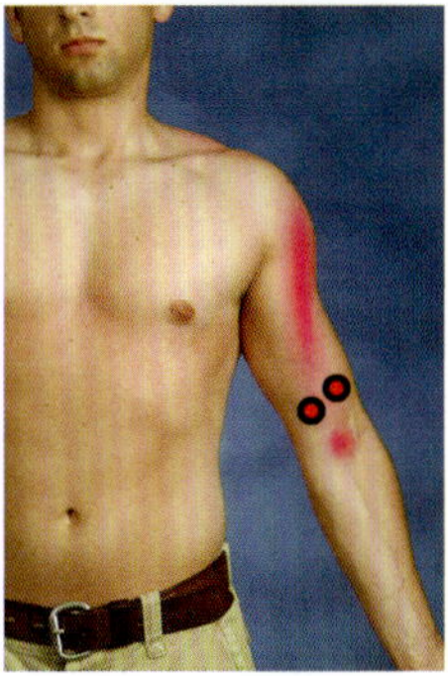

触诊要点

肩袖肌肉

冈上肌（Supraspinatus）:（A）上肢最大程度伸展和内旋，从冈上窝触诊到肩锁关节前的肌腱；
冈下肌（Infraspinatus）:（B）俯卧手肘撑地，触诊肩峰后外侧（在肩峰下角的下方）；
肩胛下肌（Subscapularis）:（C）侧卧位，放松上肢，检查者的拇指沿着腋窝 / 肩胛骨外侧缘滑动；
小圆肌（Teres minor）:（D）俯卧手肘撑地，触诊冈下肌下方。

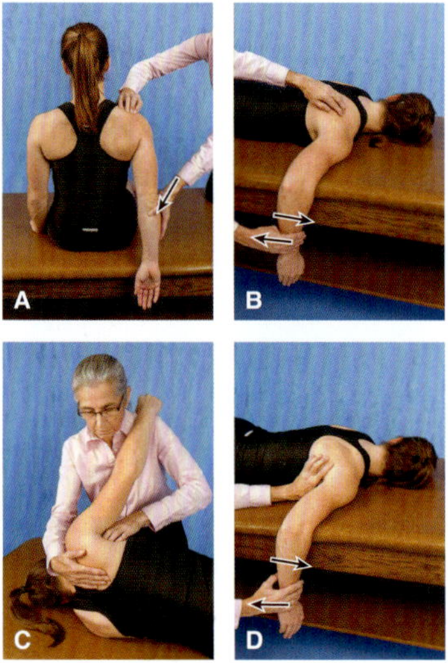

活动范围（ROM）

旋转不足（Rotational Lack）

- 尽可能将手举过头顶（左图）再向下摸到背后并标记最下方手指头处
- 尽可能将手自下在背后举高（右图）并标记最上方指头处
- 测量两个标记之间的距离。这就是旋转不足的程度。

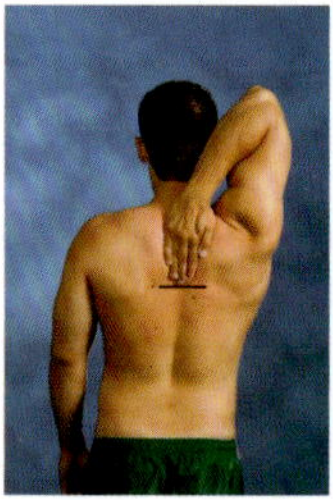
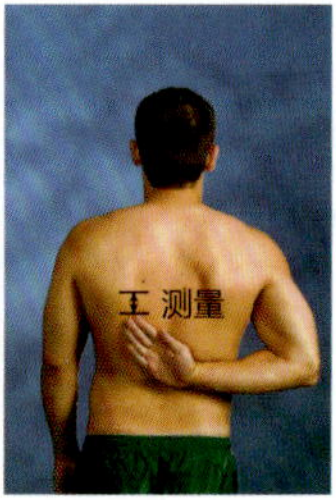

用于快速筛查的 Apley 搔抓试验

三个组成成分：
1. 手摸对侧肩膀
2. 手自上在背后摸对侧肩胛骨
3. 手自下在背后摸对侧肩胛骨下角

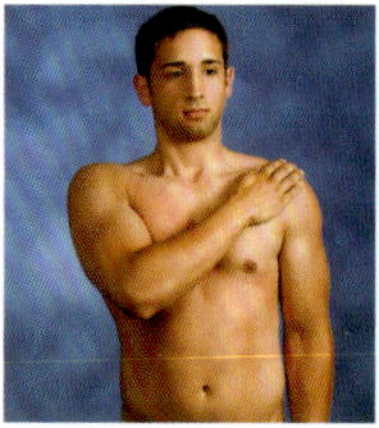
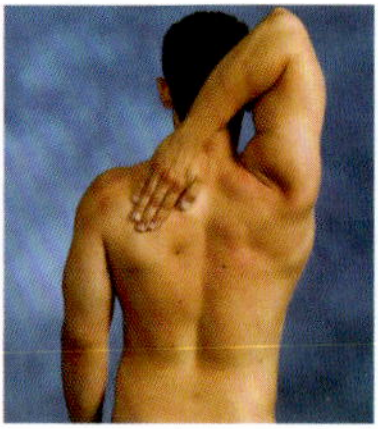
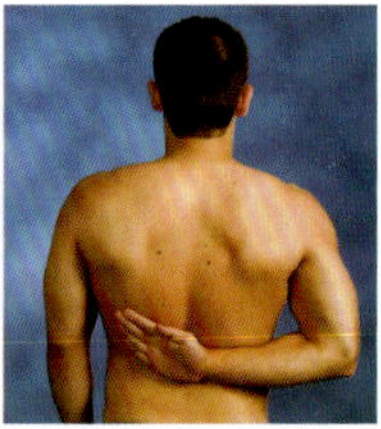

肩部运动与相应肌肉（Force Couples of the Shoulder）

- 上举 = 斜方肌、菱形肌、前锯肌（SA）
- 向上旋转 = 上 / 下斜方肌和前锯肌
- 外展 = 冈上肌、肩胛下肌和三角肌
- 向下旋转 = 下斜方肌、背阔肌和胸小肌
- 稳定肱骨头 = 肩袖肌肉和肱二头肌的长头

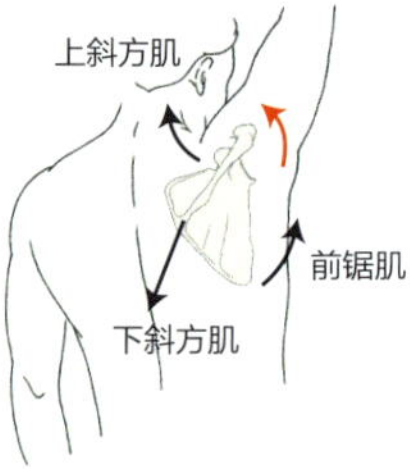

肩胛骨向上旋转
（Upward scapular rotation）

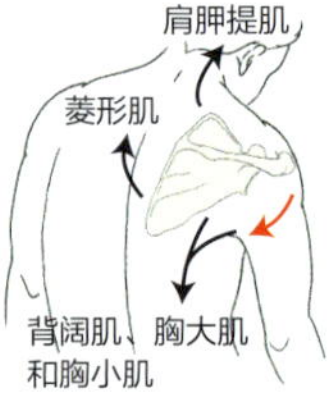

肩胛骨向下旋转
（Downward scapular rotation）

肩胛骨错位综合征（SICK Scapula）

- S= 肩胛骨错位（Scapular malposition）= 肩胛骨内下角突出（prominent inferior medial border）
- I= 内侧翼状肩胛（Inferior medial scapular winging）= 肩胛骨延长（protracted scapula）
- C= 喙突处疼痛（Coracoid tenderness）
- K= 肩胛骨动作障碍 (scapular dysKinesis)

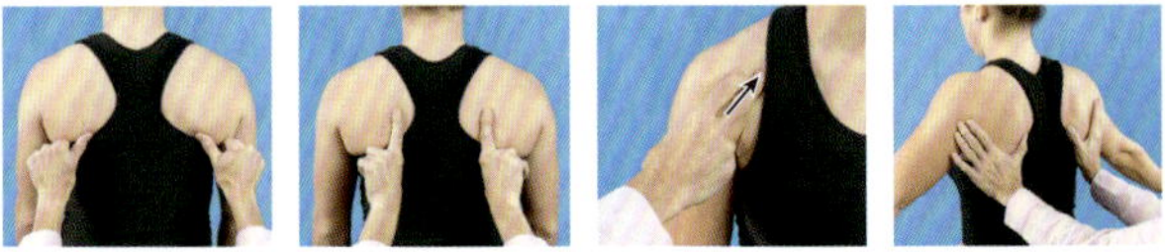

肩部的骨动力学（Shoulder Osteokinematics）

正常活动范围	OPP	CPP	正常末端感觉	异常末端感觉
抬高 165°～175° 内旋 / 外旋总计 180° 肩肱节律 2：1（120° 肱骨外展：60° 肩胛骨旋外）	在肩胛骨平面抬高 39°	最大外展和外旋	屈曲 = 弹性的、坚固的——骨性接触 外展 = 弹性的 内旋 / 外旋 = 弹性的 / 坚固的 水平内收 = 软组织 伸展 = 坚固的 水平外展 = 坚固的 / 弹性的	空虚感 = 肩峰下滑囊炎 坚硬的关节囊 = 冷冻肩 关节囊 = 外旋 > 外展 > 内旋

肩部的关节动力学（Shoulder Arthrokinematics）

盂肱关节	关节凹面：关节盂 关节凸面：肱骨头	为了帮助上举：肱骨头向后旋转	为了帮助外展：肱骨头向上旋转并向下 / 后滑动
		为了帮助内旋：肱骨头向后旋转并向前滑动	为了帮助外旋：肱骨头向前旋转并向后滑动
		为了帮助水平内收：肱骨头向内旋转并在关节盂上向外滑动	为了帮助水平外展：肱骨头向外侧滚动并在关节盂上向内滑动
胸锁关节	关节凸面：锁骨内侧 关节凹面：关节盘和胸骨柄	为了帮助上举：锁骨外侧向上滚动，锁骨内侧在关节盘和胸骨柄上向下滑动	为了帮助压低：锁骨外侧向下转动，锁骨内侧在关节盘和胸骨柄上向上滑动
	关节凹面：锁骨内侧和关节盘 关节凸面：胸骨柄	为了帮助缩回：锁骨内侧和关节盘在胸骨柄上向后滚动和滑动	为了帮助锁骨前伸（外伸）：锁骨内侧的关节面在胸骨柄上向前滚动和滑动

力量和功能

颈椎的神经肌肉关系

神经根	神经	肌肉	感觉	反射
$C_{3\sim4}$	副神经	斜方肌	∅	∅
$C_{4\sim5}$	肩胛背神经	肩胛提肌，菱形肌	∅	∅
$C_{5\sim7}$	胸外侧神经	胸大肌，胸小肌	∅	∅
$C_{5\sim7}$	肩胛下神经	肩胛下肌，大圆肌	∅	∅
$C_{5\sim7}$	胸长神经	前锯肌	∅	∅
$C_{5\sim6}$	肩胛上神经	冈上肌，冈下肌	肩部上方	∅
$C_{5\sim6}$	腋神经	三角肌，小圆肌	三角肌，肩部前方	∅
$C_{5\sim7}$	肌皮神经	喙肱肌，肱二头肌和肱肌	前臂外侧	肱二头肌
$C_{5\sim1}$	桡神经	肱三头肌，伸腕肌 / 伸指肌	手背	肱三头肌
$C_{6\sim8}$	胸背神经	背阔肌	∅	∅

臂丛神经——神经根，肌肉和功能缺陷和畸形

神经	神经根	肌肉	功能缺陷和畸形
桡神经	$C_{5\sim8}$, T_1	肘肌，肱桡肌，桡侧腕长伸肌，桡侧腕短伸肌，指伸肌，拇长展肌，尺侧腕伸肌，示指伸肌，小指伸肌	• 旋后、伸腕、伸指及拇外展无力 • 腕关节稳定性不足导致伸腕无力
正中神经	$C_{6\sim8}$, T_1	旋前圆肌，桡侧腕屈肌，掌长肌，指浅屈肌，拇长屈肌，旋前方肌，大鱼际肌（除外拇收肌），外侧 2 根蚓状肌	• 旋前、屈腕和桡偏无力 • 拇指屈曲及外展无力 • 抓握及对掌无力 • 猿手
尺神经	C_8, T_1	尺侧腕屈肌，小鱼际肌，拇收肌，内侧 2 根蚓状肌，骨间肌	• 屈腕，尺偏，第 5 指屈曲和手指内收 • 爪形手（Benediction sign）

肩部检查试验

胸大肌（锁骨）试验（Pectoralis Major/Clavicular Test）

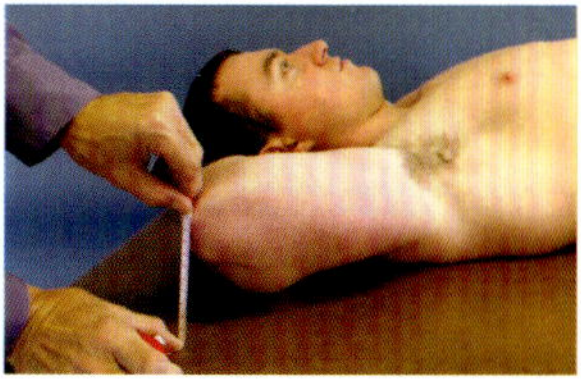

目的：评估胸大肌紧张度

姿势：仰卧，手放在头后，手肘尽量贴近桌面

方法：测量鹰嘴突到桌面的距离

说明：试验阳性 = 双侧不一致

统计学：评定者信度 =0.81 ~ 0.83

胸大肌（胸骨）试验（Pectoralis Major/Sternal Test）

目的：评估胸大肌紧张度

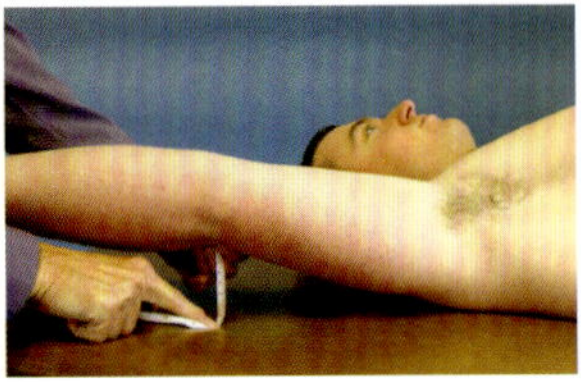

姿势：仰卧，被动外展外旋手臂至 135°，伸肘

方法：测量外上髁到桌面的距离

说明：试验阳性 = 双侧不一致

统计学：评定者信度 =0.81～0.83

胸小肌试验（Pectoralis Minor Test）

目的：评估胸小肌紧张度

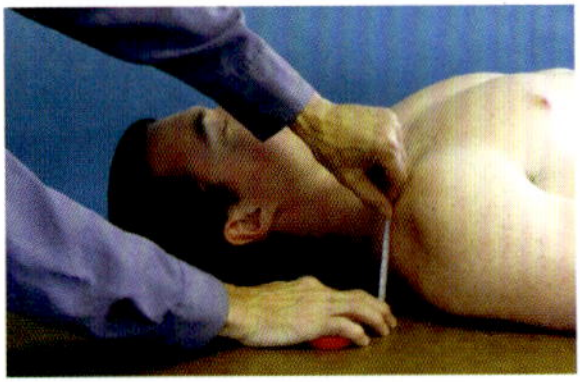

姿势：仰卧，手臂外旋贴于体侧

方法：测量肩峰到桌面的距离

说明：试验阳性 = 双侧不一致

统计学：评定者信度 =0.81～0.83

Rent 试验（Rent Sign）

目的：评估肩袖撕裂

姿势：上肢充分伸展，检查者手放屈曲的肘部上方

方法：站在受试者身后，指尖在肩峰前缘，使上肢被动内旋/外旋，触摸是否有缺损（rent）；双侧对比

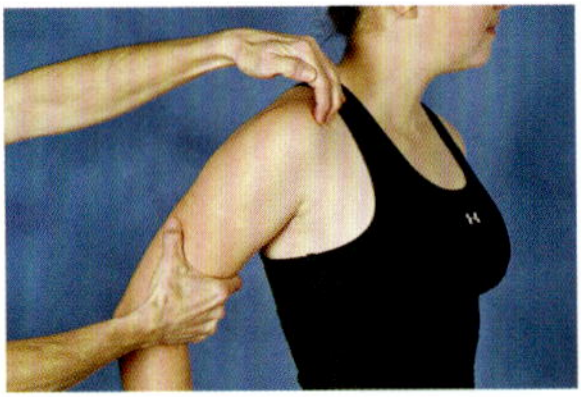

说明：试验阳性 = 存在可触及的肩袖缺损。

统计学：敏感性 = 极高，特异性 = 高；阳性似然比 = 极高，阴性似然比 = 高

空罐试验（Empty Can Test）

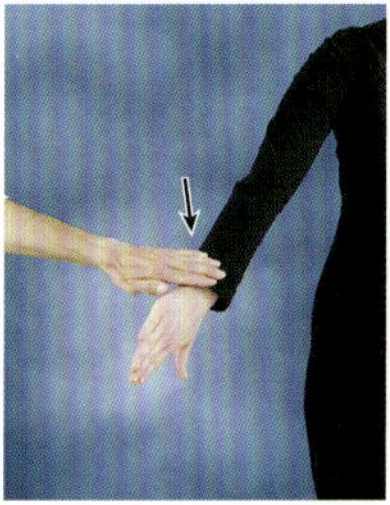

目的：评估冈上肌

姿势：坐位，或站在受试者身侧，将肩胛骨平面抬高 30°～45°，上肢内旋

方法：施加阻力

说明：试验阳性 = 产生疼痛和（或）无力

统计学：疼痛：敏感性 = 中，特异性 = 低；无力：敏感性 = 中，特异性 = 低

满罐试验（Full Can Test）

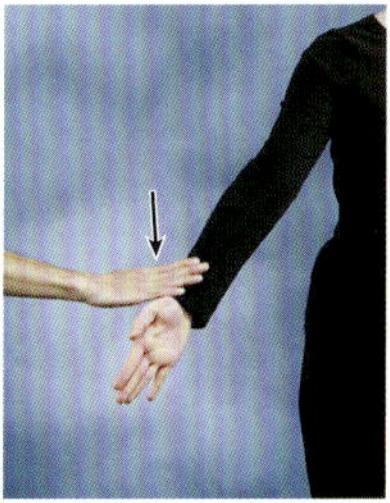

目的：评估冈上肌

姿势：坐位，或站在受试者身侧，将肩胛骨平面抬高 30°～45°，上肢外旋

方法：施加阻力

说明：试验阳性 = 产生疼痛和（或）无力

统计学：疼痛：敏感性 = 中，特异性 = 低；无力：敏感性 = 中，特异性 = 低

落臂试验（Codman）试验（Drop Arm/Codman Test）

目的：评估冈上肌

姿势：坐位，将受试者肩关节被动外展至 90°（手掌向下）

方法：嘱受试者缓慢放下小臂至身体侧面

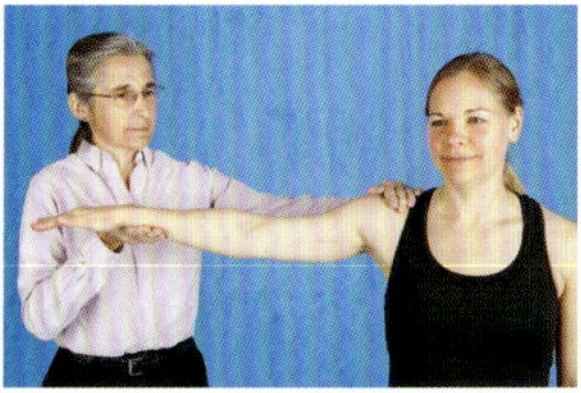

说明：试验阳性 = 不能缓慢放下小臂

统计学：敏感性 = 低，特异性 = 高～极高；阳性似然比 = 中，阴性似然比 = 中；阳性预测值 = 低～中，阴性预测值 = 低～高

Whipple 试验（Whipple Test）

目的：评估冈上肌
姿势：坐位
方法：将肩部抬高至 90°，然后进行水平内收，在肘部抵抗肩部抬高
说明：试验阳性 = 疼痛和（或）无力
统计学：全层撕裂：敏感性（伴疼痛）= 极高；特异性（伴疼痛和无力）= 高。部分撕裂（伴疼痛）：敏感性 = 高；特异性 = 低。部分撕裂（伴疼痛和无力）：敏感性 = 高；特异性 = 低

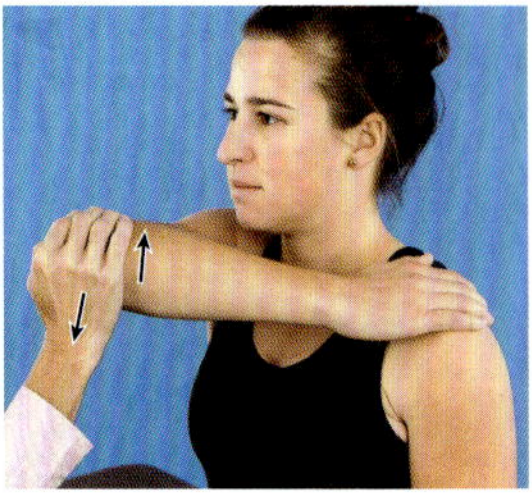

外侧 Jobe 试验（Lateral Jobe Test）

目的：评估冈上肌
姿势：坐位，肩关节外展 90°，最大程度外旋
方法：抵抗外旋
说明：试验阳性 = 产生疼痛和（或）无力
统计学：敏感性 = 高，特异性 = 高；阳性预测值 = 极高；阴性预测值 = 高

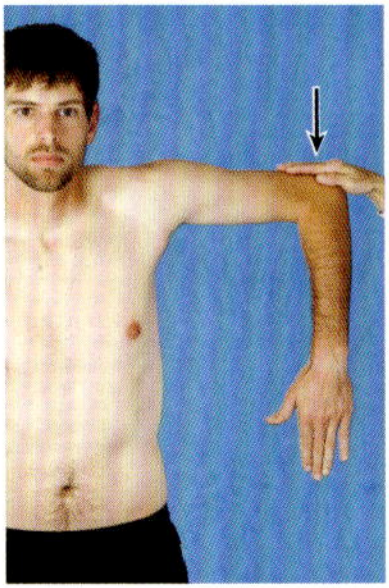

外旋减弱征（ER Rotation Lag Sign）

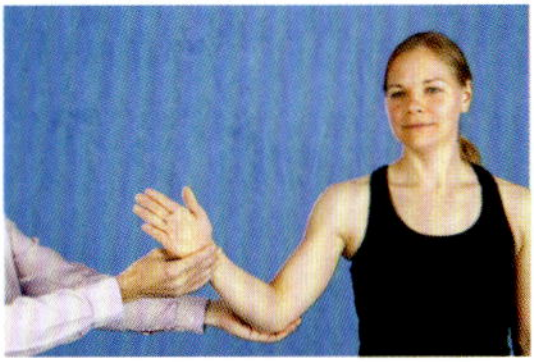

目的：评估冈上肌和冈下肌
姿势：肩关节在肩胛骨平面 20°，小于最大外旋 5°
方法：让受试者维持上述姿势
说明：试验阳性 = 外旋减少
统计学：敏感性 = 低~极高；特异性 = 极高；阳性似然比 = 极高；阴性似然比 = 中

坠落征（Drop Sign）

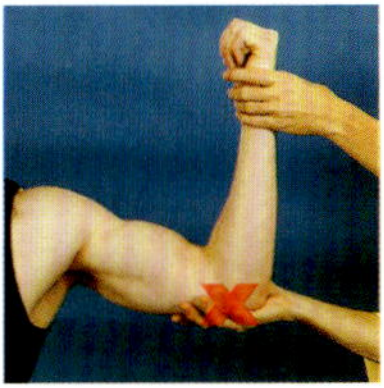

目的：评估冈上肌和冈下肌
姿势：肩关节外展 90° 且外旋小于 70°，屈肘 90°
方法：让受试者维持上述姿势
说明：**试验阳性 = 冈上肌：与该维持的姿势差 5°~10°；冈上肌 + 冈下肌：与该维持的姿势差 > 15°**
统计学：敏感性 = 低；特异性 = 极高；阳性预测值 = 极高；阴性预测值 = 低

回落试验（Dropping Sign）

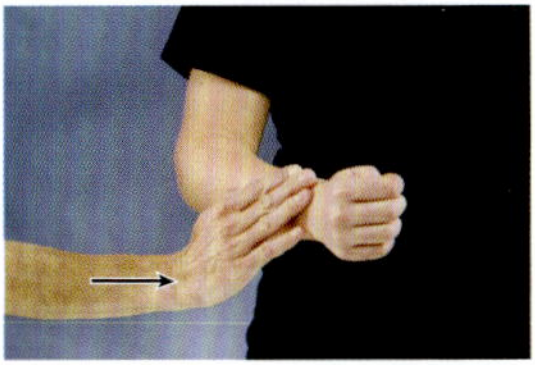

目的：评估冈下肌
姿势：手臂放于体侧，肩关节内旋 45°，肘关节屈曲 90°，
方法：抵抗外旋
说明：试验阳性 = 产生疼痛和（或）无力
统计学：敏感性 = 中~高；特异性 = 高；阳性似然比 = 中；阴性似然比 = 中；阳性预测值 = 低~中；阴性预测值 = 高

吹号（Patte）征（Hornblower Sign）

目的：评估小圆肌

姿势：肩关节外展 90°，肘关节屈曲，用手够嘴（吹号姿势）

方法：让受试者维持上述姿势

说明：试验阳性 = 产生疼痛或无法维持上肢外展

统计学：敏感性 = 极高；特异性 = 低～高；阳性似然比 = 极高；阴性似然比 = 极高

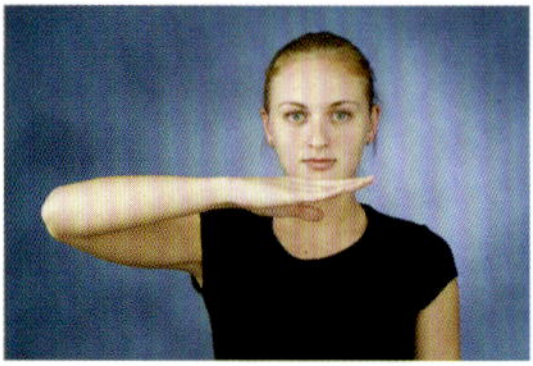

RC 试验组合	阳性似然比	阴性似然比
• 仰卧位无力 • 外旋无力 • 撞击征	3 项均有 =48.00 有 2～3 项 =7.60 有 1～3 项 =1.90	3 项均有 =0.76 有 2～3 项 =0.42 有 1～3 项 =0.01
• 仰卧位无力 • 冈下肌无力 • 肩袖触诊	3 项均有 =3.64	3 项均有 =0.12

抬高（Gerber）征（Lift-off Sign）

目的：评估肩胛下肌

姿势：手放于腰曲的位置

方法：抵抗内旋

说明：试验阳性 = 产生疼痛和（或）无力；无法抬高；撕裂超过 75% 一般都会表现为（+）

注意：如无法做出该动作，无法得出该试验的判断

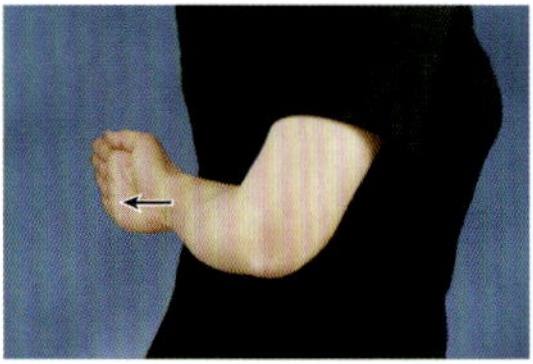

统计学：全层损伤：敏感性 = 极高；特异性 = 极高；阳性似然比 = 极高；阴性似然比 = 高。部分损伤：敏感性 = 低；特异性 = 极高；阳性似然比 = 极高；阴性似然比 = 中有研究报道抬高征在 SLAP 损伤 / 盂唇撕裂中有高特异性

压腹（Napoleon）征（Belly Press Sign）

目的：评估肩胛下肌
姿势：坐位，手放在肚子上；或仰卧位以避免代偿
方法：用手压肚子
说明：试验阳性 = 产生疼痛或无法内旋；肘部可能出现内旋，代偿时可表现为上肢抬高或腕部屈曲；肩袖撕裂超过 50% 时一般会出现（+）
统计学：全层损伤：敏感性 = 极高；特异性 = 极高；阳性似然比 = 极高，阴性似然比 = 高 ~ 极高。部分损伤：敏感性 = 低；特异性 = 极高；阳性似然比 = 极高，阴性似然比 = 中。仰卧时进行：敏感性 = 高；特异性 = 极高；阳性似然比 = 极高，阴性似然比 = 中

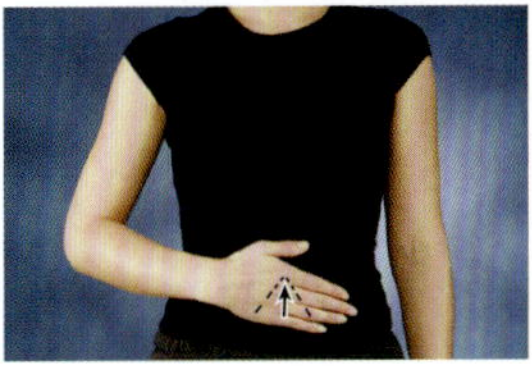

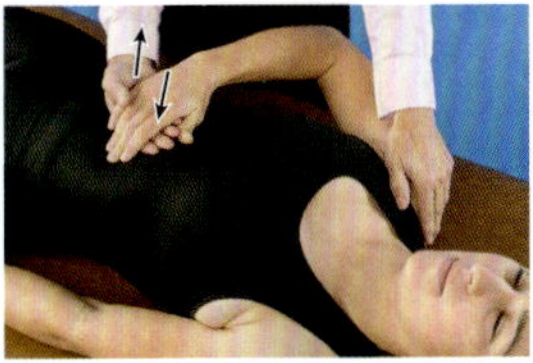

离腹试验（Belly-Off Test）

目的：评估肩胛下肌
姿势：坐位或站位，手放在肚子上
方法：检查者用力将手拉离肚子
说明：试验阳性 = 产生疼痛和（或）无力
统计学：全层损伤：敏感性 = 高；特异性 = 中；阳性似然比 = 中，阴性似然比 = 中。部分损伤：敏感性 = 中；特异性 = 中；阳性似然比 = 中，阴性似然比 = 中

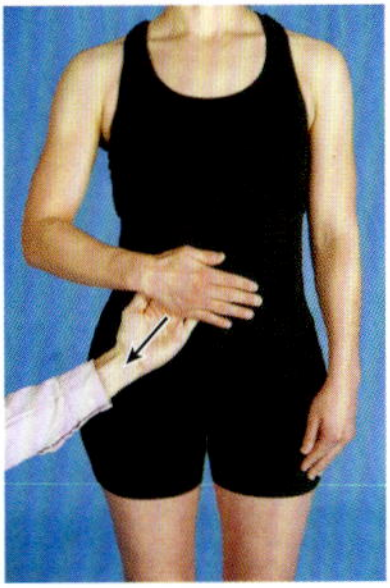

熊抱试验（Bear-Hug Test）

目的：评估肩胛下肌

姿势：坐位，手掌放在对侧肩上（肘部在身体前方）

方法：试图将手拉离肩部，抵抗内旋

说明：试验阳性 = 无法将手固定在对侧肩上或相对于对侧上肢力量减少 20%；肩袖撕裂 30% 会出现试验阳性

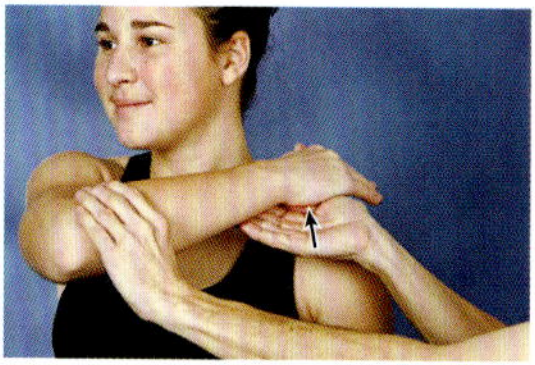

统计学：全层损伤：敏感性 = 极高；特异性 = 极高；阳性似然比 = 极高，阴性似然比 = 中。部分损伤：敏感性 = 低；特异性 = 极高；阳性似然比 = 高，阴性似然比 = 中

Hawkins-Kennedy 试验（Hawkins-Kennedy Test）

目的：评估撞击和（或）肩峰下滑囊炎

姿势：坐位，将肩部置于屈曲 90°，检查者将手臂置于受试者前臂下方，手放在受试者肩上

方法：检查者以前臂为杠杆，使受试者前臂做最大程度的内旋

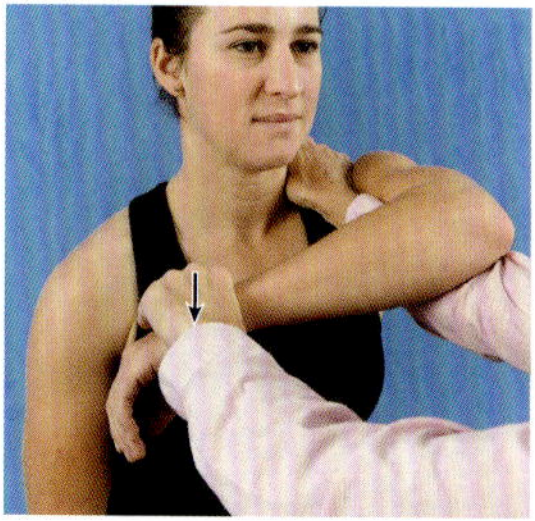

说明：试验阳性 = 因冈上肌在大结节与喙突 - 肩峰弓之间的撞击造成肩部疼痛

统计学：撞击：敏感性 = 高；特异性 = 中。肩峰下滑囊炎：敏感性 = 低～高；特异性 = 低～高；阳性似然比 = 中；阴性似然比 = 中；阳性预测值 = 极高

NEER 试验（Neer Test）

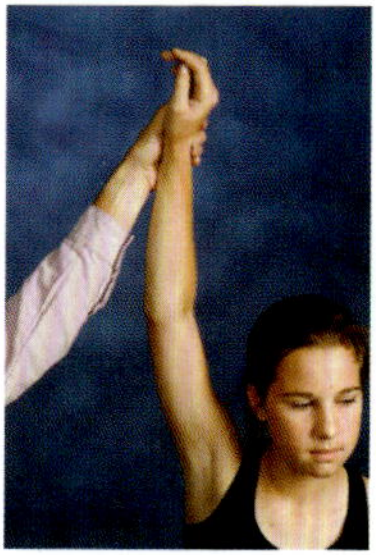

目的：评估撞击和（或）肩峰下滑囊炎
姿势：坐位
方法：被动地将上肢于肩部完全屈曲并将肱骨内旋
说明：试验阳性 = 疼痛可能暗示冈上肌或者是肱二头肌的长头撞击
统计学：撞击：敏感性 = 高；特异性 = 中；肩峰下滑囊炎：敏感性 = 高；特异性 = 低；阳性预测值 = 低；阴性预测值 = 极高

撞击缓解试验 (Impingement Relief Test)

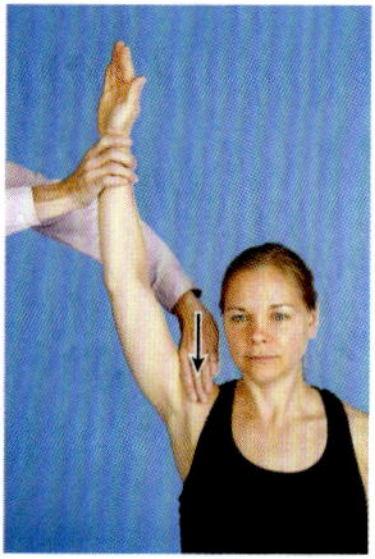

目的：确认撞击
姿势：坐位
方法：先将盂肱关节向下滑动，然后将上肢提高至 Neer 姿势
说明：试验阳性 = 当抬高伴随向下滑动时会减轻或没有疼痛
统计学：无统计数据

Yocum 试验（Yocum Test）

目的：评估撞击
姿势：坐位
方法：将手放在对侧肩上，抬高肘部到前额
说明：试验阳性 = 诱发疼痛
统计学：敏感性 = 高；特异性 = 低～高；阳性似然比 = 中；阴性似然比 = 中；阳性预测值 = 高；阴性预测值 = 高

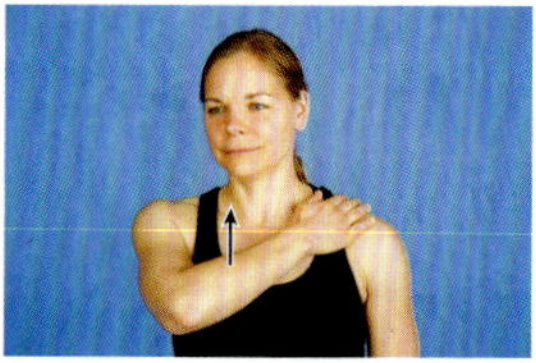

骨沟征（Sulcus Sign）

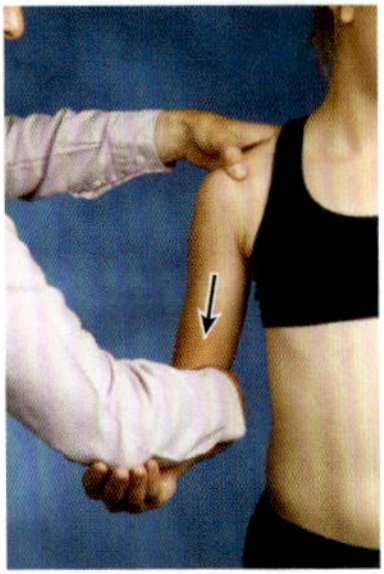

目的：评估肩关节下方不稳定或肩锁关节问题

姿势：坐位伴随肩部自然姿势和肘部屈曲 90°

方法：触诊肩关节线，以近端前臂为杠杆将肱骨向下方牵引

说明：试验阳性 = 在肩关节线或 AC 关节有≥ 1 指幅宽的间隔

统计学：敏感性 = 低；特异性 = 极高；阳性似然比 = 中；阴性似然比 = 中

恐惧试验（Apprehension Test）

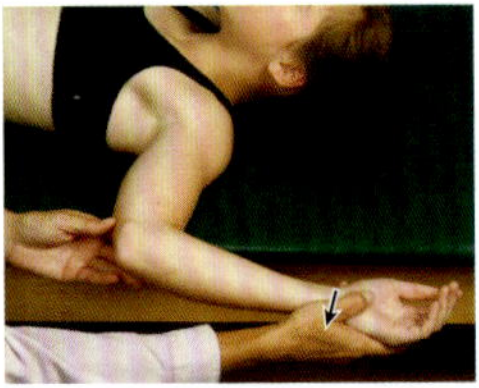

目的：评估前方不稳定

姿势：仰卧位

方法：外展肩部至 90°，然后开始外旋

说明：试验阳性 = 受试者在这样的姿势下会因担心肩关节脱位而产生疼痛或恐惧

统计学：敏感性 = 低～高；特异性 = 低～极高；阳性似然比 = 中～极高；阴性似然比 = 中

前支点试验 (Anterior Fulcrum Test)

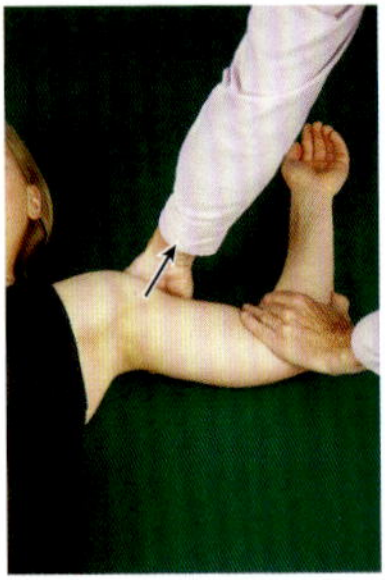

目的：评估盂肱关节前方不稳定

姿势：仰卧位，肩关节外展 90°

方法：稳定肩关节，前移肱骨近端

说明：试验阳性 = 患侧上肢移位更多

统计学：敏感性 = 低；特异性 = 高；阳性似然比 = 中；阴性似然比 = 中

弹响感试验（Jerk Test）

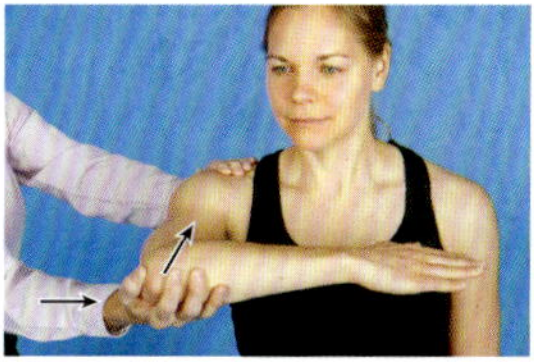

目的：评估后方不稳定
姿势：坐位伴随上肢内旋和屈曲 90°
方法：抓住受试者的肘部并将上肢被动地水平内收
说明：试验阳性 = 当肱骨头向后半脱位时会造成突发弹响。当上肢返回外展姿势时可能会再次发生弹响
统计学：敏感性 = 高，特异性 = 极高；阳性预测值 = 高；阴性预测值 = 极高
注意：当 Kim 试验和 Jerk 试验同时阳性时，可以升高盂唇撕裂检测的敏感度

Yergason 试验（Yergason Test）

目的：评估肱横韧带（THL）
姿势：坐位，肩部自然位置，屈肘 90°，前臂旋后
方法：抵抗肘部屈曲、旋后
说明：试验阳性 = 因腱鞘炎疼痛；撕裂的肱横韧带抵抗旋后时造成咔嚓声或劈啪声
统计学：肱二头肌 / 肱横韧带：敏感性 = 低 ~ 中；特异性 = 中 ~ 极高；阳性似然比 = 中；阴性似然比 = 中。上唇：敏感性 = 低；特异性 = 高 ~ 极高；阳性似然比 = 中；阴性似然比 = 中

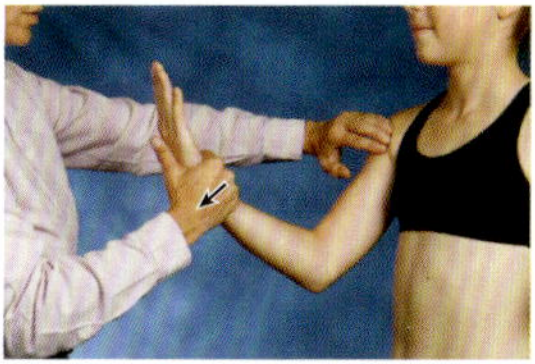

Speed 试验（Speed Test）

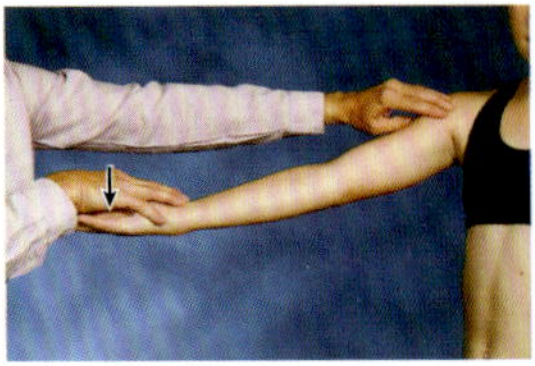

目的：评估肱二头肌腱炎或关节盂唇损伤

姿势：坐位，肩关节在矢状面上举 75°~90°，伸肘，前臂旋后

方法：抗阻力上举

说明：试验阳性 = 肱二头肌腱炎造成疼痛，关节盂缘损伤造成关节不稳定

统计学：肱二头肌：敏感性 = 低~极高；特异性 = 低~高；阳性似然比 = 中；阴性似然比 = 中；SLAP：敏感性 = 低~极高；特异性 = 低~高；阳性似然比 = 低；阴性似然比 = 低~中

注意：疼痛的位置很重要，因为许多结构都需进行此项测试

沉闷声试验（Clunk Test）

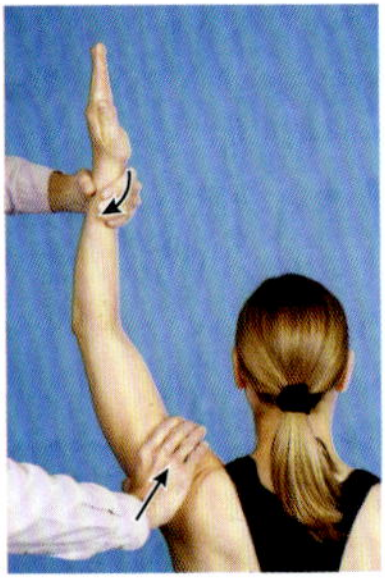

目的：评估关节盂缘

姿势：坐位，肩关节处于充分外展位

方法：向前移动肱骨并被动外旋

说明：试验阳性 = 发出沉闷声（clunk）

统计学：敏感性 = 低；特异性 = 中；阳性似然比 = 中；阴性似然比 = 中

Kim 试验（Kim Test）

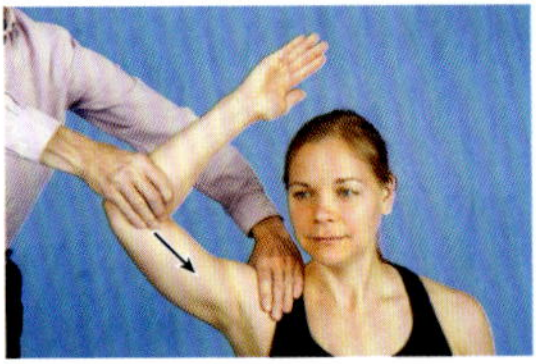

目的：评估关节盂唇

姿势：坐位，上肢在肩胛骨平面上举 130°，屈肘 90°

方法：经肱骨下压肩关节

说明：试验阳性 = 疼痛或咔嚓声

统计学：敏感性 = 高；特异性 = 高~极高；阳性似然比 = 极高；阴性似然比 = 中

注意：当 Kim 试验和弹响感试验同时阳性时，检测盂唇撕裂的敏感性增加

曲柄试验（Crank Test）

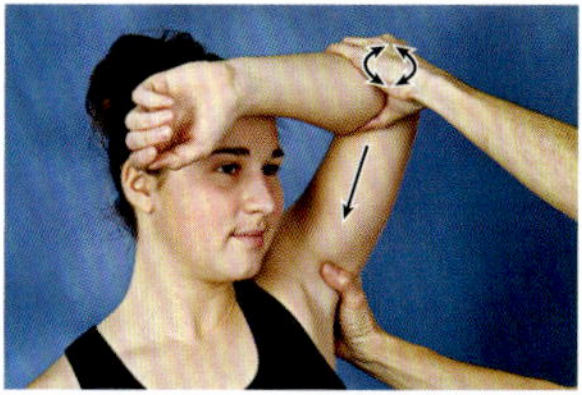

目的：评估关节盂缘
姿势：坐位，上肢外展上举 160°，屈肘 90°
方法：内 / 外旋肩关节时经肱骨向肩关节施压
说明：试验阳性 = 疼痛或咔嚓声
统计学：敏感性 = 低 ~ 高；特异性 = 高 ~ 极高；阳性似然比 = 低 ~ 极高；阴性似然比 = 低 ~ 中（比 MRI 更具准确性）；阳性预测值 = 低 ~ 极高；阴性预测值 = 低 ~ 高
注意：当曲柄试验和前移（Klibler）试验同时阳性时，特异性为极高

压迫旋转试验（Compression Rotation Test）

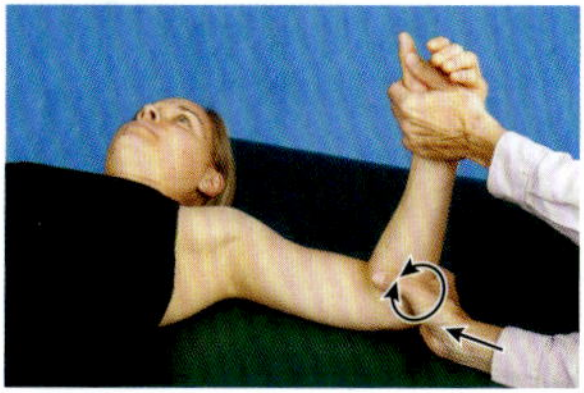

目的：评估关节盂缘
姿势：仰卧位，上肢处于 90/90 位置
方法：分别小圈和大圈旋转并压迫肩关节
说明：试验阳性 = 产生疼痛或咔嚓声
统计学：敏感性 = 低 ~ 中；特异性 = 低 ~ 极高；阳性似然比 = 中；阴性似然比 = 中；阳性预测值 = 低 ~ 高；阴性预测值 = 低 ~ 高

前移（Klibler）试验（Anterior Slide）

目的：评估关节盂缘
姿势：手放到髋部
方法：向肱骨施加轴向压力
说明：试验阳性 = 肩前部疼痛或弹响
统计学：敏感性 = 低 ~ 高；特异性 = 高；阳性似然比 = 低 ~ 高；阴性似然比 = 低 ~ 中；阳性预测值 = 低；阴性预测值 = 低 ~ 高

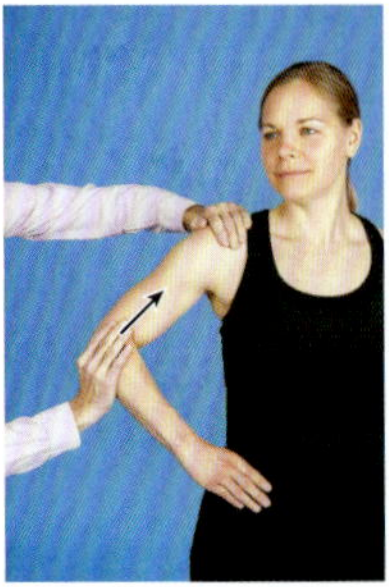

肱二头肌负荷试验（Biceps Load / Biceps Load II Test）

目的：评估盂唇
姿势 I：仰卧位伴随肩部外展 90°，屈肘 90°
姿势 II：仰卧位伴随肩部外展 120°，屈肘 90°
方法：抵抗肘关节屈曲 / 旋后，从而使肱二头肌受力
说明：试验阳性 = 肱二头肌用力牵拉关节盂缘（SLAP）并造成疼痛
统计学：敏感性 = 高；特异性 = 高 ~ 极高；阳性似然比 = 极高；阴性似然比 = 高；阳性预测值 = 高 ~ 极高；阴性预测值 = 中 ~ 极高

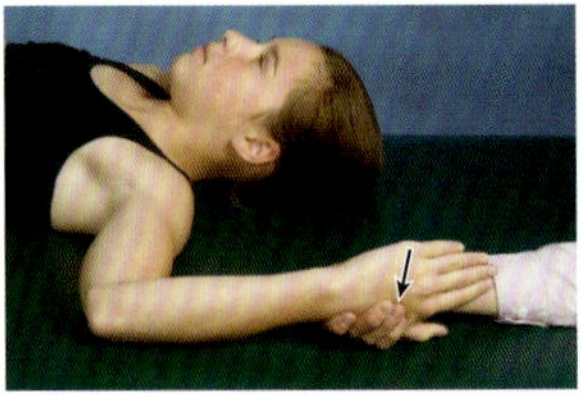

疼痛诱导试验（Pain Provocation Test）

目的：评估关节盂缘

姿势：仰卧位，肩部外展 90°，屈肘 90°；增加肩部外展可以进一步增加肱二头肌的张力

方法：前臂被动极度旋前，最大程度伸肘

说明：试验阳性 = 肱二头肌将会牵引关节盂缘并产生关节间隙上区的疼痛（上关节盂缘）

统计学：敏感性 = 低 ~ 极高；特异性 = 高；阳性似然比 = 极高；阴性似然比 = 极高；阳性预测值 = 低；阴性预测值 = 高

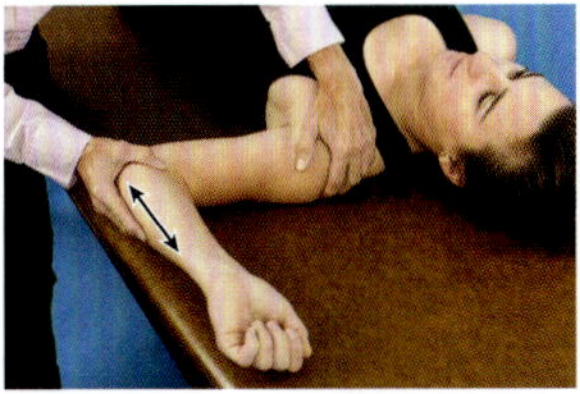

动态盂唇剪切试验，也称梅奥剪切试验或 O'Driscoll 试验（Dynamic Labral Shear, Test, AKA Mayo Shear Test & O'Driscoll's Test）

目的：评估盂唇

姿势：仰卧位，肩胛骨支撑，检查者手放在受试者肩峰上；使肱骨脱离关节窝，可以自由移动；握住腕部，屈肘 90°，肱骨外旋

方法：被动外展和内收肱骨，以对盂唇产生剪切力

注意：该测试可以坐着进行，但肩胛骨需要支撑，检查者需要克服重力来移动受试者的手臂。

说明：试验阳性 = 明显的撞击声

统计学：敏感性 = 高；特异性 = 极高；阳性似然比 = 极高

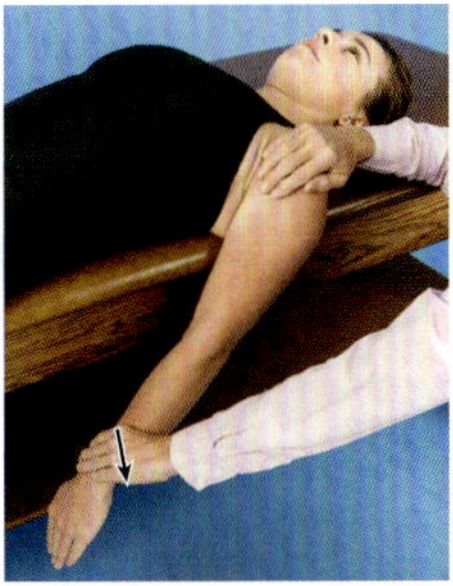

O'Brien（主动压缩）试验（O'Brien Test）

目的：评估关节盂缘或肩锁关节损伤

姿势：坐位，上肢上举 90°，水平内收 10°，内旋至最大限度（旋前）

方法：内旋时抗阻上举肩关节，然后外旋（旋后）时重复

说明：试验阳性 = 内旋时比外旋时疼痛更明显；肩关节内疼痛提示病变在关节盂缘，肩部顶端疼痛则是在肩锁关节

统计学：敏感性 = 中；特异性 = 低；阳性预测值 = 低；阴性预测值 = 低～高

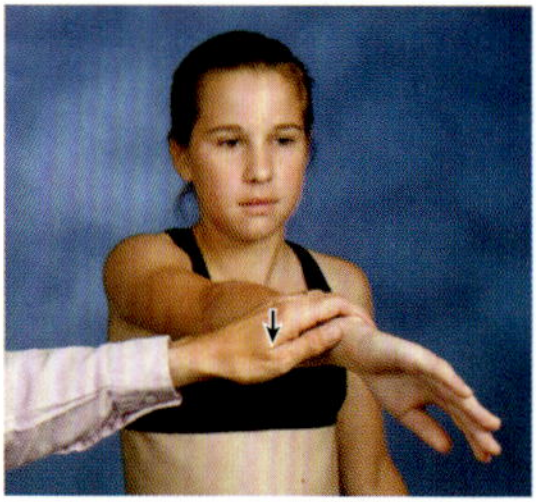

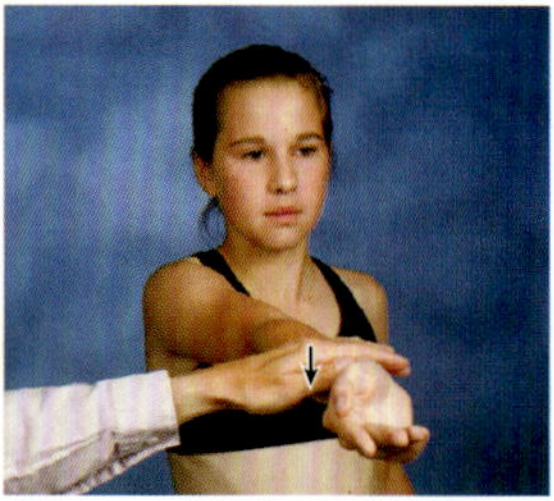

三个肩锁关节试验的诊断价值 肩锁关节剪切试验、越过身体内收试验和肩锁关节抗阻试验						
	敏感性	特异性	阳性似然比	阴性似然比	(+) PV	(−) PV
≥ 1 试验阳性	0%	74%	0.0	1.4	0.17	1.00
≥ 2 试验阳性	81%	89%	7.4	0.2	0.28	0.99
= 3 试验阳性	25%	97%	8.3	0.8	0.31	0.96

Paxinos 试验（Paxinos Sign）

目的：评估肩锁关节
姿势：坐位
方法：在肩峰后侧和锁骨前外侧施加压力以挤压肩锁关节
说明：试验阳性 = 产生疼痛
统计学：敏感性 = 高；特异性 = 低；阳性似然比 = 中；阴性似然比 = 中

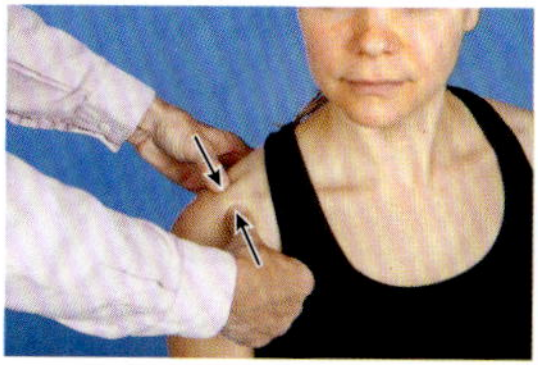

肩锁关节剪切试验（AC Shear Test）

目的：评估肩锁关节
姿势：坐位，上肢自然垂于体侧
方法：检查者十指交握并包裹住肩锁关节；双手紧握挤压肩锁关节
说明：试验阳性 = 疼痛或过度的移动提示肩锁韧带受损
统计学：敏感性 = 极高；特异性 = 极高；阳性预测值 = 高～极高；阴性预测值 = 极高

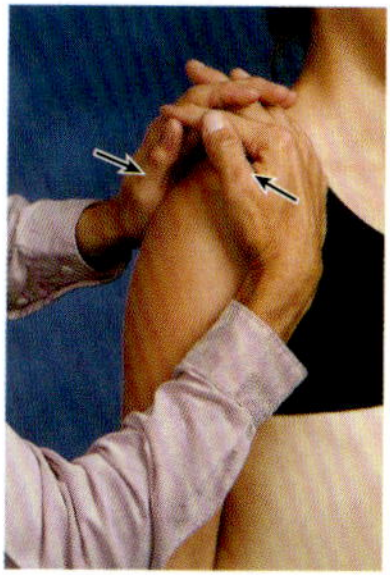

越过身体内收试验（Cross-Body Adduction Test）

目的：评估肩锁关节
姿势：坐位，肩部前屈 90°
方法：水平内收上肢
说明：试验阳性 = 肩锁关节处疼痛
统计学：敏感性 = 高～极高；特异性 = 高～极高

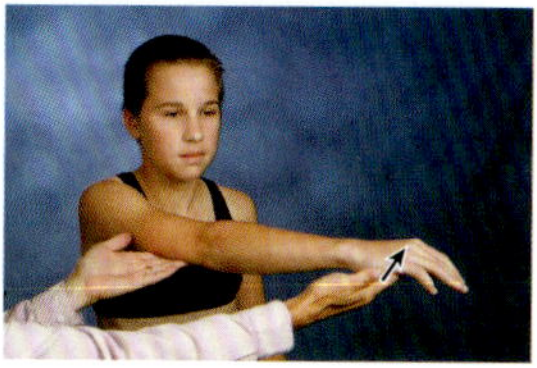

肩锁关节抗阻试验 (AC Resisted Test)

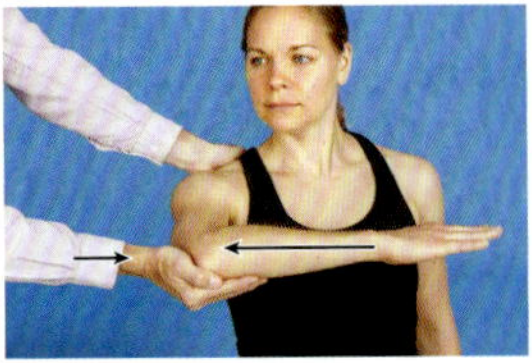

目的：评估肩锁关节
姿势：肩关节前屈 90°，肱骨最大程度内旋，肘关节屈曲 90°
方法：嘱受试者抗阻水平外展
说明：试验阳性 = 肩锁关节处疼痛
统计学：敏感性 = 高；特异性 = 高；阳性似然比 = 高；阴性似然比 = 中

喙锁韧带试验（Coracoclavicular Ligament Test）

目的：评估喙锁韧带
姿势：健侧卧位
方法：将患肢放到背后，当稳定锁骨时触诊喙锁韧带；将肩胛骨下角拉离肋骨以牵拉锥状韧带（conoidportion）；将肩胛骨内侧缘拉离肋骨牵拉斜方韧带（trapezoidportion）
说明：试验阳性 = 疼痛
统计学：无统计数据

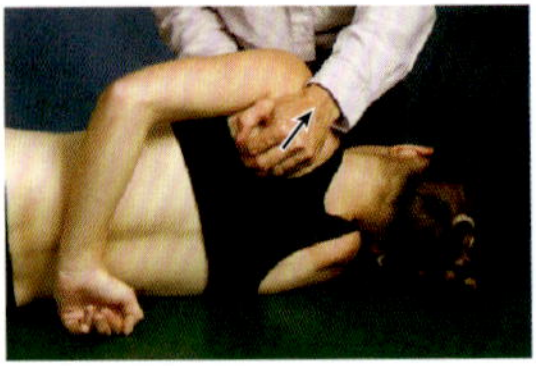

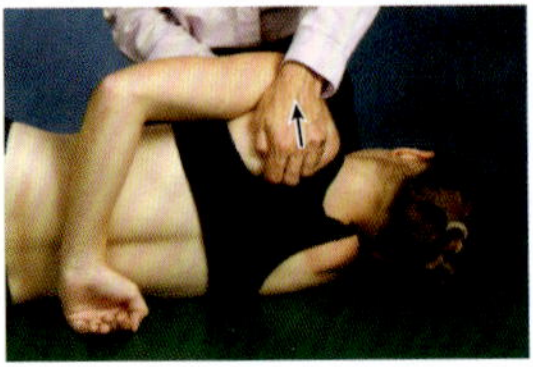

胸廓出口综合征（TOS）试验（TOS Tests）

“拇指准则”
随着拇指方向旋转头部

Adson 试验（Adson Test）

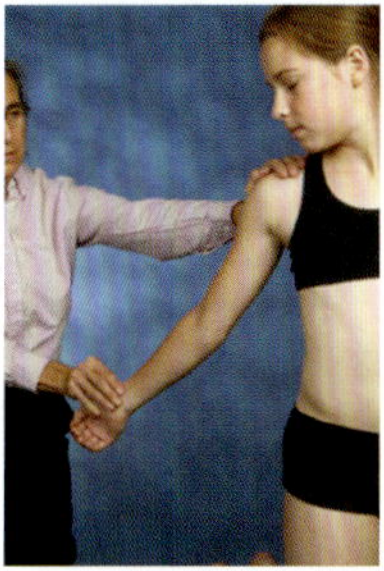

目的：评估斜角肌三角处的胸廓出口综合征

姿势：检查者触诊受试者桡动脉的同时，受试者上肢外展、外旋、后伸

方法：嘱受试者头转向患侧，深呼吸后屏住呼吸

说明：试验阳性 = 伴随症状出现的桡动脉搏动消失或减弱

统计学：敏感性 = 低～高；特异性 = 高～极高

Wright（过度外展）试验（Wright Hyperabduction Test）

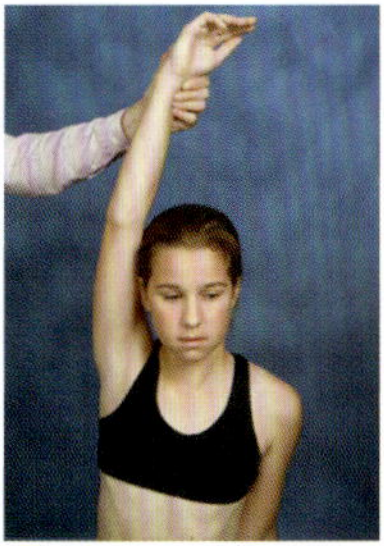

目的：评估喙突 / 肋骨和胸小肌处的胸廓出口综合征

姿势：检查者触诊受试者桡动脉的同时，受试者外旋上肢，被动外展至 180°

方法：嘱受试者深呼吸并屏气

说明：试验阳性 = 随症状产生的桡动脉搏动消失或减弱

统计学：脉搏：敏感性 = 中；特异性 = 低。疼痛：敏感性 = 高；特异性 = 低

Allen 试验（Allen Test）

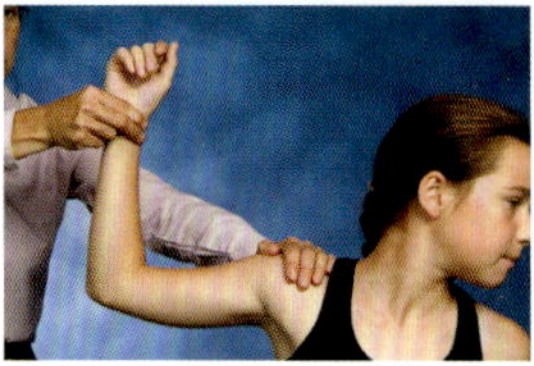

目的：评估胸小肌处的胸廓出口综合征

姿势：检查者触诊受试者桡动脉的同时，受试者肩部外展 90°，屈肘 90°

方法：将头转离受试侧，深呼吸并屏住呼吸

说明：试验阳性 = 伴诱发症状桡动脉搏动消失或减弱

统计学：特异性 = 低

军用支架试验（Military Press Test）

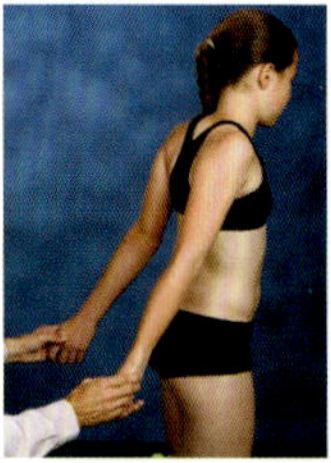

目的：评估第一肋骨和锁骨处的胸廓出口综合征

姿势：检查者站于受试者身后，同时触诊双侧桡动脉

方法：双侧肩关节尽量后伸外展，伴随颈部过伸（夸大的军姿）

说明：试验阳性 = 桡动脉搏动消失或减弱，或诱发症状

统计学：特异性 = 低～极高

Roos 试验——抬臂应力试验（Roos Test—Elevated Arm Str-ess Test）

目的：评估胸廓出口综合征

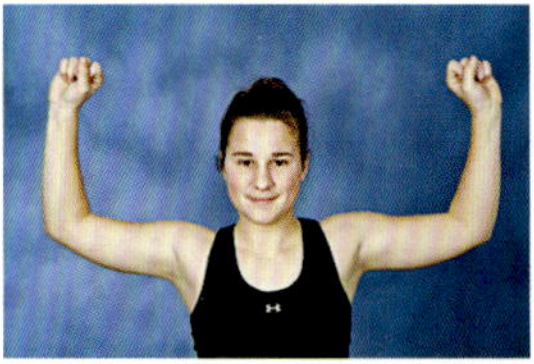

姿势：上肢外展 90°，外旋，肘关节屈曲

方法：张开 / 握紧拳头 3 分钟

说明：试验阳性 = 产生症状或上肢沉重感（记录出现症状的时间）

统计学：敏感性 = 高；特异性 = 低～极高

TOS 试验合并使用	敏感性	特异性
Adson + Roos	72%	82%
Adson + Wright（疼痛）	72%~79%	76%~88%
Adson + Wright（脉搏）	54%	94%
Wright（疼痛）+ Roos	83%	47%

TOS 鉴别诊断	
血管部分	**神经部分**
• Adson,Allen，Roos，军用支架试验阳性 • 手或手臂水肿 • 变色或上肢功能障碍（Claudication） • 皮肤温度或质地改变 • 上肢舒张压差异（> 20 mmHg）	• 肌肉无力 • 颈椎的疼痛 • 神经分布区的感觉改变，如桡神经、尺神经 • NTPT（见第 169 页“正中神经试验”）阳性

鉴别诊断一

	胸廓出口综合征	颈椎椎间盘	肩关节	肘管	腕管
疼痛	间歇性颈部、肩部、手臂疼痛	尖锐持续的颈部和上肢疼痛	肩关节和上肢近端疼痛	肘部和手内侧疼痛	间歇性手外侧疼痛
头痛	（+）	（–）	（–）	（–）	（–）
麻木	全部上肢	相应的皮区	不常见	尺神经分布区	正中神经分布区
水肿	可能	正常	正常	正常	正常
颜色	可能异常	可能异常	正常	正常	可能异常
诱发	上肢抬高	颈部姿态	活动	肘部压力	肌肉痉挛 / 持续紧握
肌肉力量	肱三头肌 / 肩袖肌群无力	相应的肌肉区	肩袖肌群无力	尺神经分布区	正中神经分布区
试验阳性	NTPT（脊椎） Adson Allen 军用支架 Roos	Spurling（脊椎） NTPT（脊椎）	肩袖试验 撞击试验	Tinel（肘） 压力屈曲（肘） NTPT（脊椎）	Phalen（腕） CTS（腕） Tinel（腕）

鉴别诊断二

疾病 / 机制	体征 / 症状
乳腺癌（breast cancer）	• 乳房组织中可触及的肿块 / 结节 • 乳头溢液、凹陷和局部皮肤凹陷 • 红斑，皮疹 • 乳房 X 线检查；活检
胸廓出口综合征（thoracic outlet syndrome）：由相关位置压力导致，继发于姿势、肌肉不平衡或骨性异常；有可能因为血管（只占 5%~10%）或神经压迫；压迫的位置包括：胸骨－肋骨－椎体间隙，斜角肌三角，肋锁骨间隙和喙突胸肌间隙；常见于中年女性或术后受试者。参见第 192 页用于鉴别诊断的“血管性 vs 神经性跛行”	• 驼背和伸头 • 因手部针扎感夜里痛醒 • 严重的局部疼痛 • 肩胛上窝压痛 • 携带重物时疼痛 • 试验阳性：NTPT，Adson，Wright，军用支架试验，Roos 和 Allen • 上肢舒张压差异 > 20 mmHg • 需要通过胸部正位片除外颈肋（罕见） • 心电图结果有争议 • 除外 CTS，神经根病和旋前肌（pronator）综合征
锁骨骨折（clavicular fracture）：由上肢伸直位摔倒、肩部着地摔倒和直接打击锁骨所致	• 上肢上举很难超过 60°，很难水平内收 • 肉眼可见畸形和触诊压痛 • X 线片可确诊
肩锁关节扭伤（acromioclavicular sprain）：可由肩峰着地摔倒、上肢伸直位摔倒所致	• 可导致肉眼可见畸形 • 肩关节外展、水平内收受限 • 抗阻外旋和屈曲疼痛 • 触诊可及摩擦感 • 试验阳性：越过身体内收试验，肩锁关节抗阻试验，O'Brien 试验，肩锁关节剪切试验，Paxinos 试验，骨沟征 • 可用外旋位双侧前后位 X 线检查确诊，持或不持重 4.5~7 kg（应力相） • 除外撞击

疾病 / 机制	体征 / 症状
盂唇撕裂（glenohumeral dislocation）：可由上肢伸直位摔倒、肩部牵拉力或肱二头肌强力收缩所致	• 内旋或内收疼痛 • 外展和屈曲无力 • 受试者诉不稳定感 • 试验阳性：Speed 试验，O'Brien 试验，肱二头肌负荷试验，疼痛诱导试验，曲柄试验，Kim 试验，前移试验（Anterior Slide）和（或）压迫旋转试验 • CT 或 MRI 可确诊；双重对比 CT（double contrast CT）比 MRI 精确。
肩峰下滑囊炎（labral tear）：外伤或不良生物力学机制引起的慢性刺激；可发生于异常活动量后的中、老年受试者。有肌腱炎病史	• 疼痛和主动上举受限 • 被动活动疼痛：外展至 180°，内旋和水平内收 • 阳性试验：Hawkins-Kennedy 试验，Neer 试验，Yocum 试验和撞击缓解试验 • 肩峰下滑囊温暖和 TTP（上肢被动上举时触诊滑囊） • 影像学意义较小，除非发生钙化；需要除外肩袖撕裂，撞击，痛风或细菌性关节炎，骨折或脱位
肱二头肌肌腱炎（subacromial bursitis）：外伤或不良生物力学机制引起的慢性刺激，头部前倾会导致异常肩胛肱骨关系	• 夜晚疼痛加剧。TTP 局限在内旋 10° 的肱二头肌肌腱处（肌腱处在前方和肩峰下 6 cm 处） • 主动上举导致痛弧 • 摩擦感 • Speed 试验阳性；Yergason 试验无咔嚓声，但会出现疼痛 • X 线：肱二头肌腱沟位显示内侧壁角，骨刺，退行性改变；尾部倾斜位显示骨刺 • 通常合并肩袖撕裂

疾病 / 机制	体征 / 症状
钙化性肌腱病（bicipital tendonitis）：钙化循环问题 = 未知病因的沉积和吸收（也许与组织缺氧有关）；沉积处位于肌腱附着大结节远端 1~2 cm；发生率：女 > 男；右 > 左；40~50 岁最常见	• 活动范围下降，痛弧 70° ~110°，活动范围内有交锁感 • Speed 试验和撞击试验阳性 • 沉积过程中：慢性的、轻 – 中度的不适，休息难以缓解的抽搐 • 吸收过程中急性疼痛增加；锐痛，局限 • 中立位前后位片可确诊 • 除外撞击和粘连性关节囊炎
肩袖拉伤（calcific tendinopathy）：由压力或拉力超负荷机制（离心微撕裂）所致；部分层厚撕裂发生于 25~40 岁受试者，全层撕裂发生于 60 岁以上受试者。肩袖自我修复弹性受限。 影响因素： 姿势：头部前倾影响盂肱关节对合 前下关节囊紧张 = 外旋下降 后方关节囊紧张 = 肱骨头向上和向前的活动增加	• 痛弧，夜痛，深部疼痛 • 摩擦感，痛弧（外展 70° ~110° ） • 无力：外展 +/ 外旋 +，保护性肩部抬高 • 阳性的试验取决于受累肌肉：满罐 / 空罐试验，外侧 Jobe 试验，外旋减弱征（冈上肌），抬高征，压腹试验（Napoleon），离腹试验（肩胛下肌），吹号征（小圆肌），坠落征（冈下肌） • 肌力不平衡（外旋 MMT 应是内旋的 60%~70%） • 伴有小撕裂时，X 线上可能是正常的；部分撕裂 = 外旋时肱骨向上移位会很明显；全层撕裂 = 肩峰肱骨间隙狭窄和前 / 下肩峰骨赘 • 撕裂大于 1 cm 时超声诊断相对可靠 • 关节造影 =Geyser 征（疼痛） • MRI 是非侵入式的，但对于肩袖全层撕裂双重对比造影比 MRI 更精确

疾病 / 机制	体征 / 症状
喙突撞击（coracoid impingement）：肩峰下弓边缘 = 肩峰、喙突和喙肩韧带；包含冈上肌、肱二头肌长头、肩峰下关节囊、喙肱韧带；钩状肩峰；由反复完成上肢内旋任务导致；不良姿势	• 由屈曲和内旋或外展和内旋导致的肩前部钝痛 • 下旋肩胛骨的肌肉无力 • 头部前倾和驼背影响盂肱关节 • 阳性试验：Neer，Hawkins-Kennedy 和撞击缓解试验 • X 线显示关节间隙减小和钩状肩峰 • 除外肩袖撕裂、胸廓出口综合征、盂唇撕裂和钙化性肌腱炎
冈上肌撞击 supraspinatus impingement）：由肱骨降肌（冈下肌、肩胛下肌、小圆肌和肱二头肌长头）（humeral depressor）机制进行性缺失导致，继发于过度使用、颈椎疾病、姿势问题、异常生物力学机制或肩峰结构问题 过头击打网球，游泳，投掷时内旋导致的微损伤；肩关节不稳定；胸小肌亢进或下斜方肌和前锯肌无力导致的肩关节上举时肩胛骨倾斜，肩峰下间隙减小，导致撞击	• 疼痛（尤其患侧向下睡眠时） • 痛弧（上举 60°~120°） • 疼痛，冈上肌和肱二头肌无力 • 内旋状态下屈曲会出现“绞锁感” • 疼痛涉及区域 = 三角肌止点和肱骨前方 / 近端 • 几乎没有 TTP • 内旋和水平内收活动范围下降 • 后关节囊紧张；被动活动疼痛 • 阳性试验：Neer，Hawkins-Kennedy，Speed 试验，满罐 / 空罐试验和 Yocum 试验 • X 线显示关节间隙减小、关节炎、钙化性肌腱炎、钩状肩峰；MRI 可早期诊断 • 除外肩袖撕裂、胸廓出口综合征、盂唇撕裂和钙化性肌腱炎

疾病 / 机制	体征 / 症状
粘连性关节囊炎（adhesive capsulitis）：未知病因的自愈性疾病；糖尿病受试者高发，常合并老年性 Colles 骨折；胶原纤维增殖导致关节囊下方增厚，缺少关节囊褶皱；常见于 40~70 岁女性；参见第 90 页的"粘连性关节囊炎的分期与表现"。	• 疼痛发射至肘部，夜痛 • 驼背，肩部抬高，低度炎性反应 • 肢端感觉空虚，辅助运动减少 • 活动范围：外旋 > 外展 > 内旋和反向肩胛骨肱骨运动（肩胛骨 2 : 肱骨 1） • 无法患侧卧位睡眠；肌激痛点（MTrP）位于肩胛下肌 • 关节造影 = 关节腔体积减小 50%；平片只能显示继发于失用性萎缩的骨质疏松

肩锁关节扭伤分度

Grade	Presentation
正常	肩峰 – 锁骨间隙在 0.3~0.8 cm 锁骨下缘到喙突距离在 1.0~1.3 cm
1 度损伤	肩锁关节间隙在 0.8 ~ 1.0 cm，水平外展和上举时有疼痛；肩锁关节剪切试验阳性
2 度损伤	肩锁关节间隙在 1.0~1.5 cm，锁骨喙突距离增加 25%~50%
3 度损伤	肩锁关节间隙 > 1.5 cm，锁骨喙突距离增加大于 50%，存在阶梯畸形（step deformity）

粘连性关节囊炎的分期与表现

分期	临床发现	关节镜发现	干预
I—冰冻阶段（Freezing）	疼痛持续加重（在运动末端之前） 主动 / 被动活动范围下降	腋皱（axillary fold）滑膜上存在红斑，纤维关节翳（fibrinous pannus）	轻度侵袭性： • 物理治疗 • 温和的主动关节活动：Codman 练习 • Ⅰ度和Ⅱ度活动
II—凝结阶段（Frozen）	疼痛缓解 主动 / 被动活动范围下降 盂肱关节辅助 / 生理活动受损 肩胛骨肱骨运动受损	滑膜增厚，皱襞间粘连	中度侵袭性： • 物理治疗 • 主动关节活动 • 温和的被动关节活动 • Ⅲ度和Ⅳ度活动
III—融化阶段（Thawing）	只有后伸疼痛，辅助 / 生理活动增加，肩胛骨肱骨运动和 ADL 恢复正常	关节间隙消失，肱骨头被压向关节盂，腋皱减少 50%	最具侵袭性： • 物理治疗 • 被动关节活动 • Ⅲ度和Ⅳ度活动 • 渐进性阻抗训练（PREs）

解剖

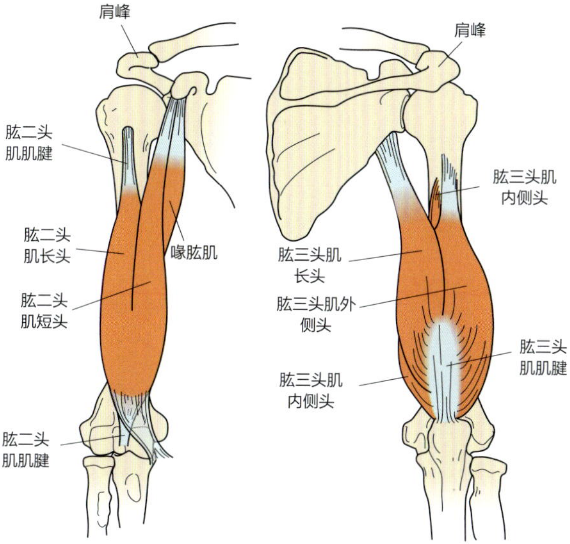

肩峰
肱二头
肌肌腱
肱二头
肌长头
喙肱肌
肱二头
肌短头
肱二头
肌肌腱
肩峰
肱三头肌
内侧头
肱三头肌
长头
肱三头肌外
侧头
肱三头
肌肌腱
肱三头肌
内侧头

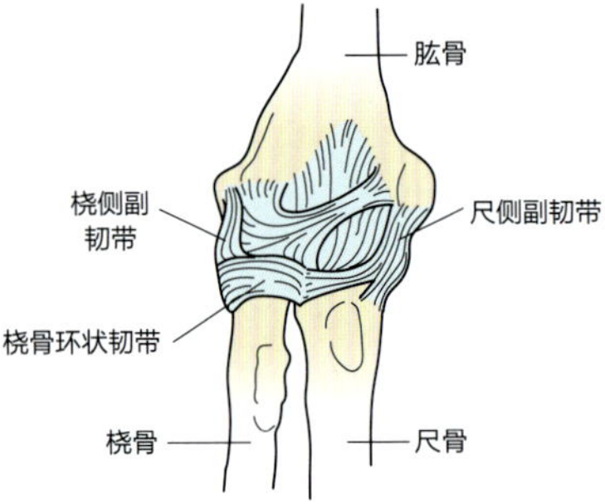
肱骨
桡侧副
韧带
尺侧副韧带
桡骨环状韧带
桡骨
尺骨

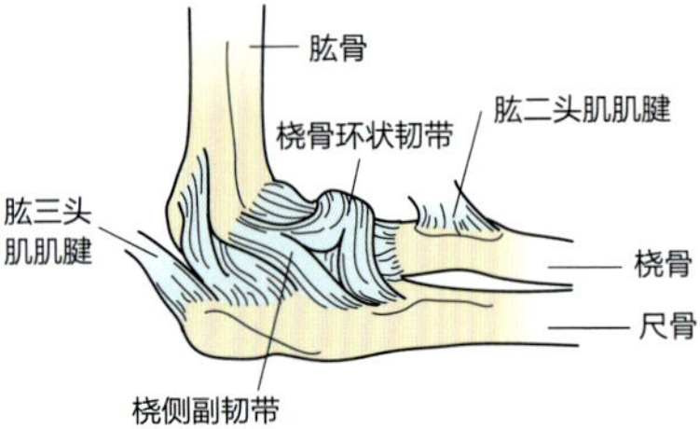
肱骨
肱二头肌肌腱
桡骨环状韧带
肱三头
肌肌腱
桡骨
尺骨
桡侧副韧带

外面观

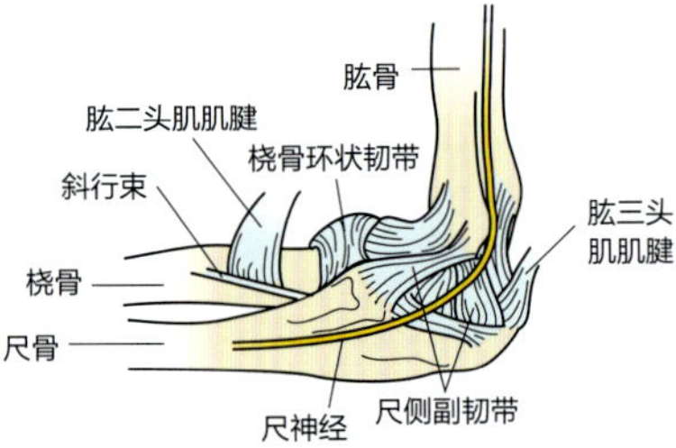
肱骨
肱二头肌肌腱
桡骨环状韧带
斜行束
肱三头
肌肌腱
桡骨
尺骨
尺神经
尺侧副韧带

内面观

涉及区域

肌肉疼痛涉及区域

肱桡肌

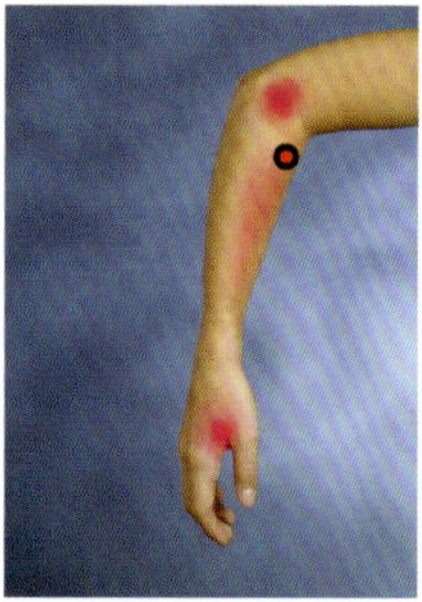

肱二头肌

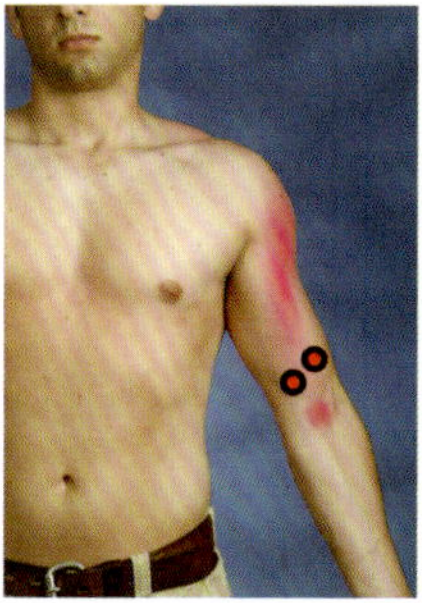

桡侧腕屈肌

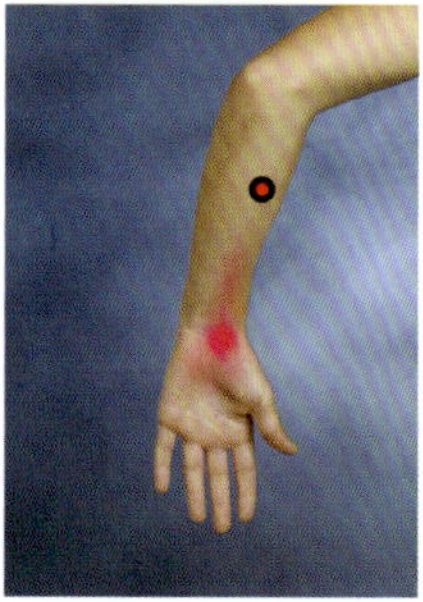

尺侧腕屈肌

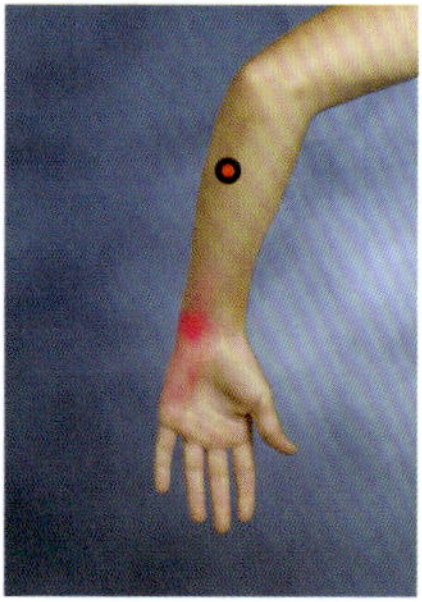

肌肉疼痛涉及区域

尺侧腕伸肌

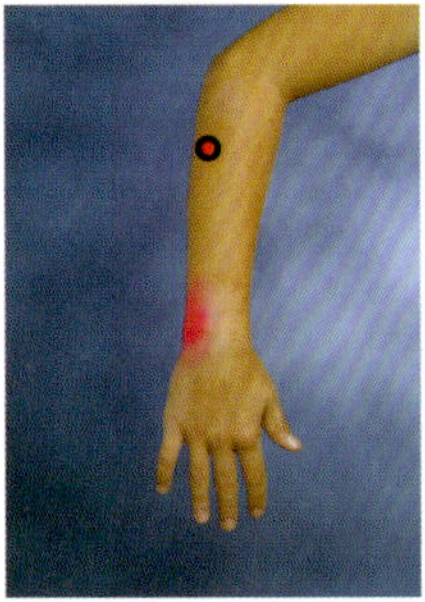

桡侧腕长伸肌

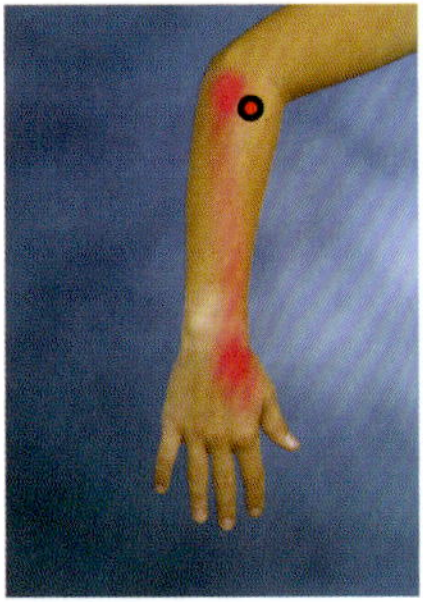

桡侧腕短伸肌

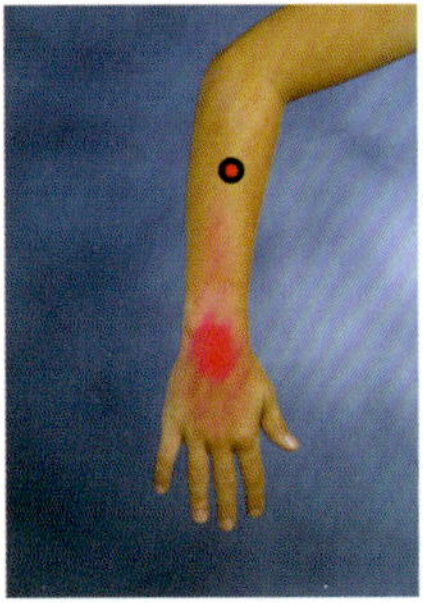

触诊要点

肘关节旋后肌 / 腕伸肌和肘关节旋前肌 / 腕屈肌

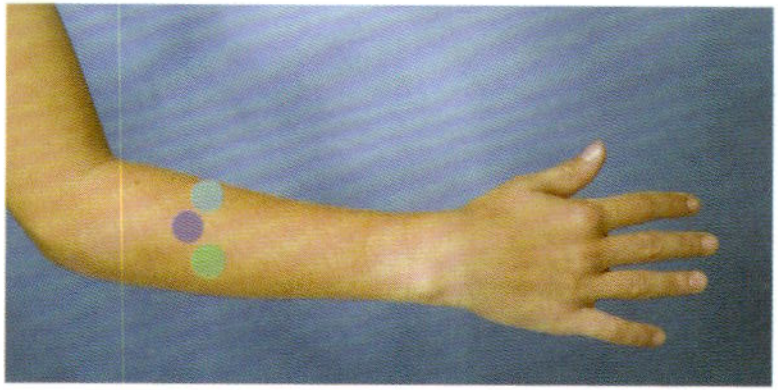

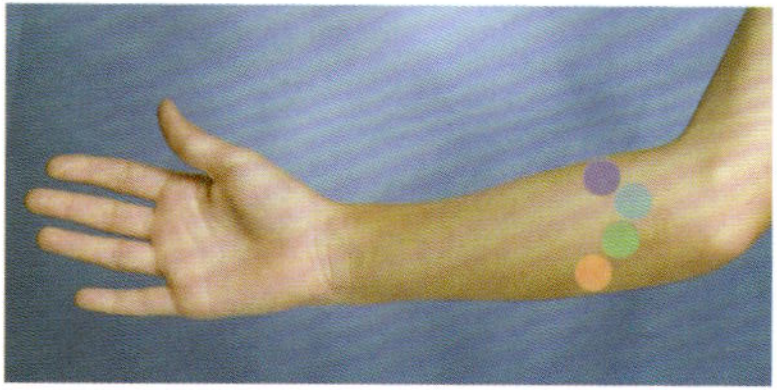

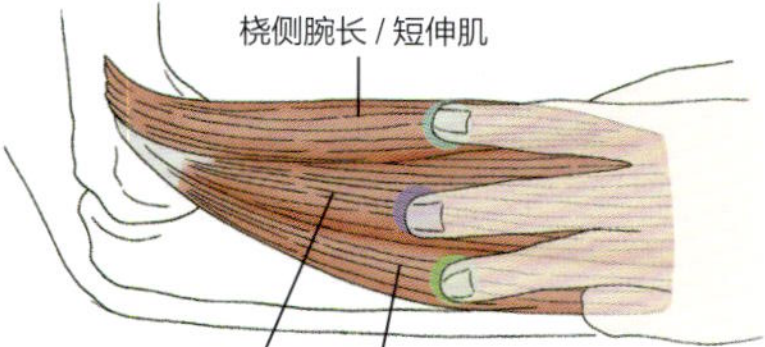

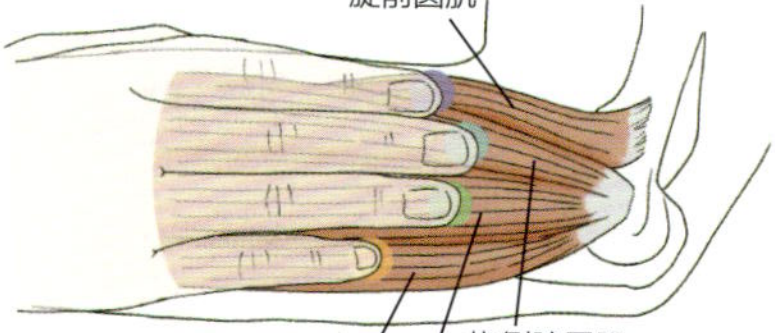

肘关节提携角：女性外翻 10° ~15° ，男性外翻 5° ~10° 。

肘关节骨骼动力学

正常活动范围		OPP	CPP	正常肢端感觉	正常肢端感觉
屈曲 >135°	肱尺关节	屈曲 70° 旋后 10°	完全 伸直 完全 旋后	屈曲 = 软组织或接近骨质 伸展 = 接近骨质	潮湿的（Boggy）= 关节渗出 关节囊 = 屈曲 > 伸展
	肱桡关节	完全 伸直 完全 旋后	屈曲 90° 旋后 5°		
旋前和旋后分别 80° ~90°	上尺桡关节	屈曲 70° 旋后 35°	旋后 5°	旋后 = 韧带的 旋前 = 接近骨质或韧带的	关节囊 = 旋前和旋后受限相近

肘部关节动力学

肱尺关节	凹面：尺骨滑车切迹 凸面：肱骨滑车	为了完成屈曲：OKC= 桡骨和尺骨在肱骨上向前和内侧滚动和滑动	为了完成伸直：OKC= 桡骨和尺骨在肱骨上向后和外侧滚动和滑动
肱桡关节	凹面：桡骨头 凸面：肱骨小头		
上 / 近端尺桡关节	凹面：尺骨的桡骨切迹 凸面：桡骨头	为了完成旋前：桡骨相对尺骨向内旋转和向前滑动	为了完成旋后：桡骨相对尺骨向外旋转和向后滑动

肌力和功能（Strengths and Functions）

臂丛神经——神经根，肌肉，功能缺陷和畸形			
神经和神经根	**肌肉**	**功能缺陷**	**姿势畸形**
桡神经 $C_{5\sim8}$，T_1	肘肌，肱桡肌，桡侧腕长伸肌，桡侧腕短伸肌，指伸肌，拇长展肌，尺侧腕伸肌，示指伸肌，小指伸肌	• 旋后、伸腕、伸指及拇外展无力 • 腕关节稳定性不足导致伸腕无力	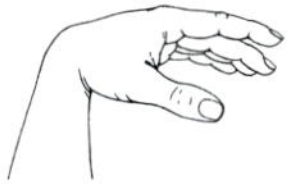
正中神经 $C_{6\sim8}$，T_1	旋前圆肌，桡侧腕屈肌，掌长肌，旋前方肌，大鱼际肌（除外拇收肌），外侧2根蚓状肌	• 旋前、屈腕和桡偏无力 • 拇指屈曲及外展无力 • 抓握及对掌无力 • 猿手	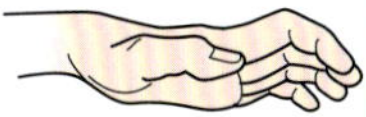
尺神经 C_8，T_1	尺侧腕屈肌，小鱼际肌，拇收肌，内侧2根蚓状肌，骨间肌	• 屈腕，尺偏，第5指屈曲和手指内收 • 爪形手（Benediction sign）	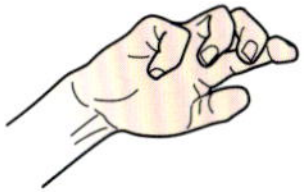

内翻应力试验（Varus Stress）

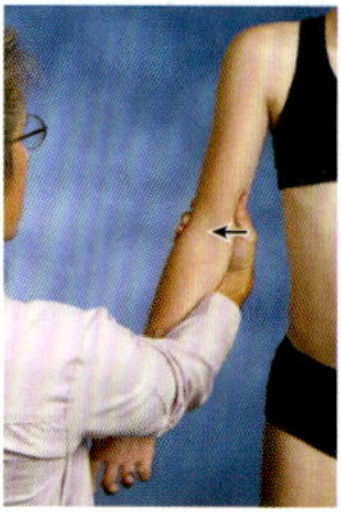

目的：评估外侧 / 桡侧副韧带

姿势：肘部稍微屈曲，在肘关节近端固定肱骨（在俯卧位下检查可以提高稳定度）

方法：对关节施加内翻外力以向外侧副韧带施加应力

说明：试验阳性 = 疼痛或出现关节缝隙 / 关节不稳定

统计学：无统计数据

外翻应力试验（Valgus Stress）

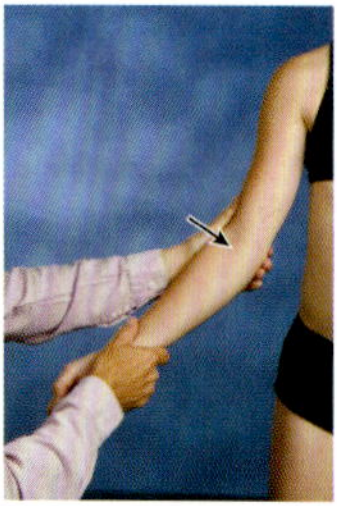

目的：评估内侧 / 尺侧副韧带

姿势：肘部稍微屈曲，在肘关节近端固定肱骨（在俯卧位下检查可以提高稳定度）

方法：对关节施加外翻外力以向内侧副韧带施加应力

说明：试验阳性 = 疼痛或出现关节缝隙 / 关节不稳定

统计学：敏感性 = 中；特异性 = 低

激活肘部（Active Elbow）试验（活动性外翻试验）(Moving Valgus)

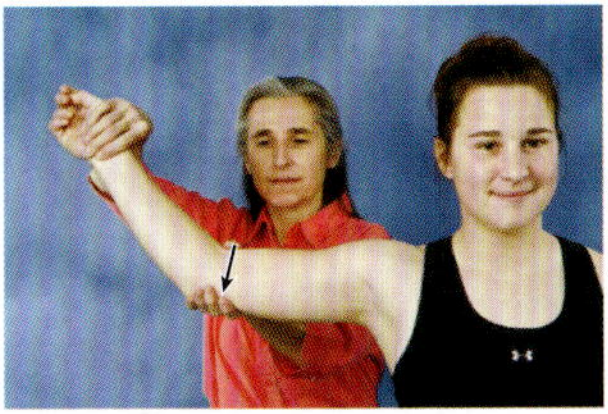

目的：评估内侧 / 尺侧副韧带

姿势：坐姿，肩关节外展 90°，肘关节完全屈曲

方法：向肘关节施加外翻应力使肩关节至完全外旋状态，维持外翻应力的同时快速伸肘

说明：试验阳性 = 在 70° ~ 120° 之间活动时肘关节内侧疼痛

统计学：敏感性 = 极高；特异性 = 高；阳性似然比 = 中；阴性似然比 = 中

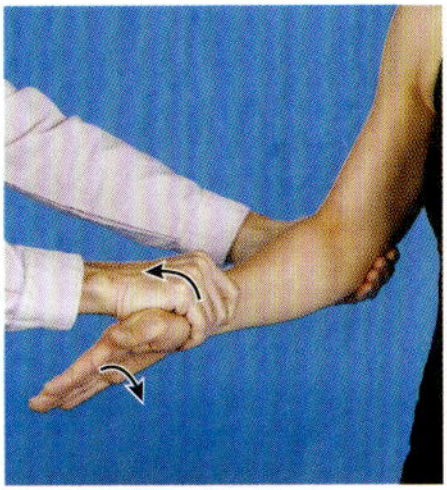

旋前圆肌试验（Pronator Teres Test）

目的：评估正中神经卡压（entrapment）

姿势：上肢放松位

方法：前臂抗阻旋前

说明：无统计数据

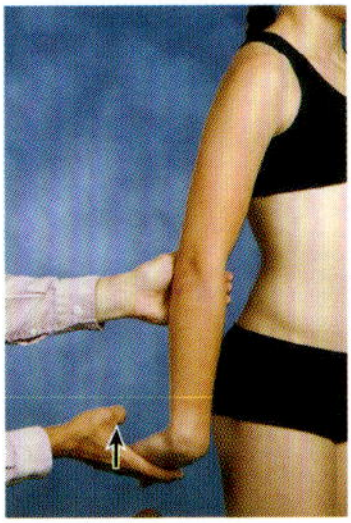

Mill（外侧）试验（Mill Test）

目的：评估外上髁炎（lateral epicondylitis）

姿势：上肢放松位，肘伸直

方法：被动伸肘同时屈腕、旋前

说明：试验阳性 = 外上髁或腕伸肌的近端肌肉肌腱接合处疼痛

统计学：无统计数据

Cozen（外侧）征 (Cozen Sign)

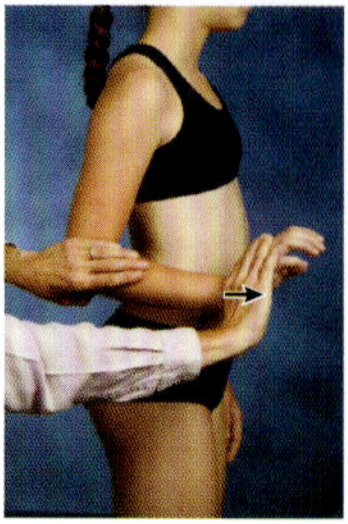

目的：评估外上髁炎
姿势：上肢放松位，肘伸直
方法：抗阻旋后、伸腕或抗阻伸中指（指伸肌）
说明：试验阳性 = 外上髁或伸腕肌近端的肌肉肌腱接合处疼痛
统计学：敏感性 = 极高；特异性 = 高；阳性似然比 = 中；阴性似然比 = 极高

被动试验（内侧）(Passive Test)

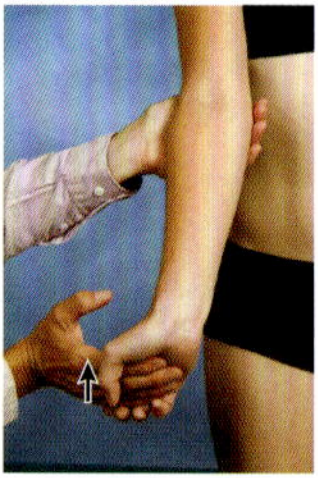

目的：评估内上髁炎（medial epicondylitis）
姿势：上肢放松位，肘伸直
方法：伸肘，伸腕，前臂旋后
说明：试验阳性 = 内上髁或腕屈肌近端的肌肉肌腱接合处疼痛
统计学：无统计数据

抗阻试验（内侧）(Resistive Test)

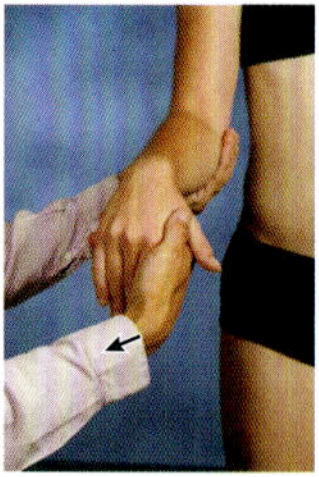

目的：评估内上髁炎
姿势：上肢放松位，肘伸直
方法：抗阻前臂旋前、屈腕
说明：试验阳性 = 内上髁或腕屈肌的近端肌肉肌腱接合处疼痛
统计学：无统计数据

压力屈曲试验（Pressure-Flexion Test）

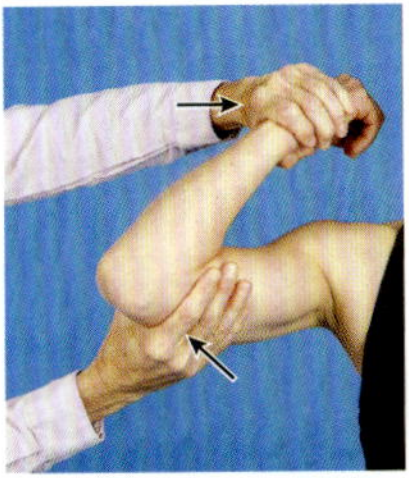

目的：评估尺神经卡压

姿势：屈肘至极限

方法：向肘管施加压力，维持压力 30~60 秒

说明：试验阳性 = 在尺神经分布区产生神经症状

统计学：30 秒：敏感性 = 极高；特异性 = 极高。60 秒：敏感性 = 高 ~ 极高；特异性 = 极高。阳性似然比 = 极高；阴性似然比 = 高 ~ 极高

Wartenberg 试验（Wartenberg Test）

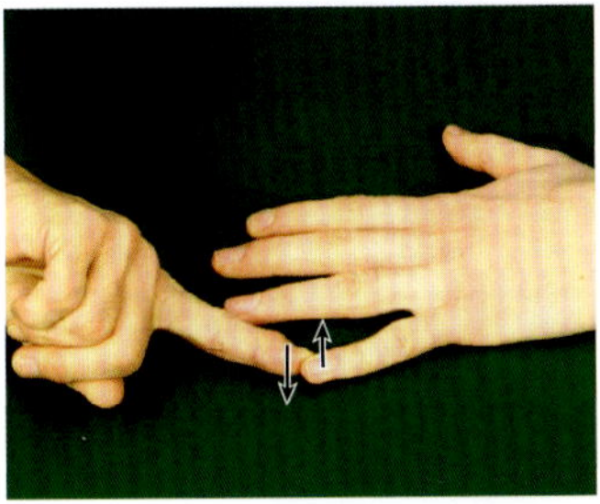

目的：评估尺神经卡压

姿势：前臂旋前放松位

方法：抗阻小指内收

说明：试验阳性 = 尺神经支配下的小指内收肌（骨间肌）或外展肌（小指展肌）无力

统计学：无统计数据

后外侧旋转不稳定试验（Posterolateral-Rotatory Instability）

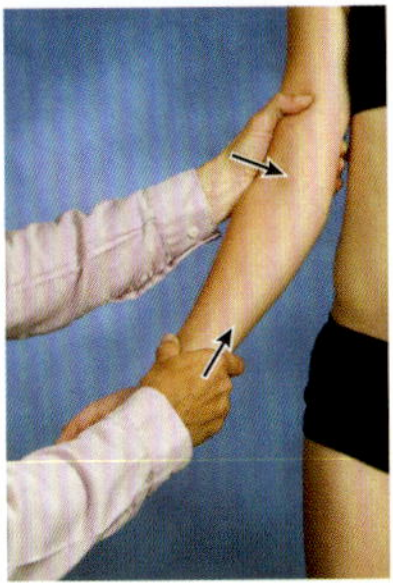

目的：评估肘关节不稳定性

姿势：肘伸直位

方法：施加轴向负荷和外翻应力，同时旋后

说明：试验阳性 = 伸肘时半脱位而屈曲时复位

统计学：无统计数据

Tinel 试验（Tinel Test）

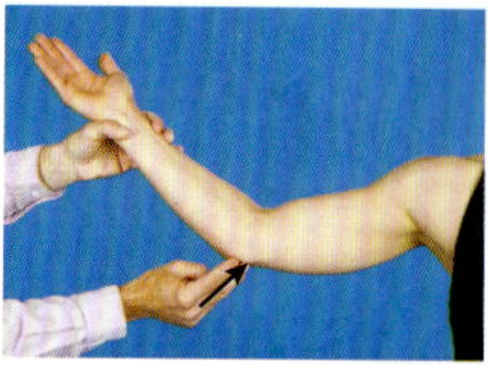

目的：评估尺神经
姿势：肘关节轻微屈曲
方法：轻叩鹰嘴和内上髁间沟（即尺神经沟）
说明：试验阳性 = 尺神经分布的区域（环指和小指）有疼痛或刺痛
统计学：敏感性 = 中；特异性 = 高 ~ 极高；阳性似然比 = 中 ~ 极高；阴性似然比 = 中

刮擦无力试验（Scratch- Collapse Test）

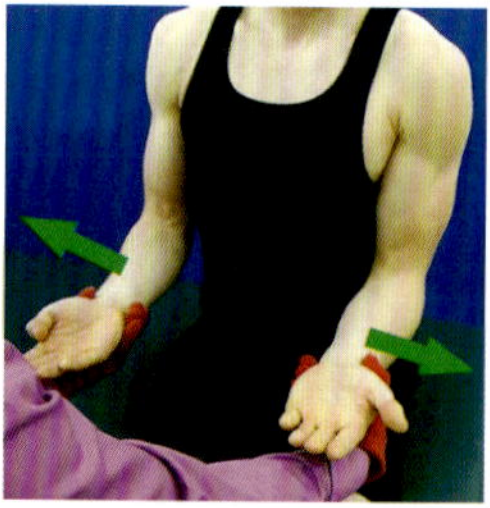

目的：评估肘管综合征
姿势：坐位，手臂在两侧放松
方法：双侧抗阻外旋，在肘管上皮肤（正中神经）处刮擦后，再次双侧抗阻外旋
说明：试验阳性 = 刮擦后外旋力下降
统计学：敏感性 = 中；特异性 = 极高

鉴别诊断	
疾病 / 机制	体征 / 症状
反射性交感神经营养不良（reflex sympathetic dystrophy）或复杂性局部疼痛综合征（complex regional pain syndrome）：可能与既往外伤有关，但大部分没有诱因	• 异常反射 • 疼痛、烧灼感和（或）水肿 • 神经粘连 =NTPT（+） • 血管舒缩不稳定和营养性改变［MP 和 IP 关节背面从温暖、潮红和湿润到手的冰冷、苍白和（或）干燥］ • 骨质疏松 • MRI 可能有帮助，也可能无异常

鉴别诊断	
疾病 / 机制	体征 / 症状
肘关节脱位（后）[elbow Dislocation (Posterior)]：常见于儿童和年轻人，成人主要由于上肢伸直位摔倒（FOOSH）	• 疼痛，无法屈肘，畸形 • X 线片可以确诊 • 应除外骨折，检查远端脉搏 • 警惕肱肌可能发生骨化性肌炎
桡骨头半脱位（保姆肘）[radial Head Subluxation（"Nursemaid Elbow"）]：常发生于 2~4 岁儿童，由儿童被提拉或摇晃手或前臂产生牵拉的力所致	• 患儿呈自我保护姿势，患肘旋前、屈曲位 • 桡骨头压痛（TTP）；桡骨头向远端移位时，患儿诉腕部不适 • 怀疑骨折时行 X 线检查 • 复位 = 拇指放在肘窝处作为支点，旋后、屈曲前臂（出现弹跳感后，复位成功）
鹰嘴滑囊炎（学生肘）[olecranon Bursitis（"Student Elbow"）]：可能源于直接外伤或上肢反复活动	• 鹰嘴处轮廓清晰的肿胀，触诊温暖、厚实且有"砂砾感" • 伸肘受限，且有压痛 • MRI 可诊断
剥脱性骨软骨炎（osteochondritis Dissecans）：由反复外翻应力所致，如投掷、体操或频繁的压力（软骨下骨无血管 =Panner 病）	• MRI 可诊断 • 肘关节外侧弥漫性疼痛，伴伸肘受限 • 肘关节"交锁感"，上肢负重时出现疼痛 • 旋前、旋后时出现摩擦感 • X 线、MRI 和 CT 可发现肱骨小头扁平和游离体
尺神经炎 / 肘管综合征（ulnar Neuritis/Cubital Tunnel Syndrome）：源于反复活动、外伤或外翻不稳定	• X 线正侧位可诊断 • 尺偏、第 4 指和第 5 指屈曲无力 • 屈肘疼痛（肘管容积下降） • 阳性试验：Tinel 试验、Wartenberg 试验、压力屈曲试验和 NTPT • 前臂和第 5 指感觉异常 • 除外颈椎病和胸廓出口综合征

鉴别诊断	
疾病 / 机制	体征 / 症状
内侧副韧带扭伤（MCL sprain）：韧带延长或撕裂；常见于投掷运动员，继发于外翻应力	• 急性外伤时可有“弹跳感” • 内侧关节间隙压痛 • 外翻不稳定 • MRI 可确诊，注意除外撕脱骨折
内上髁撕脱 / 应力性骨折（青少年棒球肘）[Medial Epicondyle Avulsion/Stress Fracture (“Little League Elbow”)]：继发于反复投掷；上肢外翻时屈曲加速	• 内上髁进行性疼痛和压痛 • 活动范围下降 • 外翻应力试验阳性 • X 线或 MRI 可确诊
内上髁炎（高尔夫球肘）[Medial Epicondylosis (“Golfer Elbow”)]：隐匿起病，继发于肘关节反复受力；影响旋前圆肌和桡侧腕屈肌	• 抗阻屈腕、尺偏和（或）被动伸腕和桡偏旋后疼痛 • 腕屈肌和旋前肌肌肉肌腱连接处近端压痛 • 被动试验和抗阻试验阳性 • MRI 可确诊，应除外骨折或撕脱骨折
外上髁炎（网球肘）[lateral epicondylosis (“tennis elbow”)]：过度使用或外侧肌肉微损伤（尤其是桡侧腕短伸肌）；可能源于握小球拍、球拍太硬、太沉或小的有效击球点 注意：要确认合适球拍握把的大小。球拍把周长 = 手掌近端掌纹到环指指尖的距离	• 晨僵 • 抗阻伸腕、旋后、桡偏和（或）被动屈腕、旋前和尺偏疼痛 • 阳性试验：Cozen 征和 Mill 试验 • 腕伸肌和旋后肌肌肉肌腱连接处近端压痛 • MRI 可确诊，应除外骨折或撕脱骨折

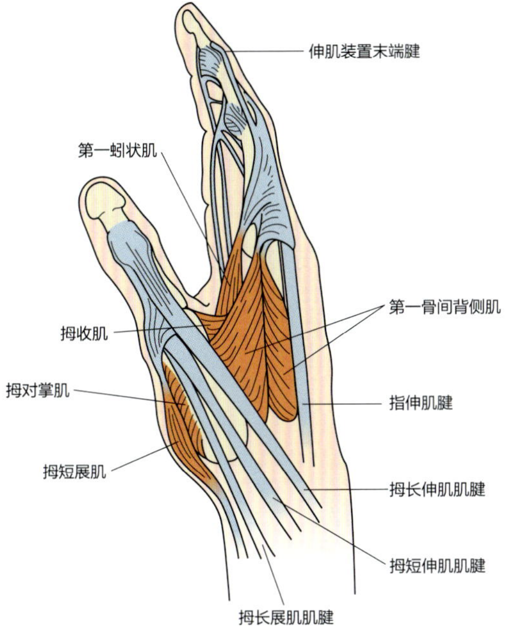
伸肌装置末端腱
第一蚓状肌
第一骨间背侧肌
拇收肌
拇对掌肌
指伸肌腱
拇短展肌
拇长伸肌肌腱
拇短伸肌肌腱
拇长展肌肌腱

快速测试表

风湿性手部功能残疾量表用于评估功能障碍

根据你在不使用任何辅助性器具情况下的行为能力回答下列问题：	
答案：	0= 是，没有困难 1= 是，有一点点困难 2= 是，有一些困难 3= 是，有很大困难 4= 几乎没办法做 5= 做不到
• 你能握住 1 个碗吗?	
• 你能抓住 1 个装满的罐子并举起它吗?	
• 你能端 1 个装满食物的盘子吗?	
• 你能将水从瓶子倒到杯子里吗?	
• 你能将之前开过的瓶盖拧开吗?	
• 你能用刀切肉吗?	
• 你能很好地用叉子叉东西吗?	
• 你能削水果的皮吗?	
• 你能扣衬衫的扣子吗?	
• 你能拉开拉链和拉上拉链吗?	
• 你能挤 1 管新的牙膏吗?	
• 你能有效地拿住牙刷吗?	
• 你能用铅笔或普通的钢笔写字吗?	
• 你能转圆形把手吗?	
• 你能用剪刀剪 1 张纸吗?	
• 你能从桌面上拾起 1 个硬币吗?	
• 你能转动 1 支在锁中的钥匙吗?	
积分：	
评分：计算总积分—积分越高，残疾越严重。	

受试者相关腕关节评估

评价你在过去 1 周当中手腕疼痛 / 活动困难的总分，从 0 分（没有疼痛或困难）到 10 分（从未体验过的剧痛或你没办法做这个动作）	
疼痛：	
• 休息时	0 1 2 3 4 5 6 7 8 9 10
• 做一个会重复手腕运动的工作时	0 1 2 3 4 5 6 7 8 9 10
• 当举重物时	0 1 2 3 4 5 6 7 8 9 10
• 当疼痛最严重时	0 1 2 3 4 5 6 7 8 9 10
• 你的疼痛发生有多频繁？	0 1 2 3 4 5 6 7 8 9 10
功能—特殊活动：	
• 用患侧手转开门把	0 1 2 3 4 5 6 7 8 9 10
• 用患侧手拿刀切肉	0 1 2 3 4 5 6 7 8 9 10
• 扣牢衬衫上的纽扣	0 1 2 3 4 5 6 7 8 9 10
• 用患侧手推起离开座椅	0 1 2 3 4 5 6 7 8 9 10
• 用患侧手提一个 10 磅（4.5 kg）的东西	0 1 2 3 4 5 6 7 8 9 10
• 以患侧手抽取使用卫生纸	0 1 2 3 4 5 6 7 8 9 10
功能—— 一般活动：	
• 生活自理（穿衣、盥洗）	0 1 2 3 4 5 6 7 8 9 10
• 家务事（打扫）	0 1 2 3 4 5 6 7 8 9 10
• 工作（你的职业工作或日常工作）	0 1 2 3 4 5 6 7 8 9 10
• 娱乐性活动	0 1 2 3 4 5 6 7 8 9 10

积分

疼痛 =______________________/50

功能（总分除以 2）=______________/50

总分 =______________________/100

评分：每个部分可以单独进行评分，或累加进行总体评估，然后每个部分计算百分比。两种方法都是积分越高预后越差。

腕管综合征中症状严重程度和功能状态

下列问题是关于你过去 2 周内一段具有代表性的 24 小时时段中的症状。每个问题选择一个答案。

夜间你的手或手腕疼痛有多严重? 1. 无疼痛 2. 轻度疼痛 3. 中度疼痛 4. 严重疼痛 5. 特别严重的疼痛	过去 2 周的一个有代表性的夜晚中，你手或手腕的疼痛使你醒来多少次? 1. 从没有 2. 1 次 3. 2~3 次 4. 4~5 次 5. > 5 次	你白天一般会出现手或手腕的疼痛吗? 1. 无疼痛 2. 轻度疼痛 3. 中度疼痛 4. 严重疼痛 5. 特别严重的疼痛
你的手或手腕白天一般疼多少次? 1. 从没有 2. 1 次 3. 2~3 次 4. 4~5 次 5. > 5 次	白天时疼痛平均持续多长时间? 1. 从来没有疼痛 2. < 10 分钟 3. 10~60 分钟 4. > 60 分钟 5. 持续	你的手存在麻木（失去感觉）的情况吗? 1. 没有麻木 2. 轻度麻木 3. 中度麻木 4. 严重麻木 5. 非常严重的麻木
你的手或手腕是否无力? 1. 没有无力 2. 轻度无力 3. 中度无力 4. 严重无力 5. 非常严重的无力	你的手有刺痛感吗? 1. 无刺痛感 2. 轻度刺痛感 3. 中度刺痛感 4. 严重刺痛感 5. 非常严重的刺痛感	你手的麻木或刺痛感夜间有多严重? 1. 没有麻木 / 刺痛感 2. 轻度麻木 / 刺痛感 3. 中度麻木 / 刺痛感 4. 严重麻木 / 刺痛感 5. 非常严重的麻木 / 刺痛感
过去 2 周的一个有代表性的夜晚中，你的手或手腕的麻木 / 刺痛感使你醒来多少次? 1. 从没有 2. 1 次 3. 2~3 次 4. 4~5 次 5. > 5 次	你抓取或使用小物体（如钥匙或铅笔）有困难吗? 1. 无困难 2. 轻度困难 3. 中度困难 4. 严重困难 5. 非常严重的困难	**计分**：求全部分数之和，然后除以 11。平均分越高，疾病越严重。 **分数**：__________

涉及区域

肌肉疼痛涉及区域

指屈肌

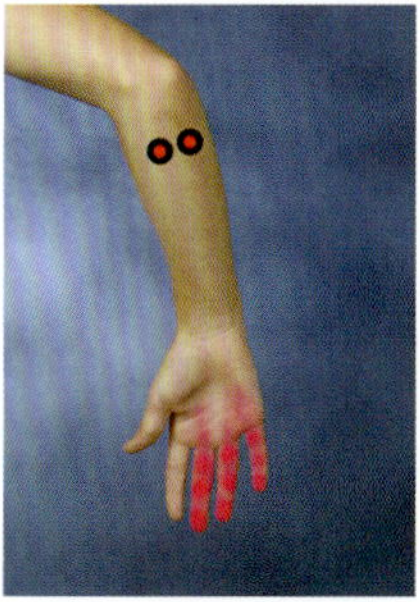

旋前圆肌

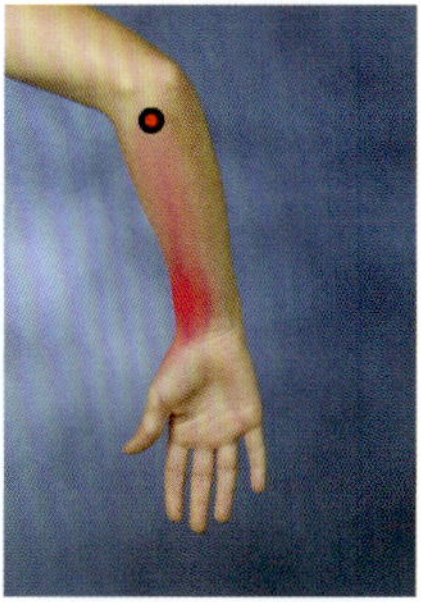

拇长屈肌

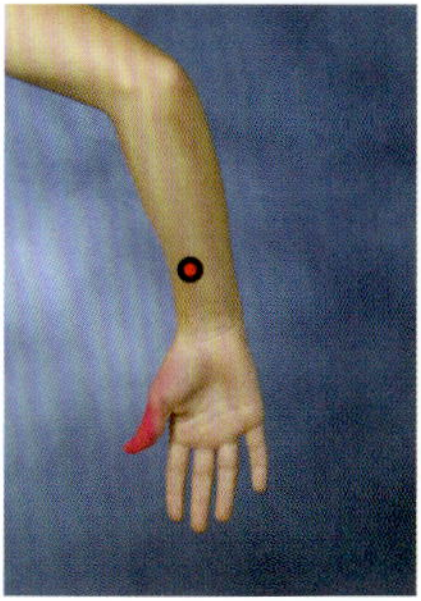

第一骨间背侧肌

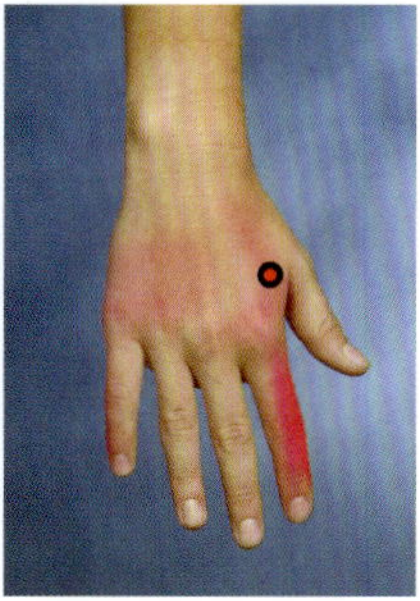

小指展肌和第二骨间背侧肌

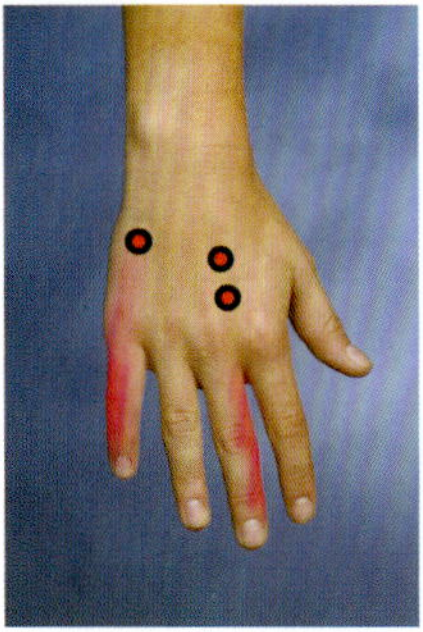

拇对掌肌

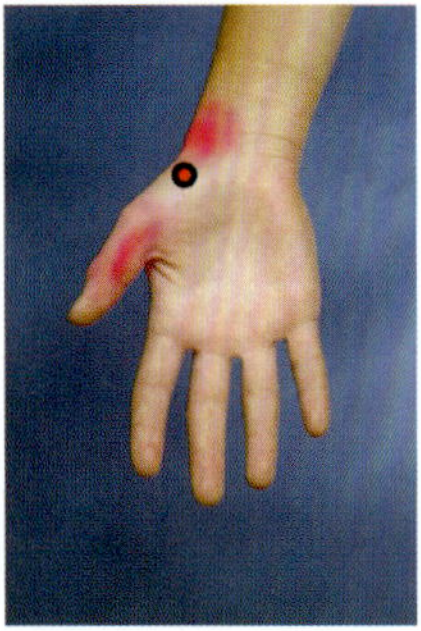

拇收肌

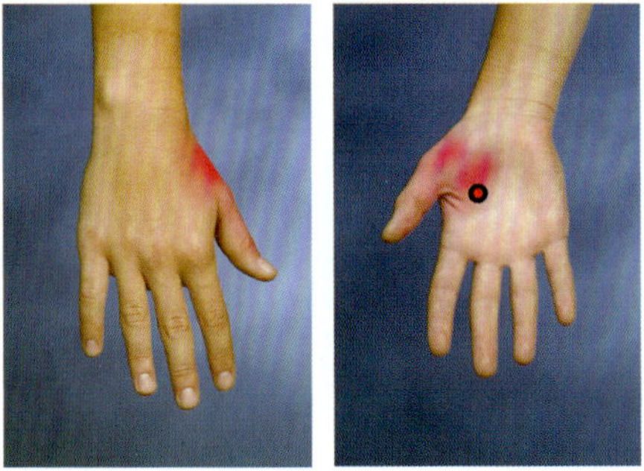

疾病表现

- 紧握拳头时，所有的手指应该都会指向舟状骨（scaphoid）
- 赫伯登结节 = 远端指间关节（DIP）退行性关节疾病（DJD）
- 布夏尔结节 = 近端指间关节（PIP）退行性关节疾病
- 鹅颈畸形 = 掌指间关节（MCP）和远端指间关节屈曲加上近端指间关节过伸
- 纽扣状畸形 = 掌指间关节和远端指间关节后伸，伴近端指间关节屈曲
- 槌状指 = 远端指间关节屈曲（撕脱或骨折）
- 掌腱膜挛缩 = 环指和小指屈曲
- 腱鞘囊肿 = 手背上边界清楚的肿块
- 搓丸样震颤 = 帕金森综合征
- 扑翼样震颤 = 由于前臂伸直、肘部屈曲时无法维持伸腕

鹅颈畸形

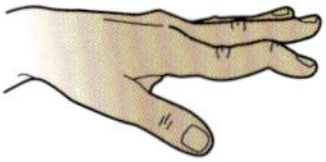

槌状指

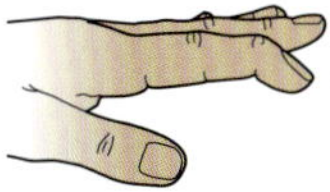

纽扣状畸形

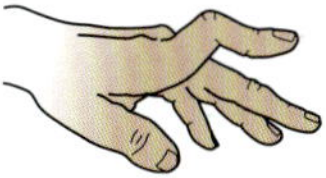

掌腱膜挛缩

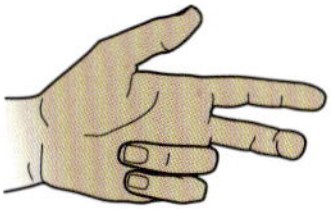

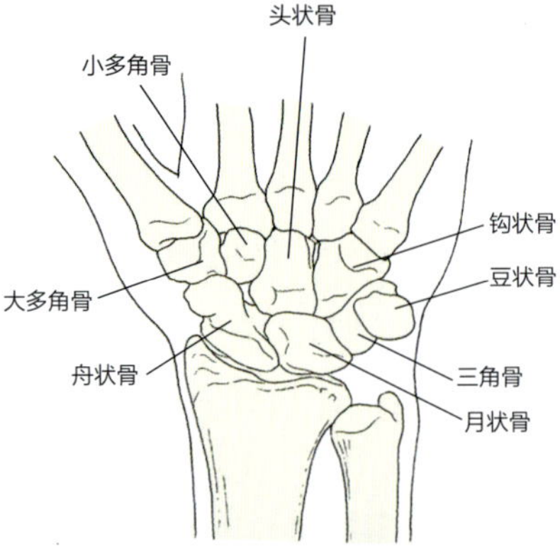
头状骨
小多角骨
钩状骨
豆状骨
大多角骨
三角骨
舟状骨
月状骨

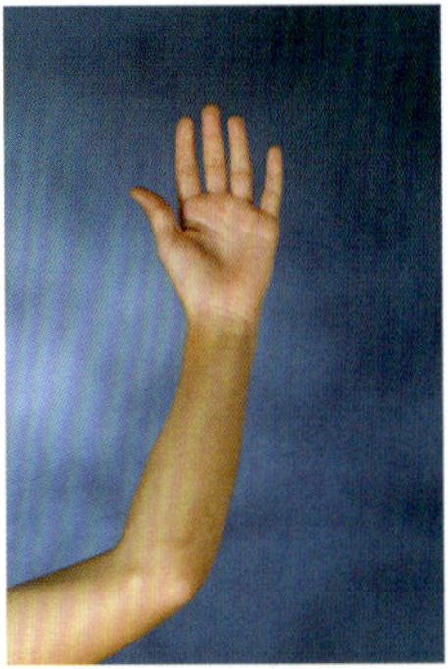

腕伸肌 / 腕屈肌

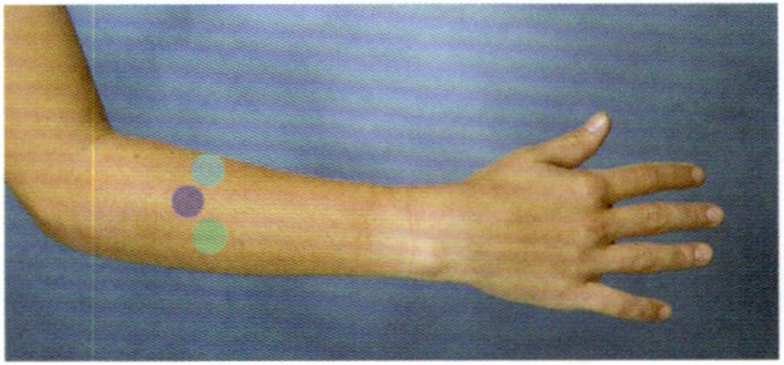

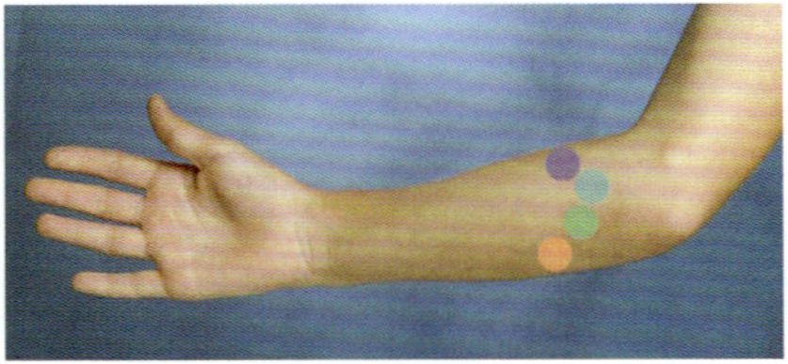

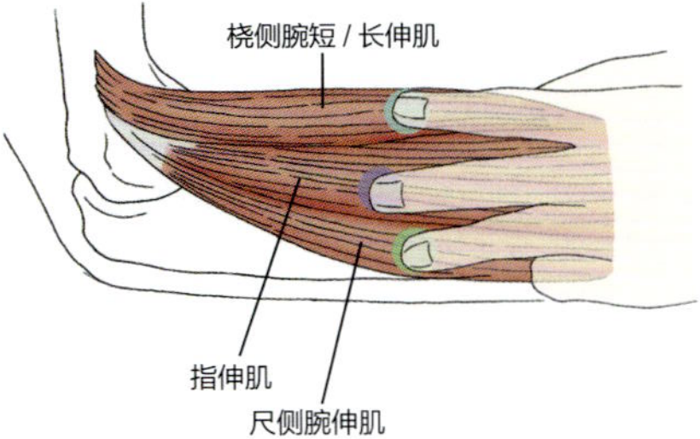

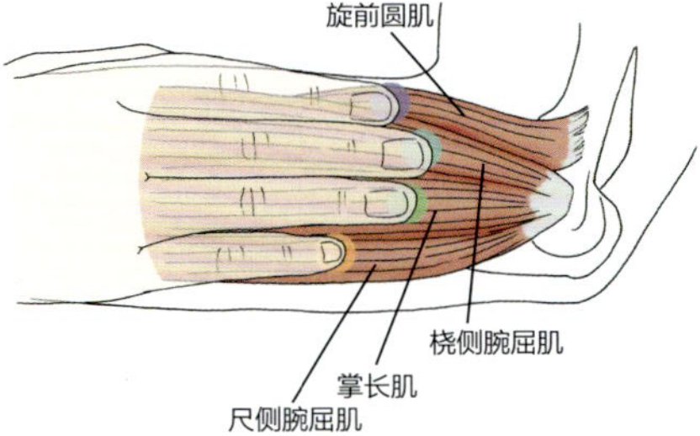

水肿评估

“8”字法评估手部水肿（掌面）

1. 从远端桡骨茎突向内越过手的掌面到第 5 掌指关节

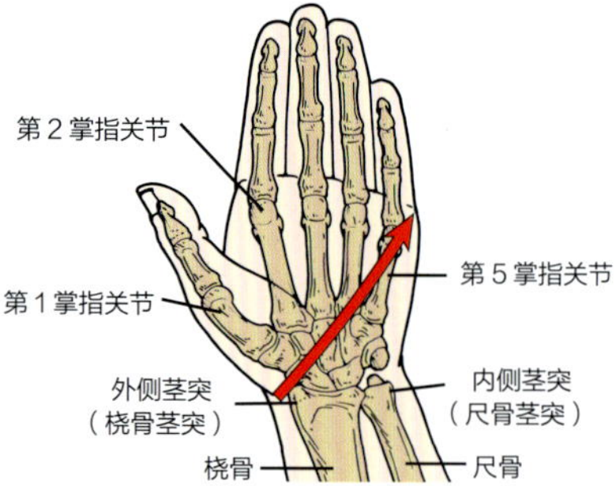

2. 越过各个掌指关节至第 2 掌指关节

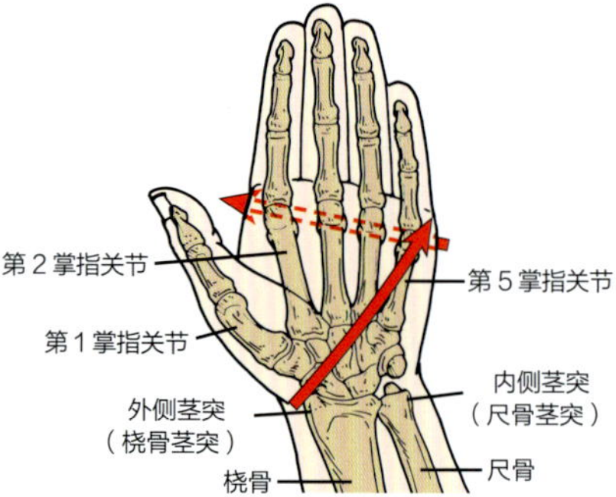

3. 越过手的掌面至尺骨茎突

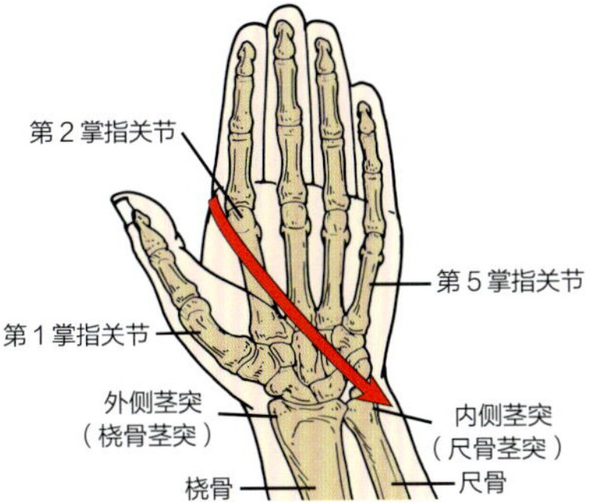

4. 围绕手腕返回桡骨茎突

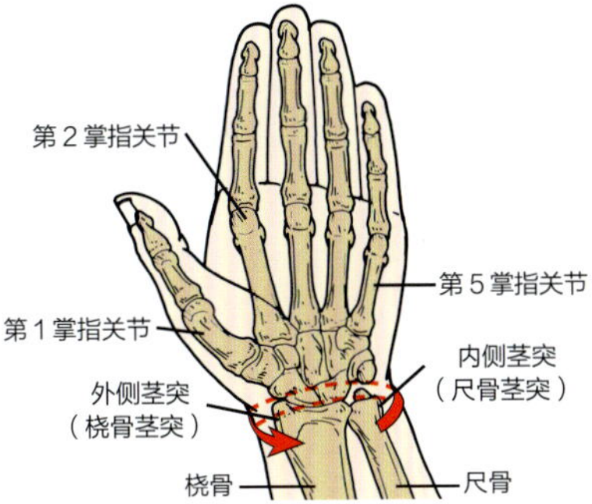

“8”字法评估手部水肿（背面）

1. 从远端尺骨茎突向外越过手的背面到第 2 掌指关节

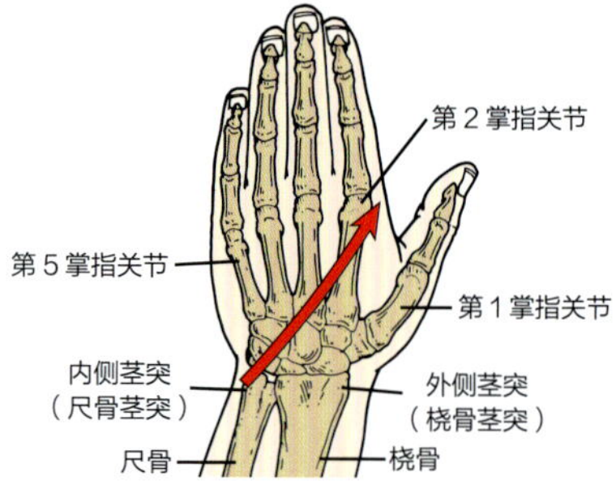

2. 越过手背各个掌指关节至第 5 掌指关节

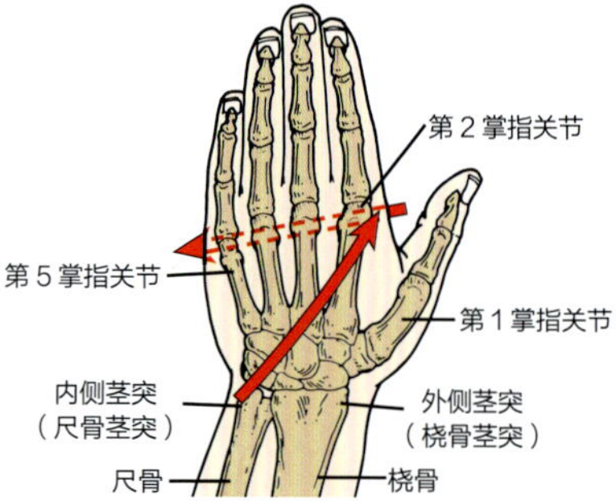

3. 越过手的背面至桡骨茎突

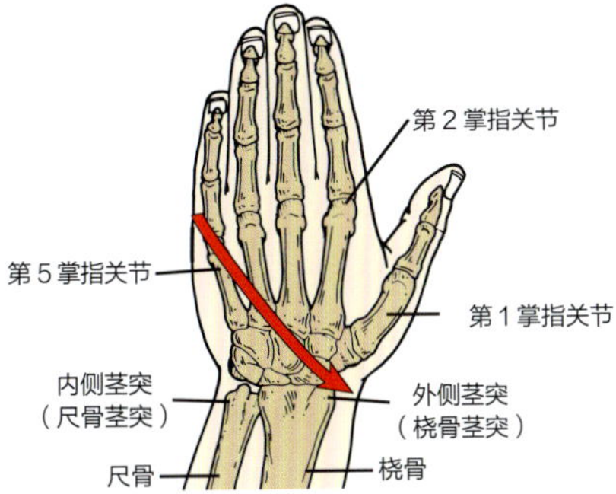

4. 围绕手腕返回尺骨茎突

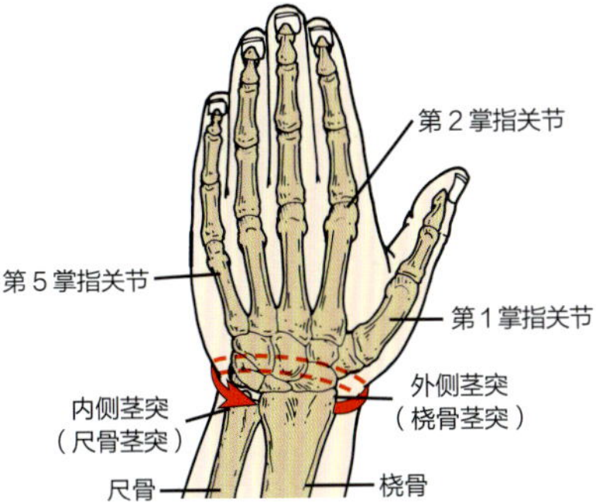

腕和手的骨骼动力学

关节	正常活动范围	正常末端感觉	异常末端感觉
桡腕关节	屈曲 60°~80° 伸 60°~70° 桡偏 / 尺偏均 20°~30°	屈曲 = 结实 / 韧带的 / 弹性的 伸 = 结实 / 韧带的 / 弹性的 桡偏 = 骨性的 尺偏 = 结实 / 骨性的	关节囊 = 旋前和旋后受限程度相同
拇指腕掌关节	外展 70° 屈曲 45°~50°	弹性的	关节囊 = 外展 > 伸
第 2~5 掌指关节	屈曲 90°	伸 = 弹性的 / 关节囊的 / 韧带的 屈曲 = 弹性的 / 骨性的 / 结实 / 韧带的 外展 = 结实 / 韧带的	
拇指掌指关节	屈曲 75°~90°	屈曲 = 骨性的 / 结实 / 韧带的 / 弹性的 伸 = 结实 / 弹性的	
指间关节	近端指间关节屈曲 100° 远端指间关节屈曲 80°	近端指间关节屈曲 = 结实 / 骨性的 / 弹性的 近端指间关节伸 = 结实 / 韧带的 / 弹性的 远端指间关节屈曲 = 结实 / 韧带的 / 弹性的 远端指间关节伸 = 结实 / 韧带的 / 弹性的	

腕和手的关节动力学

桡腕关节	凹面：桡骨和桡尺关节盘 凸面：腕骨近端	为了帮助屈曲：近端腕骨在桡骨上向前滚动并向后滑动，同时远端腕骨在近端腕骨上向前滚动、向后滑动	为了帮助伸腕：近端腕骨在桡骨上向后滚动并向前滑动，同时远端腕骨在近端腕骨上向后滚动、向前滑动
		为了帮助桡偏：近端腕骨在桡骨上向外侧滚动并向内侧滑动，同时远端腕骨在近端腕骨上向外滚动、向内滑动	为了帮助尺偏：近端腕骨在桡骨上向内侧滚动并向外侧滑动，同时远端腕骨在近端腕骨上向内滚动、向外滑动
远端尺桡关节	凹面：桡骨的尺骨切迹 凸面：尺骨头	为了帮助旋前：桡骨相对尺骨向内滚动、滑动	为了帮助旋后：桡骨相对尺骨向外滚动、滑动
拇指腕掌关节	凹面：大多角骨 凸面：掌骨	为了帮助屈拇：掌骨在大多角骨上向内滚动、滑动	为了帮助伸拇：掌骨在大多角骨上向外滚动、滑动
		为了帮助外展拇指：掌骨在大多角骨上向近端滚动、向远端滑动	为了帮助拇指内收：掌骨在大多角骨上向远端滚动、向近端滑动
第 2~5 掌指关节	凹面：近端指骨基底 凸面：掌骨头	为了帮助屈曲：近端指骨在掌骨上向前滚动、滑动	为了帮助伸指：近端指骨在掌骨上向后滚动、滑动
拇指掌指关节	凹面：近端指骨基底 凸面：掌骨头	为了帮助屈拇指：远端指骨在近端指骨上向前滚动、滑动	为了帮助伸拇指：远端指骨在近端指骨上向后滚动、滑动
第 2~5 指间关节	凹面：近端指骨基底 凸面：远端指骨头	为了帮助屈曲：远端指骨在近端指骨上向前滚动、滑动	为了帮助伸指：远端指骨在近端指骨上向后滚动、滑动

力量和功能

肌肉功能

- 骨间背侧肌：分指
- 骨间掌侧肌和蚓状肌：并指
- 屈指浅肌 = 伸指位单独屈曲近端指间关节（PIP）
- 屈指深肌 = 伸指位单独屈曲远端指间关节（DIP）
- 蚓状肌 = 屈掌指关节，伸指间关节
- 握力：
  - 圆柱握：指深屈肌、指浅屈肌、拇长屈肌、拇短屈肌、对掌肌、蚓状肌、骨间掌侧肌
  - 圆球握：指深屈肌、指浅屈肌、拇长屈肌、拇短屈肌、对掌肌、蚓状肌、骨间背侧肌
  - 钩状握：指浅屈肌、指深屈肌

评估握力的工具

- 手持握力器
- Jamar 握力计——不同抓握位置下握力值的大小
- 抓捏器：
  - （拇）指尖对（示）指尖捏力 = 骨间前神经
  - （拇）指腹对（示指第二节指腹）指腹捏力 = 正中神经
  - （拇、示、中指）三指腹捏力 = 尺神经
- 血压计袖带充气至 20 mmHg；挤压和评估压力变化

评估手功能的客观测试

- 明尼苏达操纵率测试
- 明尼苏达手灵巧度测试
- 普度钉板测验（Purdue Pegboard Test）
- 改进的莫伯格拾物试验（Modified Moberg Pick-up Test）

臂丛神经——神经根、肌肉、功能缺陷和畸形

神经和神经根	肌肉	功能缺陷	姿势畸形
桡神经 $C_{5\sim8}$，T_1	肘肌，肱桡肌，桡侧腕长伸肌，桡侧腕短伸肌，指伸肌，拇长展肌，尺侧腕伸肌，示指伸肌，小指伸肌	• 前臂旋后、伸腕、伸指、拇外展无力 • 手腕稳定性丧失导致伸腕无力	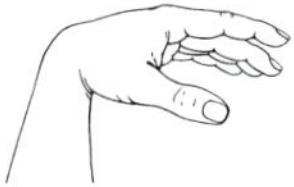
正中神经 $C_{6\sim8}$，T_1	旋前圆肌，桡侧腕屈肌，掌长肌，指浅屈肌，拇长屈肌，旋前方肌，大鱼际肌（除外拇收肌），外侧 2 条蚓状肌	• 前臂旋后、手腕屈曲和桡偏无力 • 拇指屈曲和外展无力 • 握和对掌无力 • 猿手畸形	猿手 = 正中神经与尺神经损伤 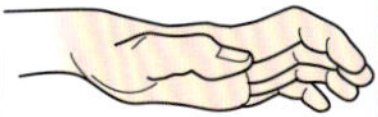
尺神经 $C_{7\sim8}$，T_1	尺侧腕屈肌，小鱼际肌，拇收肌，内侧 2 条蚓状肌，骨间肌	• 手腕屈曲和尺偏无力 • 小指屈曲无力 • 手指外展 / 内收无力 • 祈祷征（benediction sign）（主教畸形）(Bishop deformity)	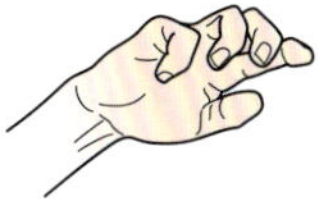 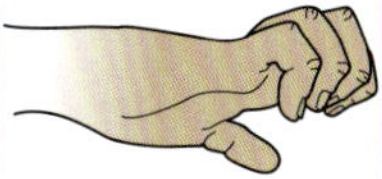

夹钳征（Clamp Sign）

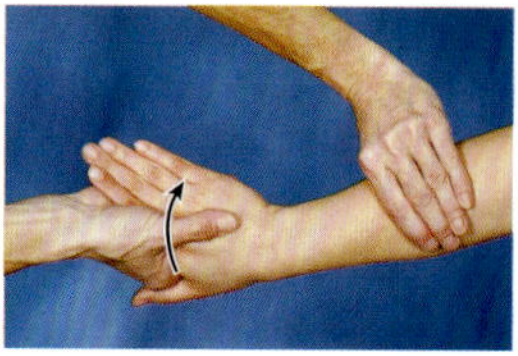

目的：评估舟骨骨折
姿势：腕部旋前、后伸
方法：用检查者的拇指和示指：环抓住受试者拇指指蹼处，施加应力使腕部轻轻尺偏
说明：试验阳性 = 鼻烟窝处疼痛
统计学：敏感性 = 中 ~ 极高；特异性 = 低 ~ 极高；阳性似然比 = 中；阴性似然比 = 极高

轴向负荷（Axila Load）

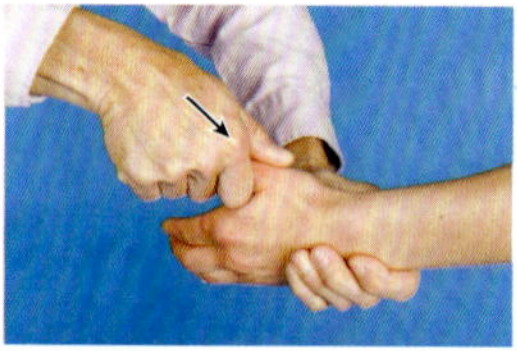

目的：评估舟骨骨折
姿势：伸出前臂，腕部中立位
方法：被动外展、后伸第Ⅰ掌指关节；向腕掌关节施加轴向负荷
说明：试验阳性 = 鼻烟窝处疼痛
统计学：敏感性 = 高；特异性 = 极高；阳性似然比 = 极高；阴性似然比 = 极高

Watson 试验（舟骨移动试验）（Watson Test）

目的：评估舟骨不稳定
姿势：旋后位
方法：检查者从受试者桡侧把拇指放在其掌侧，示指放在背侧向舟骨远端施加压力，同时将腕关节从尺偏移向桡偏

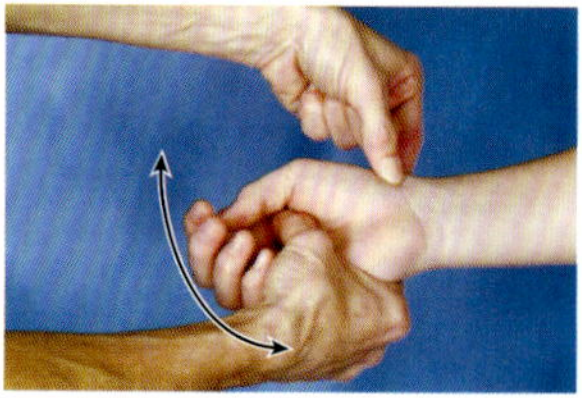

说明：试验阳性 = 撤掉压力产生可触及的“咔嗒”感和腕关节疼痛
统计学：敏感性 = 中；特异性 = 中；阳性似然比 = 中；阴性似然比 = 中

尺骨小凹征（Fovea Sign）

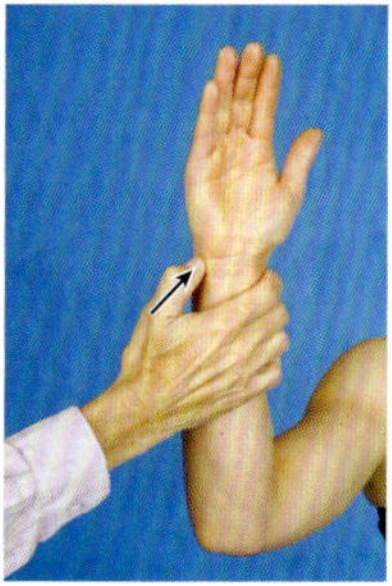

目的：评估中央凹（Foveal）和尺三角韧带完整性
姿势：屈肘 90°，前臂和腕部中立位
方法：向豌豆骨和尺骨茎突连接处施加压力
说明：试验阳性 = 疼痛
统计学：敏感性 = 极高；特异性 = 高；阳性似然比 = 中；阴性似然比 = 中 ~ 高

腕内翻试验（Wrist Varus Test）

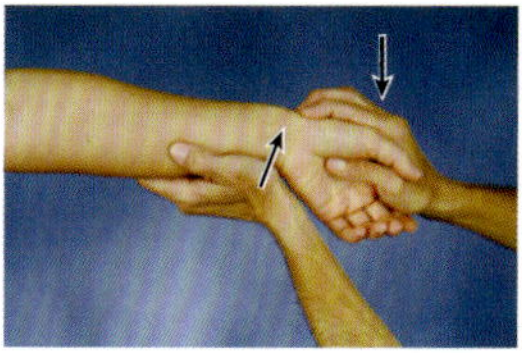

目的：评估桡侧副韧带
姿势：把持腕部近端的桡 / 尺骨在中立位
方法：向腕部施加内翻应力
说明：试验阳性 = 关节间隙疼痛或关节不稳定
统计学：无统计数据

腕外翻试验（Wrist Valgus Test）

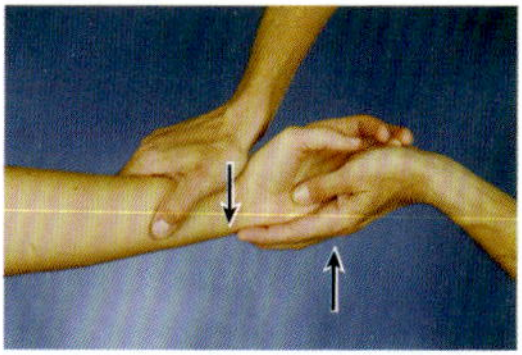

目的：评估尺侧副韧带
姿势：把持腕部近端的桡 / 尺骨在中立位
方法：向腕部施加外翻应力
说明：试验阳性 = 关节间隙疼痛或关节不稳定
统计学：无统计数据

手指内翻 / 外翻试验（Phalanx Varus/Valgus Test）

目的：评估内侧副韧带和外侧副韧带
姿势：手指处于中立位，把持指骨近端
方法：通过远节指骨施加内翻 / 外翻应力
说明：试验阳性 = 关节间隙疼痛或关节不稳定
统计学：无统计数据

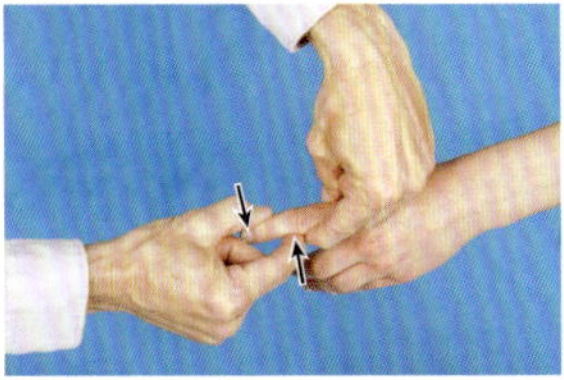

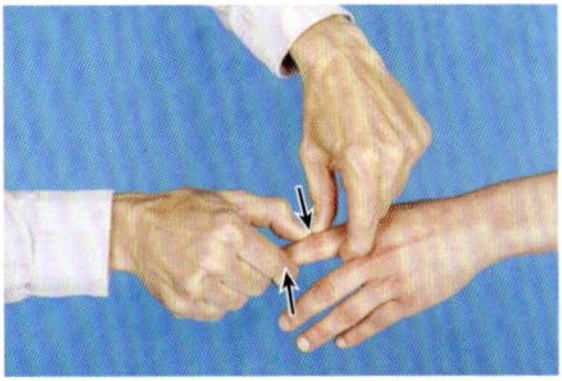

Finkelstein 试验（Finkelstein Test）

目的：评估 de Quervain 综合征
姿势：形成一个握住拇指的拳头
方法：手腕尺偏
说明：试验阳性 = 沿着拇短伸肌和拇长展肌范围的疼痛
统计学：敏感性 = 高 ~ 极高；特异性 = 低 ~ 极高；阳性似然比 = 中，阴性似然比 = 中

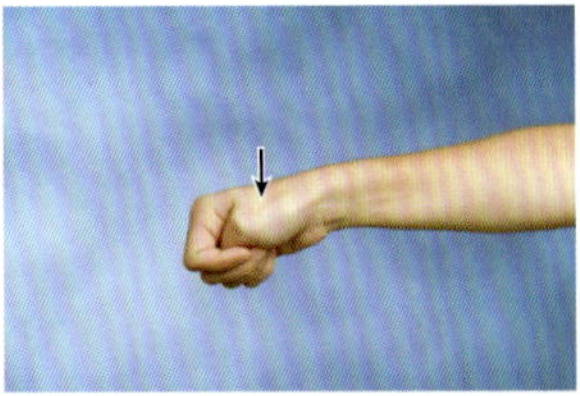

腕部压力试验（Carpal Compression Test）

目的：评估腕管综合征
姿势：前臂旋后，手部放松
方法：屈腕 60°，向腕管施加压力 30 秒
说明：试验阳性 = 正中神经分布区域发生麻木或刺痛感
统计学：敏感性 = 低 ~ 高；特异性 = 低 ~ 极高；阳性似然比 = 中 ~ 极高；阴性似然比 = 低 ~ 中；阳性预测值 = 高 ~ 极高；阴性预测值 = 高

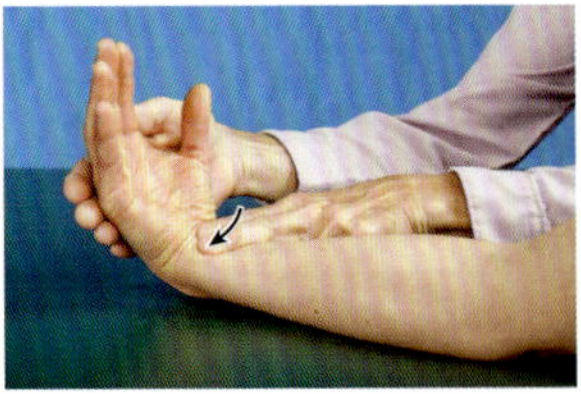

Phalen 试验（Phalen Test）

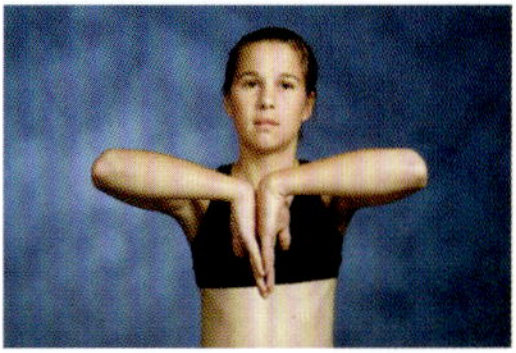

目的：评估腕管综合征和腱鞘炎
姿势：双手放松位，最大程度地屈曲手腕，双手手背完全互相接触
方法：维持 1 分钟
说明：试验阳性 = 正中神经分布区域发生麻木或刺痛感
统计学：腕管综合征：敏感性 = 低 ~ 高；特异性 = 低 ~ 极高；阳性似然比 = 低 ~ 高；阴性似然比 = 低 ~ 高。腱鞘炎：敏感性 = 极高；特异性 = 高；阳性似然比 = 高；阴性似然比 = 高

反向 Phalen 试验（祈祷征）（Reverse Phalen Test）

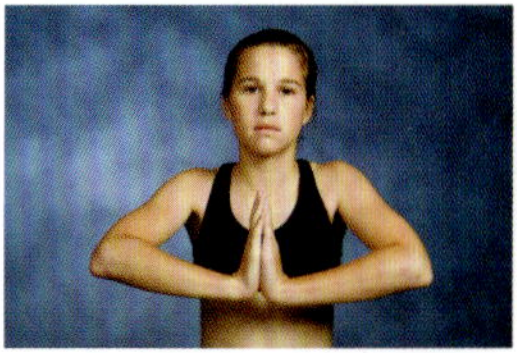

目的：评估腕管综合征和腱鞘炎
姿势：双手放松位，最大程度地背伸手腕，双手手掌完全互相接触
方法：维持 1 分钟
说明：试验阳性 = 正中神经分布区域发生麻木或刺痛感
统计学：腕管综合征：敏感性 = 低 ~ 高；特异性 = 低 ~ 极高；阳性似然比 = 低；阴性似然比 = 低；阳性预测值 = 极高；性预测值 = 低 ~ 极高。腱鞘炎：敏感性 = 高；特异性 = 高；阳性似然比 = 高；阴性似然比 = 中

甩手法（Flick Maneuver）

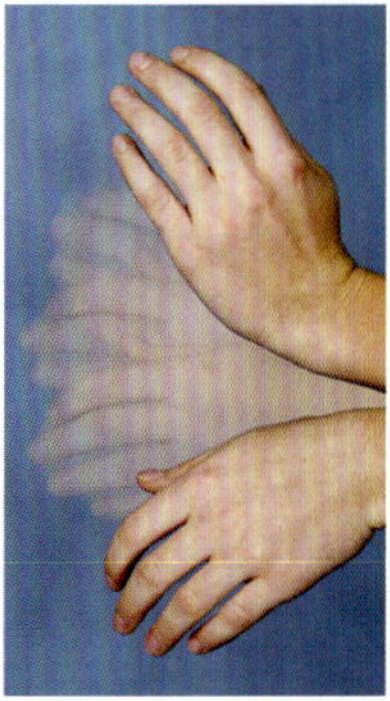

目的：评估腕管综合征
姿势：手部放松
方法：用力反复甩手
说明：试验阳性 = 正中神经分布区域感觉异常
统计学：敏感性 = 低 ~ 高；特异性 = 低 ~ 极高；阳性似然比 = 中 ~ 极高；阴性似然比 = 中

腕管综合征临床预测指标					
症状 / 试验	标准	敏感性	特异性	阳性似然比	阴性似然比
• 甩手法阳性 • 腕关节横向宽度 >0.67 • 症状严重程度评分 >1.9 • 鱼际肌感觉丧失 • >45 岁	3 项及以上阳性	98%	54%	2.1	0.04
	4 项及以上阳性	77%	83%	4.6	0.28
	5 项均为阳性	18%	99%	18.3	0.83

Tinel 征（Tinel Sign）

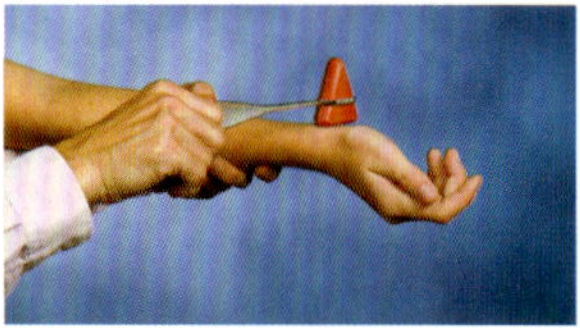

目的：评估腕管综合征

姿势：上肢旋后，支撑

方法：轻叩手腕的掌侧

说明：试验阳性 = 正中神经分布区域发生刺痛感

统计学：敏感性 = 低 ~ 高；特异性 = 低 ~ 极高；阳性似然比 = 低 ~ 高；阴性似然比 = 中

腕部试验	敏感性	特异性
甩手法 +Phalen 试验	49%	62%
甩手法 +Tinel 征	46%	68%
Phalen 试验 +Tinel 征	41%	72%

刮擦无力试验（Scratch-Collapse Test）

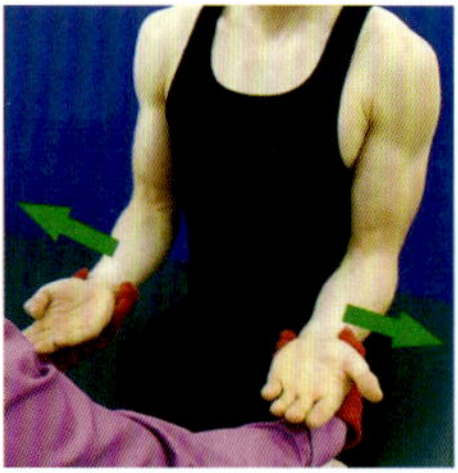

目的：评估肘管综合征

姿势：坐位，手臂在两侧放松

方法：双侧抗阻外旋，在肘管上皮肤（正中神经）处刮擦后，再次双侧抗阻外旋

说明：试验阳性 = 刮擦后，外旋力下降

统计学：敏感性 = 中；特异性 = 极高

Froment 征（Froment Sign）

目的：评估继发性尺神经麻痹造成的拇收肌无力

姿势：受试者用拇指与示指夹住一张纸

方法：检查者试着用力将纸拉出

说明：试验阳性 = 如果尺神经麻痹导致拇收肌功能障碍，将会由拇长屈肌屈曲远端指间关节

统计学：无统计数据

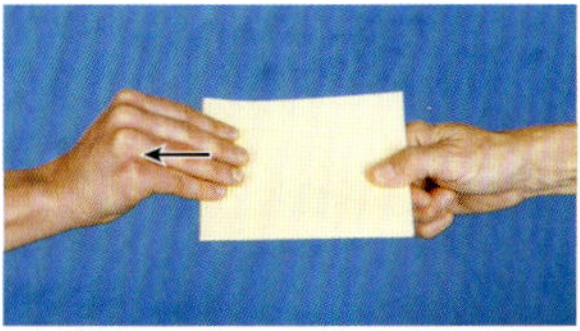

Wartenberg 试验（Wartenberg Test）

目的：评估尺神经在肘部受到卡压的情况

姿势：伸出上肢，放轻松

方法：抗阻小指内收

说明：试验阳性 = 小指内收无力

统计学：无统计数据

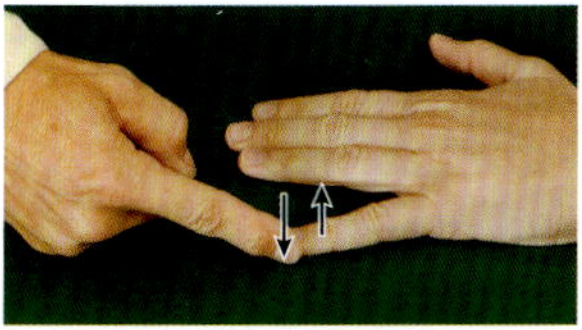

Murphy 征（Murphy Sign）

目的：评估月状骨脱位

姿势：握拳

方法：观察掌指关节的排列

说明：试验阳性 = 第 3 掌指关节与第 2 和第 4 掌指关节等高（正常的第 3 掌指关节应该高于 2 和第 4 掌指关节）

统计学：无统计数据

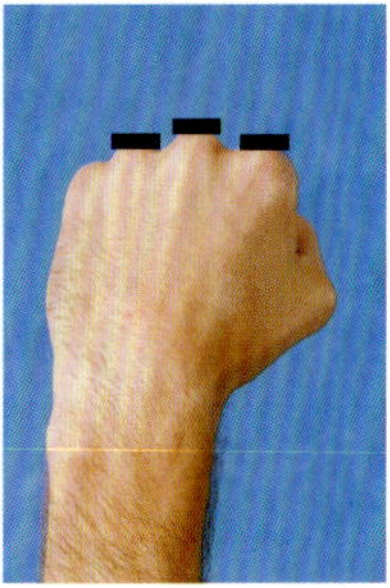

三角纤维软骨复合体负荷试验（TFCC Load Test）

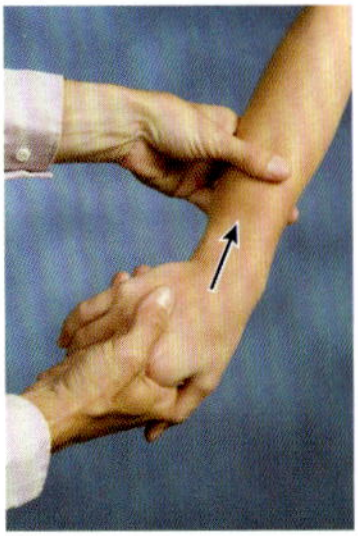

目的：评估三角纤维软骨复合体（TFCC）
姿势：腕尺偏
方法：经第 5 掌骨向 TFCC 施加纵向负荷
说明：试验阳性 =TFCC 处疼痛
统计学：敏感性 = 极高

三角纤维软骨复合体按压试验 / 旋后抬起试验（TFCC Press Test/Supinated Lift Test）

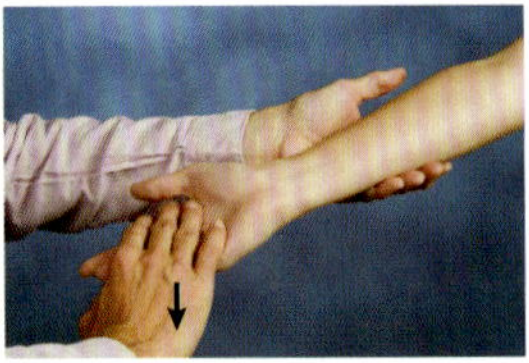

目的：评估 TFCC
姿势：前臂旋后，屈肘 90°
方法：要求受试者做抗阻力抬起动作（如经由手腕屈曲来抬起桌子）
说明：试验阳性 = 伴随尺偏的压迫会使 TFCC 处疼痛加重
统计学：敏感性 = 极高

抓握旋转撞击试验（Gripping rotatory impaction test，GRIT）

目的：评估尺侧撞击
姿势：1. 旋后；2. 旋前
方法：测量腕部旋后和旋前的握力
说明：试验阳性 = 旋后握力大于旋前握力
统计学：无统计数据

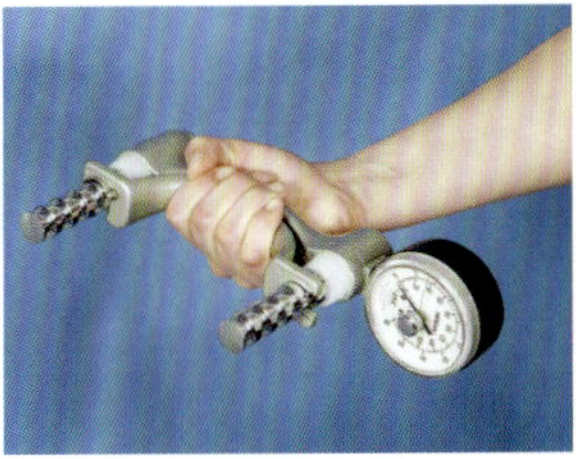

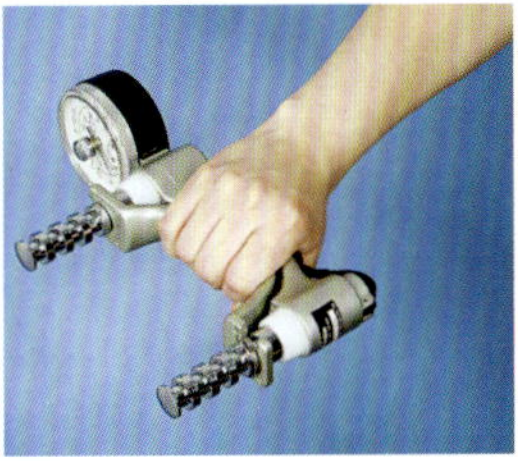

Allen 试验（Allen Test）

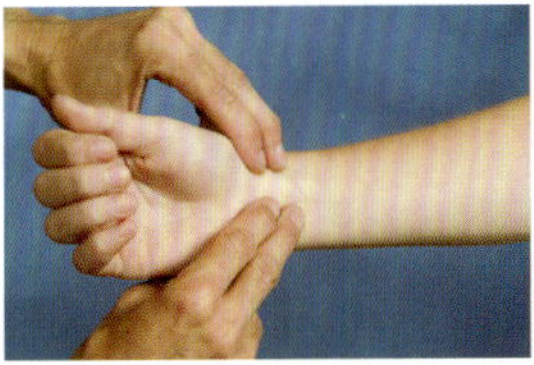

目的：评估桡动脉或尺动脉阻塞情况

姿势：前臂旋后，手放松

方法：检查者同时压迫手腕的桡动脉和尺动脉，并嘱受试者握拳数次将血液排出。当受试者的手张开时，检查者立即解除在桡动脉上的压力——正常的手恢复颜色时间应该小于 5 秒。重复上述过程，并解除尺动脉压迫

说明：试验阳性 = 两条血管的重新充血时间有差异或手部组织恢复正常颜色所用时间大于 5 秒

统计学：无统计数据

指甲病变

杵状指	匙状甲
• 急性肺脓肿	• 贫血
• 肺部恶性肿瘤	• 甲状腺病变
• 肝硬化	• 梅毒
• 心脏病变；慢性阻塞性肺病	• 风湿热
• 溃疡性结肠炎	

鉴别诊断

疾病 / 机制	体征 / 症状
复杂性区域疼痛综合征（complex regional pain syndrome）：病因不明，可能发生于创伤后	• 灼热、疼痛、压痛 • 痛觉过敏和多汗症 • 关节囊挛缩和僵硬 • 肌肉萎缩和骨质疏松症 • 皮肤颜色和质地的变化 • 血管、运动神经功能障碍，水肿 • 指甲和脚上的毛发生长加快 • 神经传导速度下降
Colles/Smith 骨折（Colles or Smith fracture）：继发于上肢伸直摔倒腕关节极度背伸的桡骨远端骨折；常见于年龄大于 50 的成年人，儿童多表现为青枝骨折	• 鼻烟窝压痛 • 水肿和淤斑 • 结构畸形和活动受限 • 通过正位、斜位和侧位 X 线确诊（Colles 骨折 = 端骨折块向背侧成角；Smith 骨折 = 端骨折块向掌侧成角）
舟状骨骨折（scaphoid fracture）：最常见的腕部骨折；受伤机制是上肢旋前、伸直摔倒	• 继发于血供不足的早期诊断很关键 • 鼻烟窝压痛 • 轻微水肿导致鼻烟窝凹陷程度减低 • 夹钳征、轴向负荷和 Watson 试验（+）
月状骨脱位（lunate dislocation）：上肢伸直摔倒所致	• Murphy 征 (+) • 月状骨压痛伴局部肿胀 • 手腕活动时疼痛 • 如果正中神经受到影响可导致感觉异常 • X 线可确诊，必须除外骨折
掌腱膜挛缩（dupuytren's contracture）：屈肌挛缩，合并第 4、5 掌侧筋膜增厚；病因与酒精、糖尿病、癫痫、外伤、阳性家族史有关；多见于 40 岁以上男性	• 掌腱膜尺侧结节和蹼间韧带变紧 • 通常无疼痛，但掌指关节无法背伸 • 掌指关节屈曲挛缩大于近端指间关节 • 无法将手掌平放在平面上 • 几周或几年后可能复发 • CT 或 MRI 确诊

疾病 / 机制	体征 / 症状
Guyon 管（腕尺管，腕豌豆骨钩骨间管）[guyon's (pisohamate) canal]：钩状骨钩骨折导致的尺神经压迫，使用拐杖，自行车把压迫	• 小指和一半环指的感觉缺失 • 小指、拇外展肌和骨间肌运动缺陷 • Froment 试验（+）
扳机指（trigger finger）：当手部灵巧、握拳动作的需要超过滑囊液润滑能力时发生；糖尿病受试者和 40 岁以上人群发生率较高	• 掌骨头处屈肌肌腱痛性结节，可随肌腱活动 • 手指主动屈曲障碍 • 早晨手指锁定在屈曲位；只能被动背伸，且会出现伴随“咔嗒感”和摩擦感的疼痛 • 可用 CT 或 MRI 确诊
de Quervain **综合征**（de quervain's syndrome）：拇长展肌和拇短伸肌（而不是拇长伸肌）的肌腱滑膜炎；发病与桡偏时捏、抓动作有关	• 无麻木或刺痛 • 腕部 / 指外侧水肿 • 抗阻外展和后伸疼痛 • 脉搏正常 • Finkelstein 试验阳性（屈曲和尺偏） • CT 或 MRI 确诊，应除外痛风
旋前圆肌综合征（pronator syndrome）：旋前圆肌压迫正中神经	• 受试者诉上肢沉重 • 旋前导致过度的压力，出现疼痛（正中神经分布区） • Phalen 试验和 Tinel 征（-），神经传导速度（NCV）下降 • 旋前圆肌压痛（肘部折痕以远 4 cm） • 与肘管综合征相似，但无夜间疼痛或无力 • MRI 或 CT 可确诊

疾病 / 机制	体征 / 症状
腕管综合征（CTS）[carpal tunnel syndrome (CTS)]：与反复外伤有关的过度使用性损伤；发生在 20% 怀孕受试者中	• 鱼际肌萎缩，但无水肿或营养改变 • 手部（正中神经分布区）夜间麻木、烧灼感、刺痛 • 拇指无力和对掌、外展功能丧失——尤其是拇短展肌（注意拇长展肌的代偿，由桡神经支配） • 阳性试验：Phalen，反向 Phalen，甩手，NTPT，Tinel • 胸廓出口综合征（TOS）(－) • 脉搏正常（尺动脉、桡动脉不通过该通道） • 手掌感觉正常 • 应除外颈椎疾病 • CT 或 MRI 确诊
守门员指（gamekeeper thumb）：拇指掌指关节受到外展、后伸暴力致尺侧副韧带损伤	• 拇指掌指关节尺侧肿胀 • 掌指关节尺侧副韧带压痛（TTP） • 外翻应力试验 (+) • 拇指被动过伸和过度外展时疼痛 • MRI 确诊；必须除外骨折或撕脱骨折
三角纤维软骨复合体损伤 [triangular fibrocartilage complex (TFCC)]：因前臂强烈旋转或因上肢伸直、旋前摔倒所致	• 阳性试验：负荷和压力试验 • 旋后：旋前握力比值 > 1 • TFCC 压痛（+） • MRI 关节造影可确诊
腱鞘囊肿（ganglion cyst）：最常见的腕部肿块，可能与反复活动有关	• 手腕处边界清晰圆形肿块 • 可能因活动或压迫而疼痛 • 在 X 线、MRI、CT 上不显像

疾病 / 机制	体征 / 症状

肌腱断裂（tendon rupture）：外伤所致	• 水肿和肌腱处特异性压痛
	• 无法主动地活动关节：
	  • 长伸肌 = 拇指指间关节伸展障碍（槌状指）
	  • 拇长屈肌 = 拇指指间关节屈曲障碍
	  • 示指伸肌 = 独立的示指伸展障碍（槌状指）
	  • 指深屈肌 = 远端指间关节屈曲障碍（球衣手畸形）
	  • 指浅屈肌 = 近端指间关节屈曲障碍
	• MRI/CT 确诊；必须除外骨折或撕脱骨折

Raynaud 综合征（Raynaud's syndrome）：寒冷导致的反射性手指血管收缩和缺血	• 苍白、发绀，然后继发手指发红（血液循环） • 胸廓出口综合征（TOS）(－) • 除外颈椎疾病 • 活动范围、力量和感觉在正常范围内 • 通过多普勒超声确诊

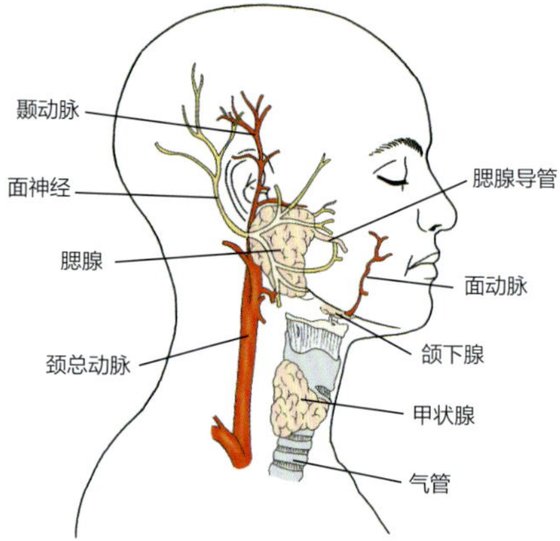
颞动脉
面神经
腮腺
颈总动脉
腮腺导管
面动脉
颌下腺
甲状腺
气管

颈部和面部肌肉（侧面观）

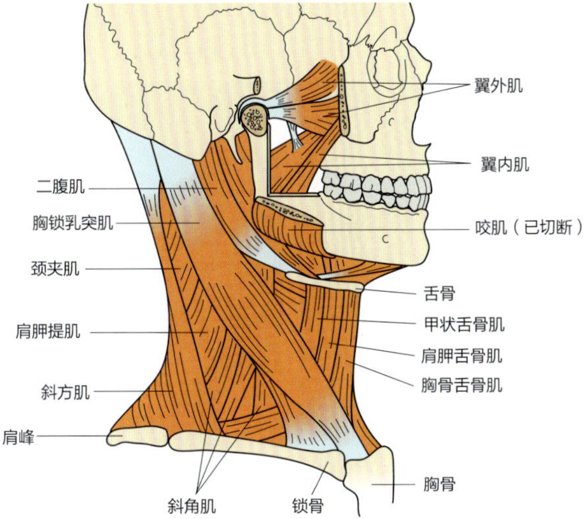

翼外肌
翼内肌
二腹肌
胸锁乳突肌
咬肌（已切断）
颈夹肌
舌骨
甲状舌骨肌
肩胛提肌
肩胛舌骨肌
胸骨舌骨肌
斜方肌
肩峰
胸骨
斜角肌
锁骨

涉及区域

肌肉疼痛涉及区域

咬肌

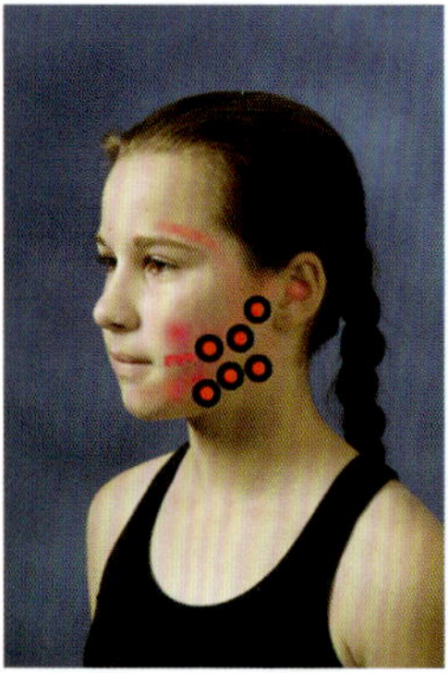

胸锁乳突肌

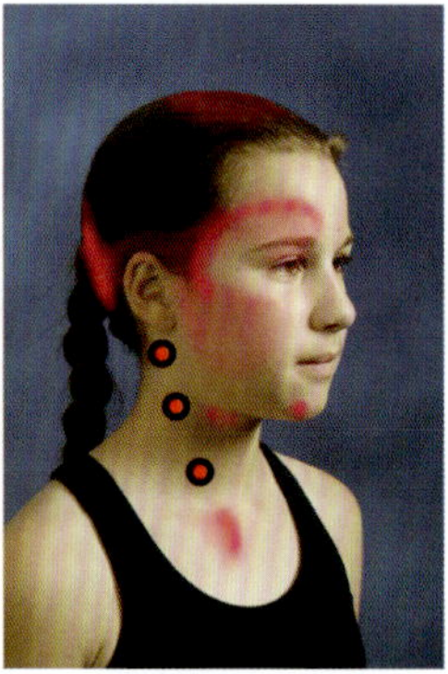

前斜角肌

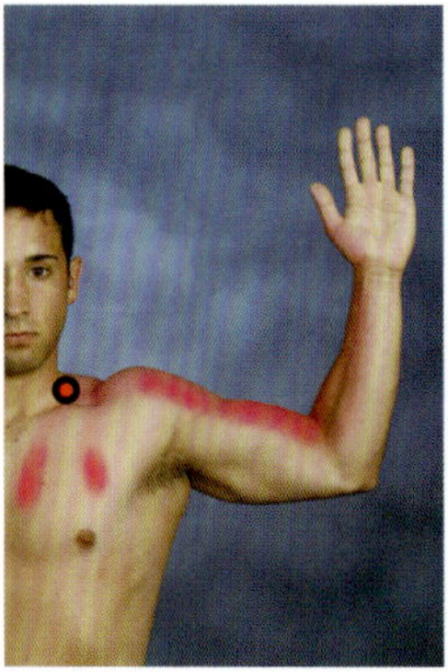

后斜角肌

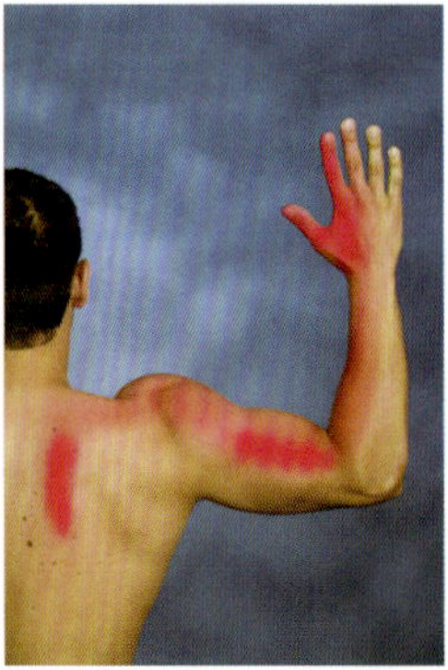

二腹肌

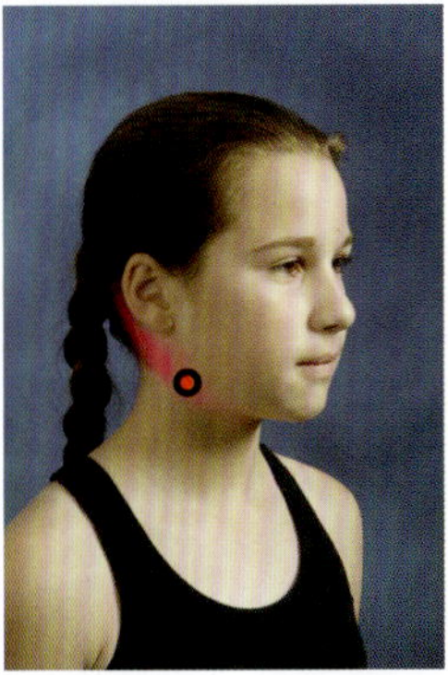

颞肌

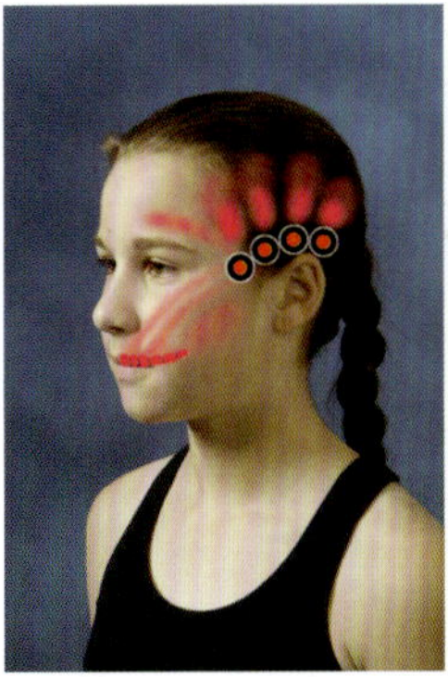

翼内肌和翼外肌

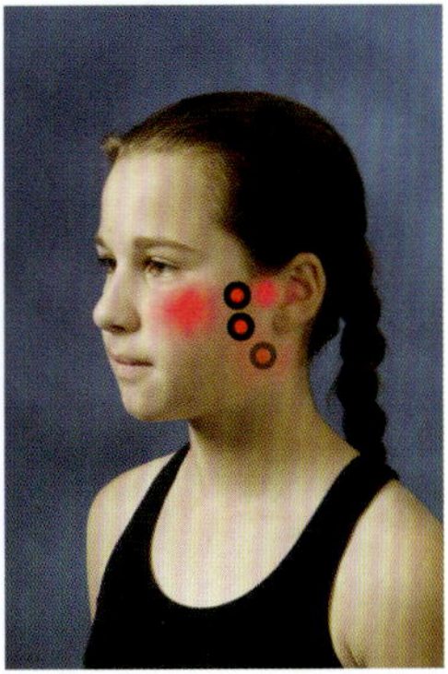

触诊要点

- 胸锁乳突肌（sternocleidomastoid）——仰卧位时找到乳突并向前移动到锁骨切迹，使受试者抬头并稍旋转至对侧
- 斜角肌（scalenes）——位于锁骨上方，胸锁乳突肌和斜方肌之间的细长紧绷的肌肉；确认分辨时先触诊整个区域，然后令受试者深吸气，斜角肌应位于颈后三角的中间
- 咬肌（masseter）——触诊位于颧弓和下颌角之间的下颌骨边缘，使受试者咬紧下巴
- 舌骨上肌（suprahyoids）——触诊下巴尖端并抵抗下颌骨下压或令受试者吞咽以确认
- 二腹肌前腹（anterior digastric）——从口腔外触诊下颌骨体的下方
- 二腹肌后腹（posterior digastric）——从口腔外触诊下颌角的后方
- 翼内肌（medial pterygoid）——从口腔内沿下颌骨边缘触诊
- 翼外肌（lateral pterygoid）——从口腔内沿第三上颌磨牙的上后方触诊

活动范围

- 下颌骨降低（张口）——35~50 mm（2~3 横指）内有功能
  - C- 偏向 = 偏向患侧活动度不足（翼外肌紧张或关节盘病变）
  - S- 偏向 = 肌肉不平衡或下颌髁突在关节盘附近移位
- 下颌骨上抬（闭口）——休息位时触诊活动能力
- 下颌骨前突——6~9 mm；若上下齿咬合过度或不足时必须考虑起始位置
- 下颌骨后缩——3~4 mm
- 下颌骨侧方移动——10~15 mm

下颌关节的骨骼动力学
（TMJ Osteokinematics）

活动	正常末端感觉	异常末端感觉
张口 / 闭口	张口 = 组织拉伸 / 弹性 闭口 = 骨与骨接触	困难 = 骨骼异常
前突 / 后缩	组织拉伸 / 弹性	有弹力 = 关节盘移位
侧方移动	组织拉伸 / 弹性	关节囊状 = 关节周围组织短缩

下颌关节的关节动力学

张口及闭口	凹面：下颌窝 凸面：下颌髁突和关节盘	为帮助张口：下颌髁突和关节盘先向前旋转 25°，然后向前、向下滑动 15°	为了帮助闭口：下颌髁突和关节向后旋转并向后、向上滑动
前突和后缩	凹面：下颌窝 凸面：下颌髁突和关节盘	为帮助前突：关节盘和下颌髁突向下、向前移动	为帮助后缩：关节盘和下颌髁突向上、向后移动
侧方移动	凹面：下颌窝 凸面：下颌髁突和关节盘	为帮助侧方移动： 向右 = 左侧下颌髁突和关节盘向前滑动，同时右侧下颌髁突绕垂直轴旋转 向左 = 右侧下颌髁突和关节盘向前滑动，同时左侧下颌髁突绕垂直轴旋转	

下颌关节的检查

- 除外脑神经病变可能——见“注意 / 警告”第 13 页
- 听诊——用于辨识不良的关节动力学或关节 / 关节盘损伤；此法对于发现问题敏感度高，但不能明确地辨识结构。将听诊器置于颞下颌关节上，即耳垂前方，听诊是否有关节弹响音出现

说明：

- 开口弹响（opening click）= 当下颌髁突为了保持正常位置关系而移动到关节盘后方时的弹响音；关节盘在下颌髁突前方，发出弹响音越晚，则关节盘就越靠前
- 交错（reciprocal）弹响 = 在张口时，关节盘会因下颌髁突在关节盘下移动而缩小；在闭口时，会因为下颌髁突向后滑动和关节盘向前交换位置而听到第二声弹响音

外侧柱试验

目的：评估下颌关节软组织情况
姿势：面向受试者，示指触诊颞下颌关节的外侧端
方法：张口和闭口几次
说明：试验阳性 = 加重或再次出现症状，是因为外侧副韧带或颞下颌关节韧带存在问题
统计学：无统计数据

外耳道试验

目的：评估后方关节盘
姿势：面向受试者，将小指插进受试者的外耳道
方法：当用手指施一个向前的压力时，让受试者重复张口和闭口
说明：试验阳性 = 加重或再次出现症状
统计学：敏感性 =43%，特异性 =75%

动力负荷试验

目的：模仿颞下颌关节负载来鉴别颞下颌关节和肌肉疼痛
姿势：坐位，将一卷纱布放置在一侧的磨牙间
方法：受试者向下咬纱布卷
说明：于纱布对侧发生压迫和于同侧发生分离；试验阳性 = 在颞下颌关节处症状加重或再次出现
统计学：无统计数据

鉴别诊断

病理 / 机制	体征 / 症状
炎症（inflammation）——可能由急性或累积性创伤、长时间制动或手术引起	关节囊紧缩伴张口受限 活动或不活动均有疼痛 必须除外关节盘移位
关节盘移位（disk displacement）*——可能与不良姿势、创伤、过度张口、肌肉不平衡（前侧移位最常见）有关	肌肉紧张，触诊压痛 头痛 MRI 可确诊
颞下颌关节炎（TMJ arthritis）——逐渐起病，因颞下颌关节运动不良或反复创伤导致关节磨损	疼痛、僵硬、捻发音、弹响、刺耳响声 活动范围变小（偏向患侧） 头痛、听力丧失、眩晕 X 线和 MRI 可确诊 必须除外关节盘问题

注：关节盘可能会出现弹响或交锁。张口交锁（locked open）= 关节盘在前方，张口时随关节盘后移出现弹响，然后关节锁定在张口姿势。闭口交锁（locked closed）= 关节盘在下颌髁突的前方，前移受限并且张口范围缩小。

临床预测规则

情况	干预	规则特点	预测能力
颞下颌关节痛	治疗成功	• 疼痛发作≤ 42 周 • VAS 基线≥ 40 mm • 2 个月随访 VAS 变化≥ 15 mm • 关节盘移位没有复位	= 4: 阳性似然比 = 10.8 ≥ 3: 阳性似然比 = 2.5 ≥ 2: 阳性似然比 = 3.3

臂丛神经

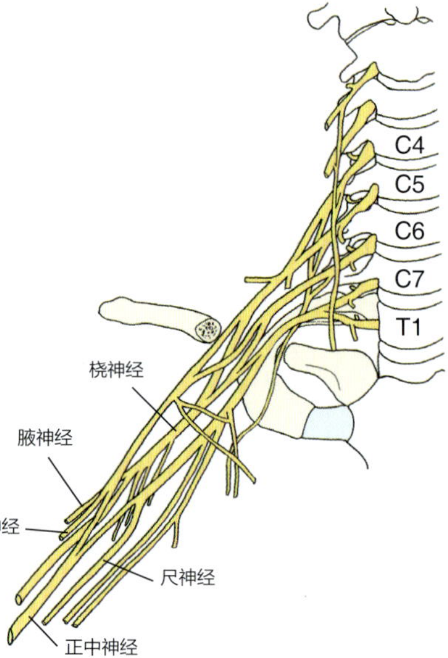
C4
C5
C6
C7
T1
桡神经
腋神经
肌皮神经
尺神经
正中神经

腋神经和肌皮神经

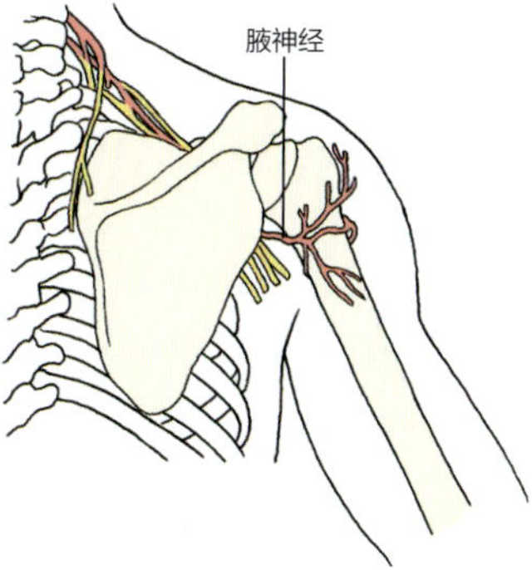

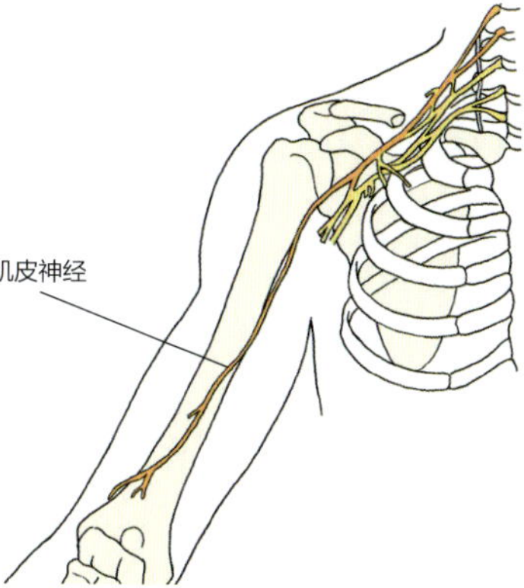

桡神经、正中神经和尺神经

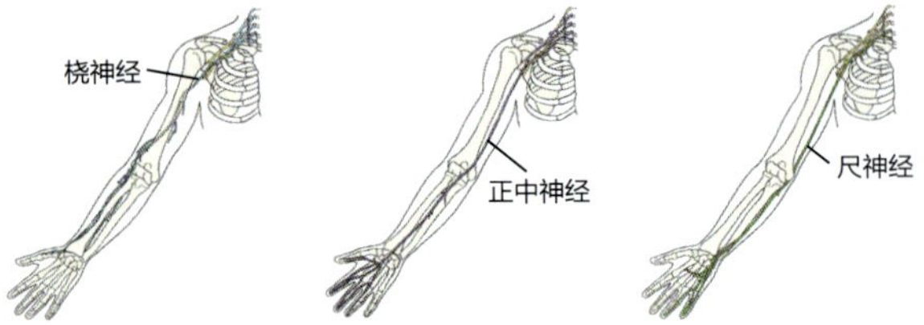

颈部韧带

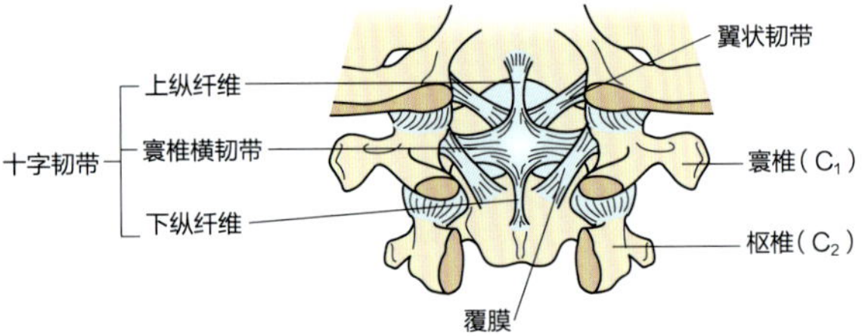

颈部和背部深层肌肉

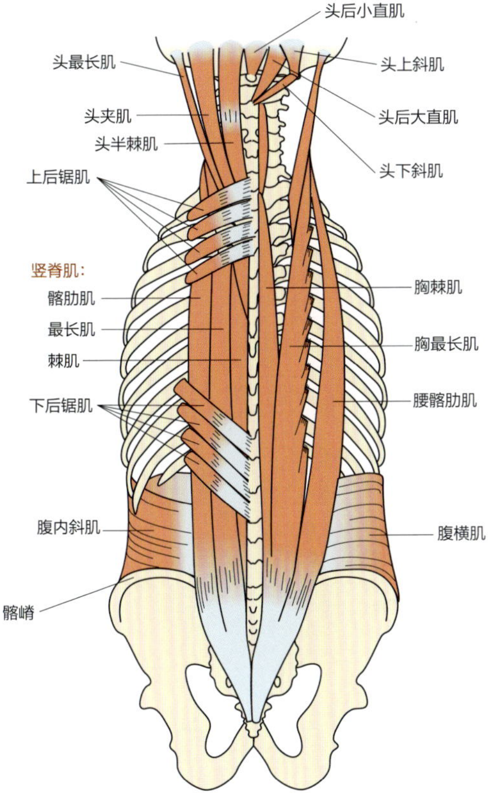

头后小直肌
头最长肌
头上斜肌
头夹肌
头后大直肌
头半棘肌
头下斜肌
上后锯肌
竖脊肌：
髂肋肌
胸棘肌
最长肌
胸最长肌
棘肌
下后锯肌
腰髂肋肌
腹内斜肌
腹横肌
髂嵴

颈部和背部浅层肌肉

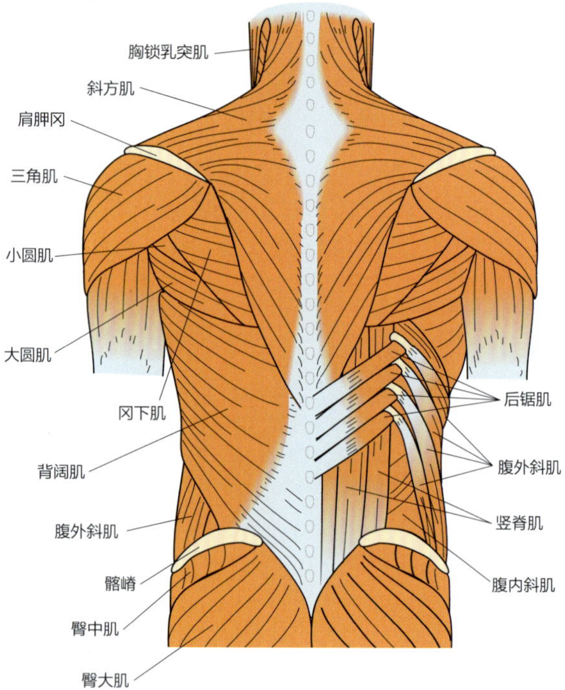
胸锁乳突肌
斜方肌
肩胛冈
三角肌
小圆肌
大圆肌
冈下肌
背阔肌
腹外斜肌
髂嵴
臀中肌
臀大肌
后锯肌
腹外斜肌
竖脊肌
腹内斜肌

腹部肌肉

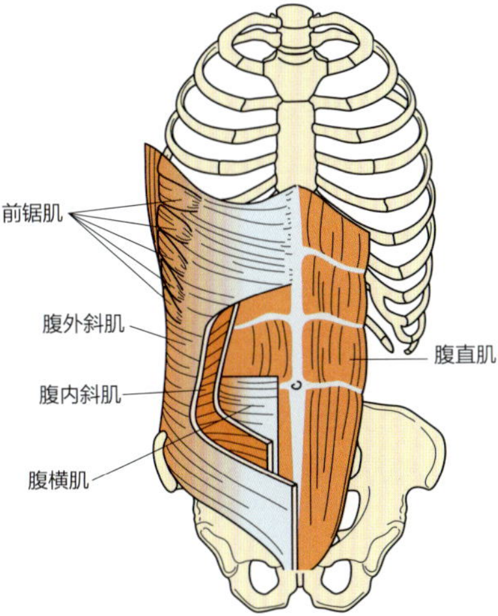

腰骶神经丛

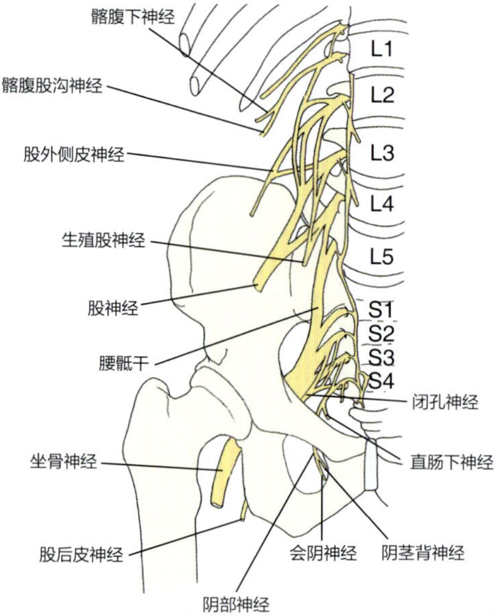

髂腹下神经
髂腹股沟神经
股外侧皮神经
生殖股神经
股神经
腰骶干
坐骨神经
股后皮神经
阴部神经
会阴神经
阴茎背神经
直肠下神经
闭孔神经
L1
L2
L3
L4
L5
S1
S2
S3
S4

股神经、闭孔神经、坐骨神经、胫神经和腓总神经

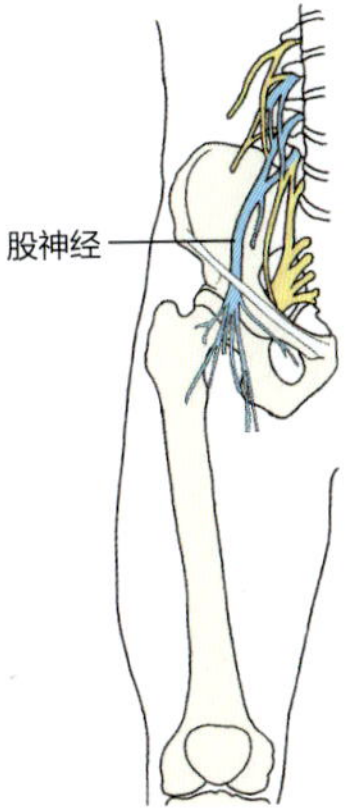

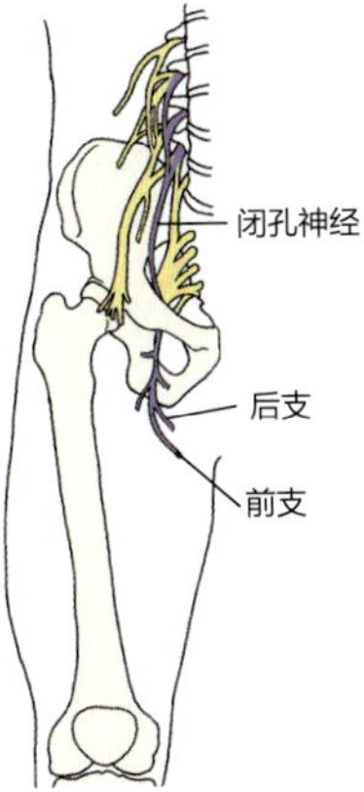

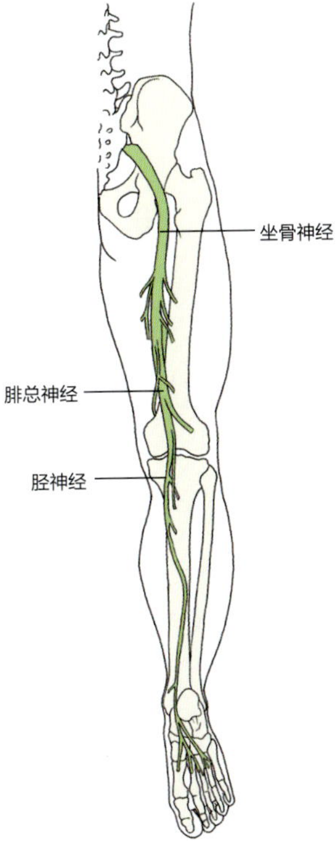

腓深神经和腓浅神经

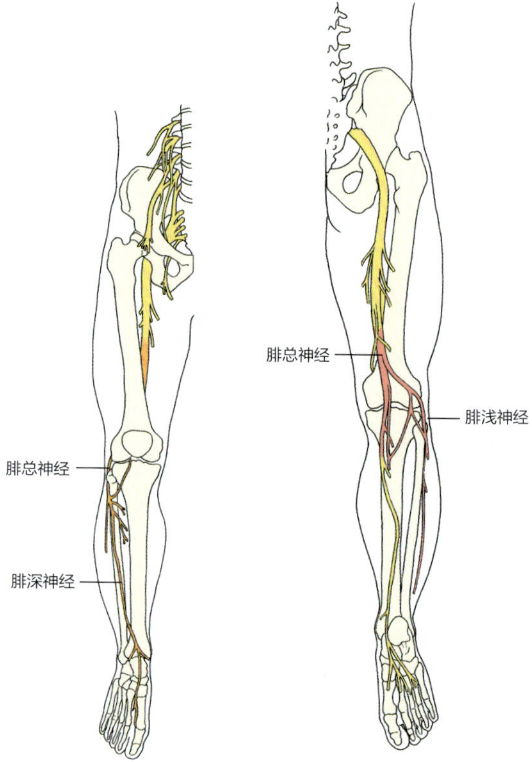

骨盆韧带

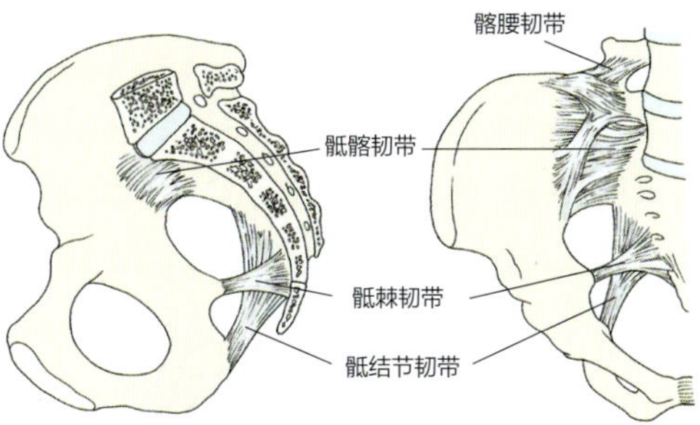

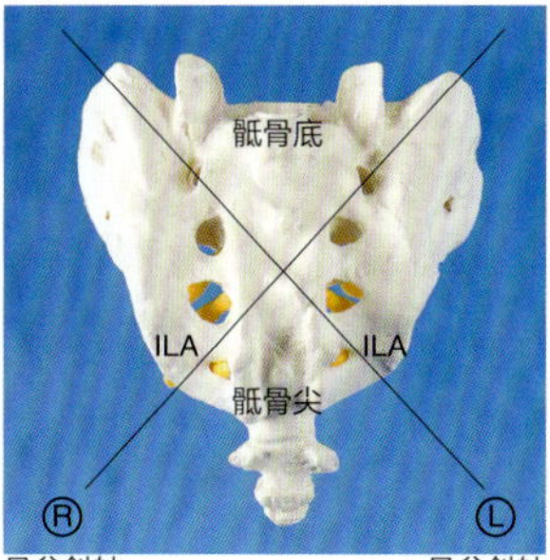

注：ILA= 骶骨下外侧角

快速测试表

慢性疼痛的颈部功能障碍指数	
疼痛强度 __我现在没有疼痛 __我现在疼痛很轻微 __我现在有中度疼痛 __我现在疼痛比较严重 __我现在疼痛十分严重 __我现在的疼痛是可以想象到的最严重的程度	**工作** __我可以完成我想做的工作 __我可以完成日常工作，但无法完成更多其他工作 __我可以完成日常大部分工作，但无法完成更多其他工作 __我无法完成日常工作 __我几乎不能做任何日常工作 __我什么工作都无法完成
生活自理能力（如清洗、穿衣等） __我可以在不引起多余疼痛的情况下照顾我自己 __我只能在引起多余疼痛的情况下照顾我自己 __照顾自己时引起疼痛，行动小心而缓慢 __我需要一些帮助，但能自己完成大部分 __在生活的大部分方面，我每天都需要帮助 __我无法自行穿衣服，洗漱有困难，只能卧床	**注意力** __当我想集中精力时，我可以毫无困难地完全集中精力 __当我想集中精力时，我可以完全集中精力，但有一些困难 __当我想集中精力时，我有比较多的困难 __当我想集中精力时，我有很多的困难 __当我想集中精力时，我有相当多的困难 __我完全不能集中精力
抬举重物 __我可以在不引起多余疼痛的情况下抬起重物 __我可以抬起重物，但会引起多余疼痛 __疼痛使我无法将重物抬离地面，但如果重物在桌子上，我可以完成 __疼痛使我无法将重物抬离地面，但如果重物在方便的位置，我可以完成 __我只能抬起非常轻的物体 __我不能抬起或携带任何物体	**开车** __我可以开车，且无颈部疼痛 __我可以开车，但会有轻微颈部疼痛 __我可以开车，但会有中度颈部疼痛 __我无法在我想开车的任何时候开车，因为有中度颈部疼痛 __我几乎无法开车，因为有严重的颈部疼痛 __我完全无法开车

慢性疼痛的颈部功能障碍指数	
阅读 __我可以完成我想完成的阅读量，且无颈部疼痛 __我可以完成我想完成的阅读量，但会有轻微颈部疼痛 __我可以完成我想完成的阅读量，但会有中度颈部疼痛 __我无法完成我想完成的阅读量，因为有中度颈部疼痛 __我几乎无法阅读，因为有严重的颈部疼痛 __我完全无法阅读	**娱乐** __我可以参加全部娱乐活动，且无颈部疼痛 __我可以参加全部娱乐活动，但会有轻微颈部疼痛 __由于颈部疼痛，我可以参加大部分娱乐活动，但不能参加全部 __由于颈部疼痛，我只能参加小部分娱乐活动 __由于颈部疼痛，我几乎不能进行娱乐活动 __我完全不能参加娱乐活动
头痛 __我一点头痛都没有 __我频繁发作轻度头痛 __我不频繁地发作中度头痛 __我频繁发作中度头痛 __我不频繁地发作严重头痛 __我几乎一直头痛	**睡眠** __我无任何睡眠问题 __我有轻微的睡眠问题（＜1 小时失眠） __我有轻度的睡眠问题（1~2 小时失眠） __我有中度的睡眠问题（2~3 小时失眠） __我有严重的睡眠问题（3~5 小时失眠） __我完全无法入睡（5~7 小时失眠）
得分	
每项以下列方法计分：最上方的选项 0 分，最下方的选项 5 分。每个部分的分数累加计算总分。分数越高，功能障碍越严重。	

Oswestry 腰痛问卷
（Oswestry Low Back Pain Questionnaire）

在每个部分，选择一个最符合你答案的选项。

疼痛强度 __我可以在不用止痛药的情况下耐受疼痛 __疼痛严重，但我可以不使用止痛药 __止痛药可以完全缓解疼痛 __止痛药可以中度缓解疼痛 __止痛药只可以缓解很少一部分疼痛 __止痛药无效，我不使用止痛药	**站立** __我可以站立任意长的时间，不会引起多余疼痛 __我可以站立任意长的时间，但有多余疼痛 __疼痛让我站立难以超过 1 小时 __疼痛让我站立难以超过 0.5 小时 __疼痛让我站立难以超过 10 分钟 __疼痛使我完全无法站立
生活自理（如洗漱、穿衣等） __我可以在不引起多余疼痛的情况下照顾我自己 __我只能在引起多余疼痛的情况下照顾我自己 __照顾自己时引起疼痛，行动小心而缓慢 __我需要一些帮助，但能自己完成大部分 __在生活的大部分方面，我每天都需要帮助 __我无法自行穿衣服，洗漱有困难，只能卧床	**睡眠** __疼痛使我无法安睡 __我只有服药后才能睡好 __即使服药，我每天的睡眠时间也少于 6 小时 __即使服药，我每天的睡眠时间也少于 4 小时 __即使服药，我每天的睡眠时间也少于 2 小时 __疼痛使我完全无法入睡

抬举重物 __我可以在不引起多余疼痛的情况下抬起重物 __我可以抬起重物，但会引起多余疼痛 __疼痛使我无法将重物抬离地面，但如果重物在桌子上，我可以完成 __疼痛使我无法将重物抬离地面，但如果重物在方便的位置，我可以完成 __我只能抬起非常轻的物体 __我不能抬起或携带任何物体	**性生活** __我的性生活正常，不会引起多余的疼痛 __我的性生活正常，但会引起一些多余的疼痛 __我的性生活几乎正常，但非常疼痛 __我的性生活被疼痛严重限制 __由于疼痛，我几乎没有性生活 __由于疼痛，我完全没有性生活
行走 __疼痛不会限制我行走 __疼痛使我行走不会超过 1 英里（1.6 km） __疼痛使我行走不会超过 0.5 英里（0.8 km） __疼痛使我行走不会超过 0.25 英里（0.4 km） __我只能使用拐棍或拐杖行走 __我大部分时间卧床，并且需要爬到厕所	**社交** __我可以正常社交，不会引起多余的疼痛 __我可以正常社交，但会增加疼痛程度 __疼痛严重影响我的社交生活，除了我有极大兴趣的活动（如跳舞） __疼痛限制我的社交生活，我不常外出 __疼痛限制我的社交生活，我无法外出 __由于疼痛，我完全没有社交生活

坐	旅行
__我可以坐在椅子上持继任意时长	__我可以去任何地方旅游，不会引起多余的疼痛
__我只能坐在我喜欢的椅子上任意时长	__我可以去任何地方旅游，但会引起多余的疼痛
__疼痛让我无法坐着超过 1 小时	__疼痛严重，但我能进行超过 2 小时的旅行
__疼痛让我无法坐着超过 0.5 小时	__疼痛将我的行程限制在 1 小时以内
__疼痛让我无法坐着超过 10 分钟	__疼痛将我的行程限制在 30 分钟以内
__疼痛让我完全无法坐着	__疼痛限制我的外出，除了去医院
积分	
每项以下列方法计分：最上方的选项 0 分，最下方的选项 5 分。总分乘以 2	
结果：0~20 分：轻度功能障碍；20 分 ~40 分：中度功能障碍；40 分 ~60 分：严重功能障碍；60 分 ~80 分：残疾；80 分 ~100 分：卧床或症状严重	

Ransford 疼痛图示

指出你现在感到疼痛的位置以及类型。利用下面的符号来标示疼痛。不要标示与你现在受伤或状况无关的疼痛区域。

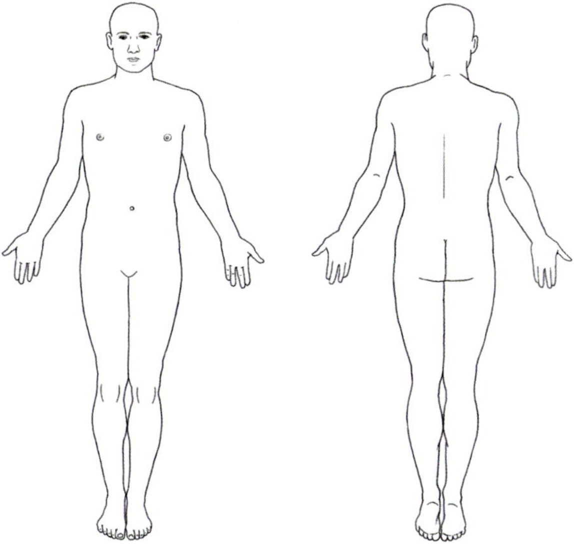

///	刀割痛	XXX	烧灼感
000	针刺痛	= = =	麻木感

Ransford 评分系统：

- 笼统的描述（以下任意一项记 2 分）:
  - 全腿疼痛
  - 腿前部疼痛
  - 腿和膝后部疼痛
  - 大腿周围疼痛
  - 整条腿外侧疼痛
  - 双足疼痛
  - 足部周围疼痛
  - 膝和踝前方疼痛
  - 全腿的分散性疼痛
  - 全腹痛
- 带有疼痛“扩大化”或“放大”的描述（1~2 分）:
  - 背痛放射至髂嵴、腹股沟和会阴前方
  - 图示外的疼痛区域
- 附加的解释、圆圈、线条、箭头（1 分）
- 画出疼痛区域（小区域记 1 分，大区域记 2 分）

说明：大于 3 分被认为是受心理因素影响的疼痛。

记分：

McGill 简短疼痛问卷

说明：阅读下列关于疼痛的描述并以数字分级来标示你对各种疼痛感觉的程度：	
1= 无　2= 轻微　3= 中度　4= 严重	
抽痛（throbbing）	
射击痛（shooting）	
刀戳痛（stabbing）	
锐痛（sharp）	
绞痛（cramping）	
咬痛（gnawing）	
灼热（hot-burning）	
持续地隐隐作痛（aching）	
沉重（heavy）	
压痛（tender）	
裂开一样的（splitting）	
疲倦的 / 筋疲力尽（tiring/exhausting）	
恶心的（sickening）	
可怕的（fearful）	
折磨人的 / 难以忍受的（punishing/cruel）	
记分：____________________	
注：得分越高，疼痛程度越强烈	

加拿大颈椎标准

标准无法应用于下列情况

- 无外伤史
- Glasgow 昏迷评分 < 15
- 生命体征不稳定
- < 16 岁
- 急性瘫痪
- 既往颈椎手术史
- 已知脊柱病史

1. 任何高危因素
   - ≥ 65 岁
   - 肢体感觉障碍
   - 危险的受伤机制
     - 从高于 3 英尺（0.9 m）的高度坠落（5 级台阶）
     - 对头部的轴向负荷（跳水）
     - 机动车时速在 160 km/h，翻车，冲刺
     - 沙滩摩托车事故
     - 自行车撞车

是 → 影像学

否 ↓

2. 任何允许活动范围安全评估的低危因素
   - 任何时候可活动
   - 延迟（非立即的）发生的疼痛
   - 无颈椎中线压痛
   - 坐姿
   - 简单的后轮驱动机动车
     - 交通事故，被公交车或卡车撞到
     - 翻车
     - 被高速机动车撞到

否 → 影像学

是 ↓

3. 可以主动向右或左旋转颈部 45°

不可以 → 影像学

→ 无需影像学检查

统计学：敏感性 = 低 ~ 极高；特异性 = 低 ~ 高

涉及区域

源自内脏的皮肤疼痛涉及区域

内脏	神经节段	涉及区域
咽		同侧耳
心脏	$T_{1\sim5}$	胸骨、颈部
支气管－肺	$T_{2\sim4}$	肩部、胸部、左臂 > 右臂
食管	$T_{5\sim6}$	颈部、手臂、胸骨（乳头高度）
胃	$T_{6\sim10}$	下胸部到上腹部
胆囊	$T_{7\sim9}$	上腹部、肩胛骨下部、胸部 / 腰部
胰	$T_{8\sim9}$	上腰部、上腹部
肾	$T_{10}\sim L_1$	上腰部、脐周区域
膀胱	$T_{11\sim12}$	下腹部、下腰部、腹股沟区

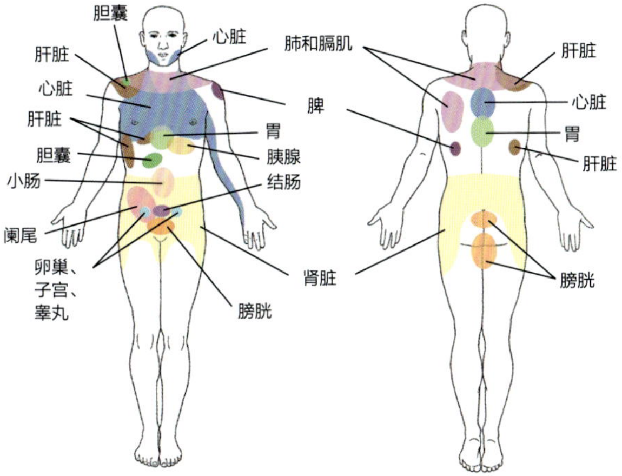

头痛

疼痛类型	可能的疾病
急性	外伤、感染、即将发生的咳嗽变异性哮喘
慢性	眼疲劳、酒精、通气不足
严重强烈	脑膜炎、动脉瘤、脑肿瘤
跳动 / 搏动	偏头痛、发热、高血压、主动脉瓣关闭不全
持续	肌肉收缩
早晨疼痛	鼻窦炎（伴有分泌物）、酒精、高血压、睡姿
下午疼痛	眼疲劳、肌肉紧张
夜晚疼痛	颅内疾病、肾炎
前额	鼻窦炎、肾炎
颞侧	眼或鼻疾病、偏头痛
枕部	椎间盘突出、眼疲劳、高血压
顶部	脑膜炎、便秘、肿瘤
面部	鼻窦炎、三叉神经痛、牙科疾病、肿瘤
刺痛	耳部充盈感、耳鸣、眩晕 = 中耳炎
严重疼痛	发热、Kernig 征（+）= 脑膜炎
严重突发疼痛	血压升高 = 蛛网膜下腔出血
间歇疼痛	波动的意识障碍 = 硬脑膜下血肿

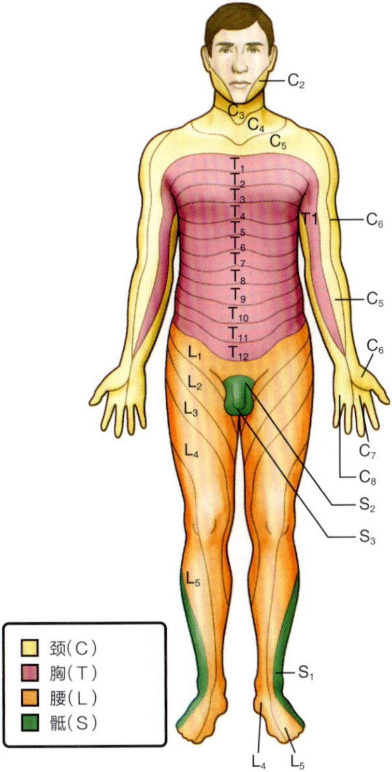
C2
C3
C4
C5
T1
T2
T3
T4
T5
T6
T7
T8
T9
T10
T11
T12
T1
C6
C5
C6
C7
C8
S2
S3
L1
L2
L3
L4
L5
S1
L4
L5
颈(C)
胸(T)
腰(L)
骶(S)

后斜角肌

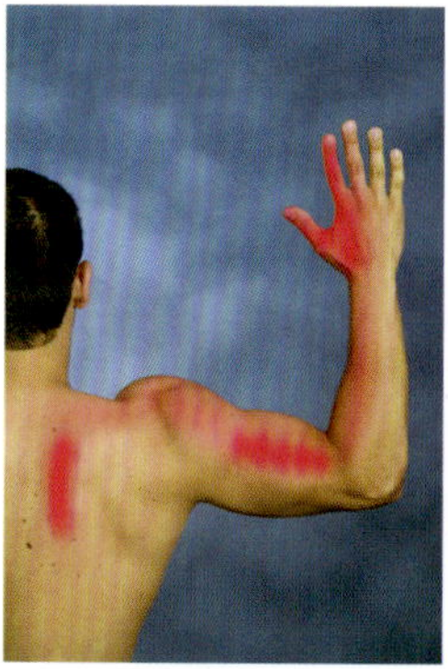

前斜角肌

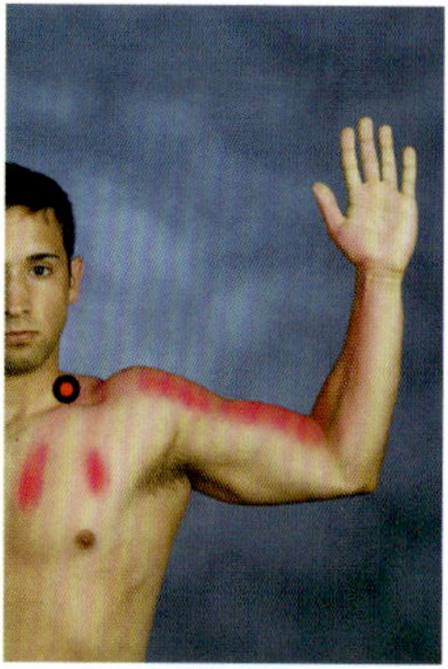

胸锁乳突肌

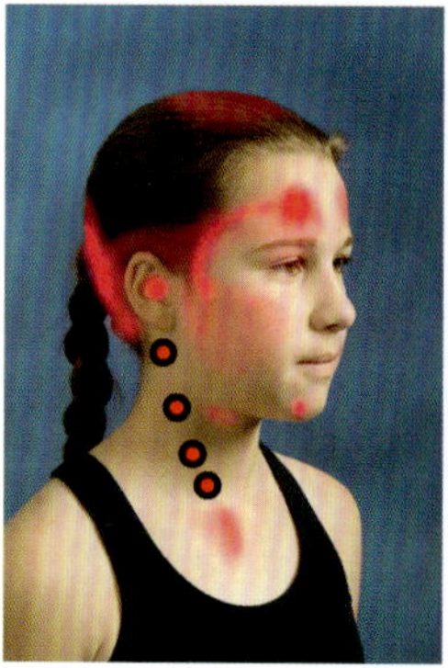

斜方肌

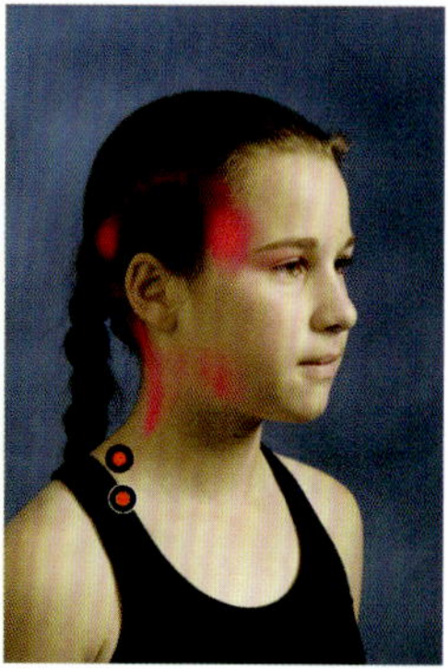

背阔肌

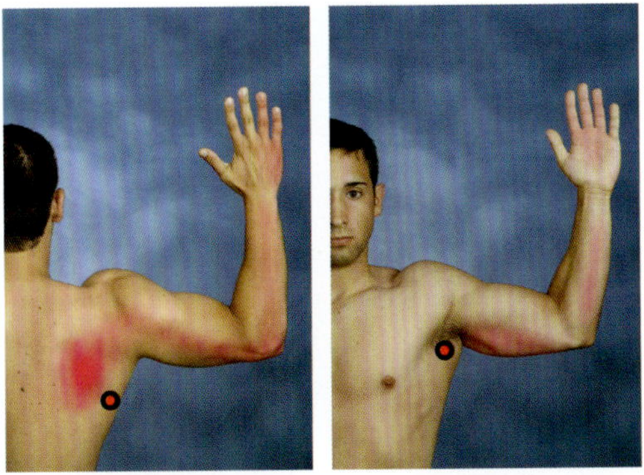

腰方肌

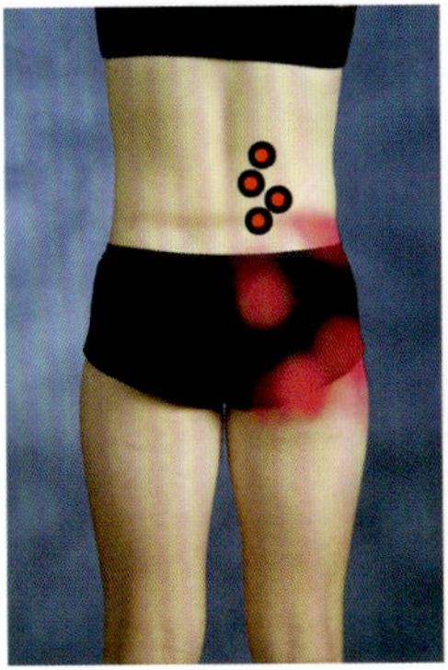

臀大肌

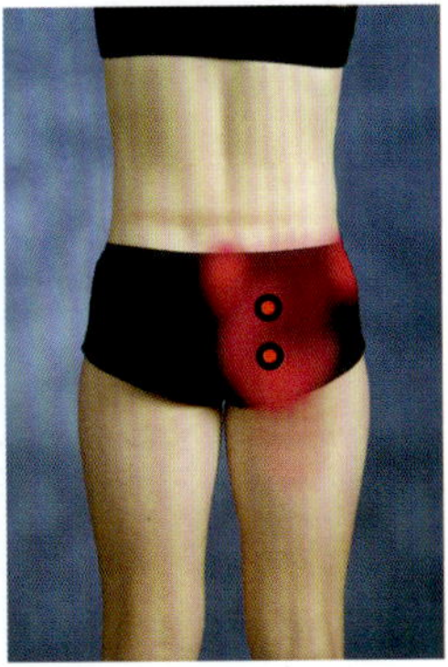

梨状肌

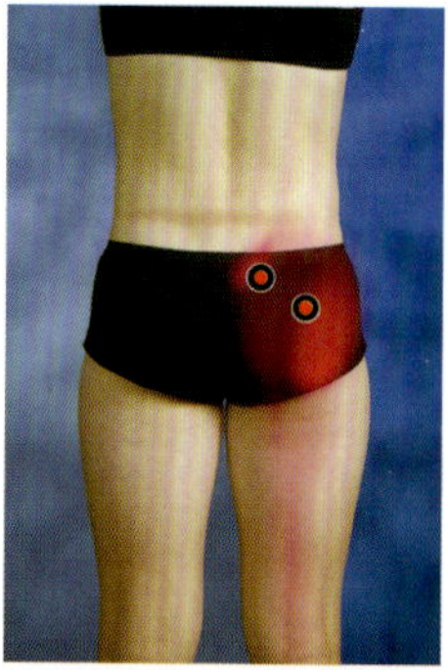

触诊要点

体表标志

脊椎高度	识别策略
C_1	乳突下 1 横指 枕骨隆突下 2 横指
C_2	下颌角 枕骨隆突下 3 横指
C_7	颈部基底（突起的后侧棘突）水平
T_2	肩胛上角和颈静脉切迹水平
T_7	肩胛下角水平
T_{10}	剑突水平
T_{12}	第 12 肋
L_3	脐后水平
L_4	髂嵴
S_2	髂后上棘
尾骨尖	坐骨结节

■ 颈部前方肌肉（内侧和前侧到外侧和后侧）= 胸锁乳突肌的胸骨分支、胸骨舌骨肌、胸锁乳突肌的锁骨分支、锁骨下静脉、前斜角肌、锁骨下动脉、臂丛神经、中斜角肌、后斜角肌、肩胛提肌
■ 颈部后方肌肉（内侧到外侧）= 头直肌、半棘肌、头夹肌、头长肌
■ 胸椎和腰椎后方（内侧到外侧）= 棘肌、最长肌、髂肋肌

影响下肢长度的病变和代偿

下肢增长	下肢缩短
双侧骶髂关节的向前旋转	双侧骶髂关节的向后旋转
髋部伸展	提高 / 屈曲髋部；髋部内旋
髋部外旋	下肢旋转
足旋后	膝关节屈曲
	膝关节内翻 / 外翻
	足旋前

活动范围

颈椎正常活动范围

运动	分段	角度
前屈 / 后伸	枕骨下（结节）	20° ~25°
	中段颈椎	30° ~35°
侧屈	枕骨下（主要在寰枢关节）	20°
	中段颈椎	25°
旋转	枕骨下	35°
	中段颈椎	45°

胸椎和腰椎正常活动范围

胸椎活动	角度	腰椎活动	角度
前屈	20°~40°	前屈＝最大发生在 $L_{4\sim5}$	40°~60°
后伸	15°~30°	后伸	20°~25°
侧屈	25°~30°	侧屈＝最大发生在 $L_{3\sim4}$	15°~35°
旋转	5°~20°	旋转＝最大发生在 $L_4 \sim S_1$	5°~20°

脊柱的骨骼动力学

相互关联的关节运动

基本原则

- 髋关节活动与髋骨活动相偶联
- 腰椎活动与骶骨活动相偶联

关节活动	髋骨	骶骨
屈髋	同侧髋骨向后旋转	∅
伸髋	同侧髋骨向前旋转	∅
髋关节内旋	同侧髋骨内旋或内收	∅
髋关节外旋	同侧髋骨外旋或外展	∅
腰椎前屈	向前旋转	先前倾之后后倾
腰椎后伸	轻微向后旋转	前倾
腰椎旋转	同侧髋骨向后旋转，对侧髋骨向前旋转	同侧前倾
腰椎侧屈	同侧髋骨向前旋转，对侧髋骨向后旋转	同侧骶骨向同侧侧屈，对侧骶骨向对侧侧屈

脊柱的关节动力学

寰枕关节	凹面： 寰椎上表面 凸面： 枕骨	为了帮助前屈： 枕骨向前滚动、向后滑动	为了帮助后伸： 枕骨向后滚动、向前滑动 为了帮助侧屈： 枕骨向对侧滚动
寰枢关节	凹面： 寰椎下表面 凸面： 枢椎上表面	为了帮助前屈： 寰椎以枢椎为轴 为了帮助旋转： 寰椎在枢椎上向同侧旋转	为了帮助后伸： 寰椎以枢椎为轴
颈椎内节段*	在冠状面上，关节面与水平成 45°	为了帮助前屈： 上位椎体的下表面在下位椎体的上表面上向上、向前滑动	为了帮助后伸： 上位椎体的下表面在下位椎体的上表面上向下、向后滑动
		为了帮助旋转： 上位椎体的下表面在同侧向后、向下滑动，在对侧向前、向上滑动	为了帮助侧屈： 上位椎体的下表面在同侧向下、向后滑动，在对侧向上、向前滑动

		为了帮助前凸： 头颈段伸而中下段屈	为了帮助后缩： 头颈段屈而中下段伸
胸椎和腰椎†	胸椎关节面与冠状面平行 腰椎关节面与矢状面平行	为了帮助前屈： 上位椎体的下表面在下位椎体的上表面上向上、向前滑动	为了帮助后伸： 上位椎体的下表面在下位椎体的上表面上向下、向后滑动
		为了帮助旋转： 对侧上位椎体的下表面压在下位椎体的上表面上，同侧上位椎体的下表面与下位椎体的上表面分离	为了帮助侧屈： 上位椎体的下表面在侧屈对侧向上滑动，在侧屈同侧向下滑动

注：* 颈椎向左侧屈和向左旋转是偶联动作；† 腰椎向右旋转和向左侧屈是偶联动作。

姿势

颈部

- 头部前屈增加 = 作用于前侧、颈椎下部和后侧小关节面的压力增大；肩胛提肌可以协助对抗这些压力，但可能导致肌痛或适应性的短缩
- 盂肱关节或肩锁关节不稳定可能引起肩膀前突

弯背（脊柱后凸增加和前凸减少）

- 肩胛骨的休息姿势及盂肱关节活动方式改变
- 伸髋肌群紧张
- 屈髋肌群及下腹部肌无力
- 全身性的力量减弱
- 膝反屈 = 膝关节后部压力增加并压迫膝关节前部
- 骨盆向后倾斜
- 前侧髋关节和后侧胸椎的压力增加、延长
- 后侧髋部韧带和前侧胸椎韧带缩短
- 头部和肩部向前

腰椎前凸

- 屈髋肌群及背部伸展肌群紧张
- 伸髋肌群及腹肌无力
- 骨盆向前倾斜
- 腰椎处剪切应力增加
- 腰椎关节面间压力增加
- 脊椎前韧带受力增加并延长
- 腰椎椎间孔狭窄

平背（脊柱后凸减少和前凸减少）

- 头部向前，骨盆向后倾斜，膝部屈曲
- 屈髋肌群紧张
- 伸髋肌群、背部伸展肌群无力
- 压力集中在髋关节后侧、腰椎前侧和胸椎后侧

神经、肌肉关系

运动节段	神经根	试验动作与肌肉节段	皮肤节段	反射
Occ~C_1	C_1	∅	头顶	∅
$C_{1\sim2}$	C_2	屈颈——头直肌和胸锁乳突肌	颞部、前额、枕部	∅
$C_{2\sim3}$	C_3	颈部侧屈——斜方肌和头长肌	脸颊和颈部	∅
$C_{3\sim4}$	C_4	肩关节上举——肩胛提肌、斜方肌	锁骨和肩胛骨上方	∅
$C_{4\sim5}$	C_5	外展肩——三角肌、冈上/下肌、肱二头肌	手臂前方——肩至第1指基底部	肱二头肌
$C_{5\sim6}$	C_6	屈肘/伸腕——肱二头肌、肱桡肌、桡侧腕长伸肌、旋后肌	手臂前部至前臂外侧，第1、2指	肱桡肌
$C_{6\sim7}$	C_7	伸肘/屈腕——肱三头肌、旋前圆肌、桡侧腕屈肌	前臂外侧，第2、3、4指	肱三头肌
C_7~T_1	C_8	伸拇/尺偏——拇长伸肌、拇短伸肌、尺侧腕屈肌、尺侧腕伸肌	手臂内侧和前臂至第4、5指	肱三头肌
$T_{1\sim2}$	T_1	手内在肌——屈指深肌、屈拇短肌、拇对掌肌	前臂内侧至第5指基底部	∅
$T_{2\sim3}$	T_2	∅	胸肌和肩胛中部至手臂上内侧和肘关节	∅

运动节段	神经根	试验动作与肌肉节段	皮肤节段	反射
$T_{3\sim5}$	$T_{3\sim5}$	∅	上胸部	∅
$T_{5\sim7}$	$T_{5\sim7}$	∅	肋缘	∅
$T_{8\sim12}$	$T_{8\sim12}$	∅	腹部和腰部区域	∅
$T_{12}\sim L_1$	L_1	髂肌	后背至大转子和腹股沟区	∅
$L_{1\sim2}$	L_2	屈髋——腰大肌、髂肌和长收肌	后背至大腿前中部至膝	提睾反射
$L_{2\sim3}$	L_3	伸膝——股四头肌、内收肌	后背和臀部上方至大腿远端前方和膝	内收肌
$L_{3\sim4}$	L_4	踝关节背屈——胫前肌、股四头肌、趾长屈肌	臀部内侧至大腿外侧、胫骨内侧和踇趾	髌反射
$L_{4\sim5}$	L_5	趾伸肌——踇长伸肌、趾长伸肌、臀中/小肌、半膜肌和半腱肌	大腿后外侧，小腿外侧，足背，第1、2、3趾	胫骨后方，腘绳肌内侧
$L_5\sim S_2$	$S_{1\sim2}$	踝关节跖屈和膝关节屈曲——腘绳肌、腓骨肌、小腿三头肌	大腿、小腿后侧，足和足跟外侧	跟腱反射
$S_{2\sim3}$	S_3	∅	腹股沟、大腿至膝关节内侧	∅
$S_{3\sim4}$	S_4	膀胱和直肠	会阴和生殖器	∅

神经组织激发试验（neural tissue provocation tests，NTPT）

正中神经试验（Median Nerve Test）

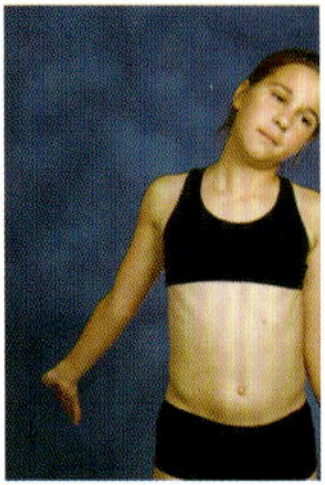

姿势：仰卧位或坐位，向对侧侧屈颈部，下压同侧肩膀

方法：在肩胛骨平面外展上肢，伸肘，前臂旋后，伸腕和手指

说明：试验阳性 = 上肢正中神经分布区的疼痛或感觉障碍

统计学：敏感性 = 极高；特异性 = 低；阳性似然比 = 中；阴性似然比 = 极高

桡神经试验（Radial Nerve Test）

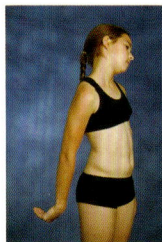

姿势：仰卧位或坐位，向对侧侧屈颈部，下压同侧肩膀

方法：后伸上肢，伸肘，前臂旋前，屈腕，伸手指

说明：试验阳性 = 上肢桡神经分布区的疼痛或感觉障碍

统计学：敏感性 = 高～极高；特异性 = 低；阳性似然比 = 中；阴性似然比 = 中

尺神经试验（Ulnar Nerve Test）

姿势：仰卧位或坐位，向对侧侧屈颈部，下压同侧肩膀

方法：肩关节外展 90°，外旋，屈肘，前臂旋前，伸腕和手指，尝试将手掌放到同侧耳朵处

注意：如果无法外旋或内旋说明有尺神经受累

说明：试验阳性 = 上肢尺神经分布区的疼痛或感觉障碍

统计学：无统计数据

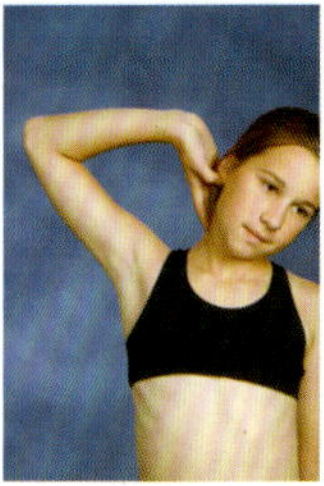 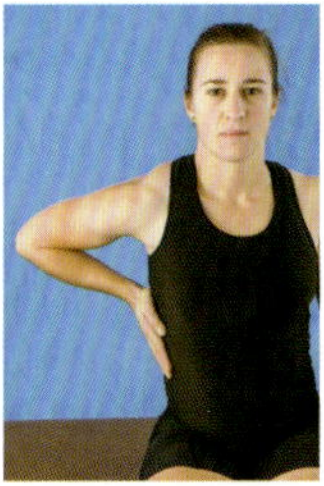

上肢位置	尺神经张力	正中神经张力	桡神经张力
尺神经张力试验	8.71	0.40	3.48
尺神经张力试验 + 内旋	10.00	0.42	3.53
尺神经张力试验 + 旋后	6.14	0.89	3.04
尺神经张力试验 + 水平外展	12.62	0.75	4.14
尺神经张力试验 + 水平外展 + 内旋	11.86	1.08	4.97

测试组：正中神经试验，Spurling 试验，牵拉试验，同侧颈椎旋转 <60°	敏感性	特异性	阳性似然比
任意 2 个试验阳性	39%	56%	0.88
任意 3 个试验阳性	39%	94%	6.1
全部 4 个试验阳性	24%	99%	30.3

Spurling 试验 / 颈部象限征（Spurling Test/Cervical Quadrant Sign）

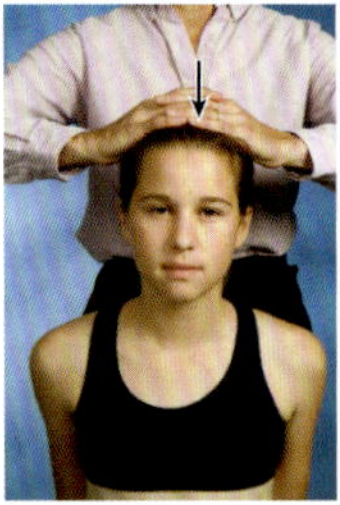

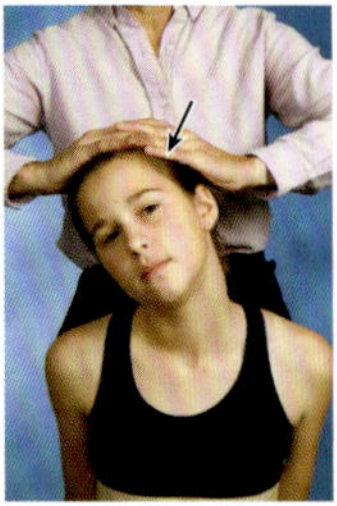

目的：评估神经根和椎间孔（IVF）

姿势：坐位

方法：检查者站在受试者后方，将手指交错置于其头顶并施加轴向负荷，使颈椎稍微伸展并向外侧屈曲

说明：试验阳性 = 产生疼痛或放射痛，提示与椎间孔受压相关的多种器质性改变

统计学：敏感性 = 低～极高；特异性 = 中～极高；阳性似然比 = 中；阴性似然比 = 高

颈椎椎间孔牵拉试验（Cervical Foraminal Distraction Test）

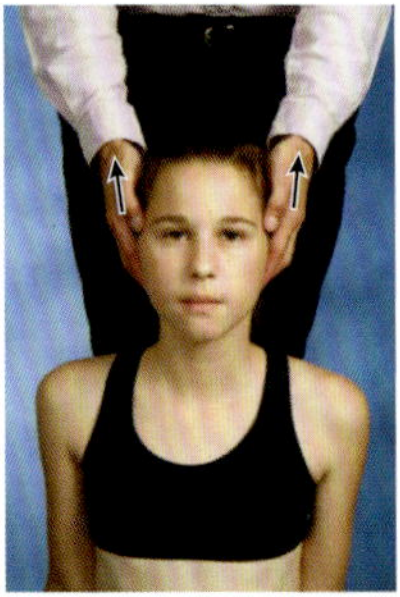

目的：评估颈椎移动性、椎间孔大小和神经根撞击情况

姿势：仰卧位或坐位

方法：轴向牵引受试者头部，使椎间孔增大，关节面压力减小

说明：试验阳性 = 原有症状减轻或症状集中于轴线，表示该方法可缓解神经根受压；疼痛 = 脊椎韧带撕裂、纤维环撕裂 / 炎症、大椎间盘突出、肌肉紧张

统计学：敏感性 = 低；特异性 = 极高；阳性似然比 = 中；阴性似然比 = 中

Bakody 征（BakodyTest）

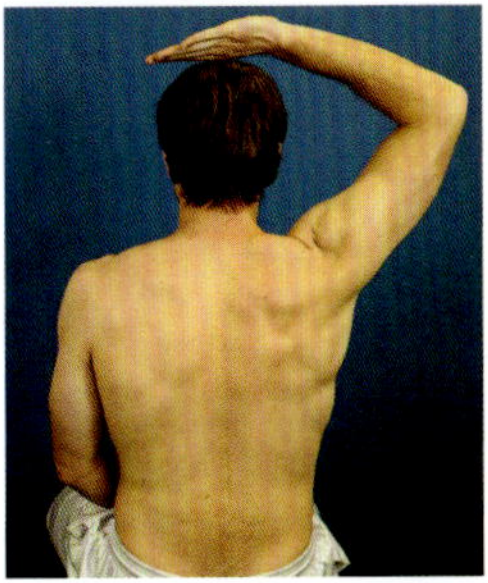

目的：评估是否存在 Cx 或 Cx 神经根病变

位置：坐位

技巧：受试者肩关节外展，将手背放在头顶

说明：试验阳性 = 加重或减轻涉及外展的症状

统计学：敏感性 = 低 ~ 中；特异性 = 高 ~ 极高；阳性似然比 = 中；阴性似然比 = 中

齿状突骨折试验（Odontoid Fracture Test）

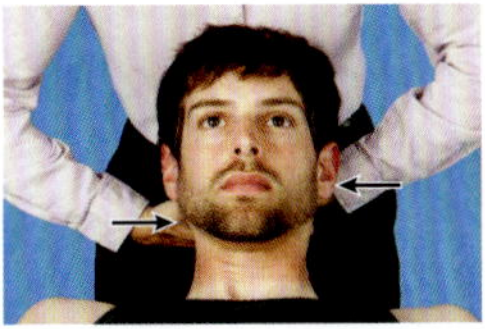

目的：评估齿状突完整性

姿势：仰卧位，测试者示指触诊寰椎侧块

方法：在不同方向施加向内的力

说明：试验阳性 = 侧块移动度增加

统计学：无统计数据

椎动脉试验（Odontoid Fracture Test）

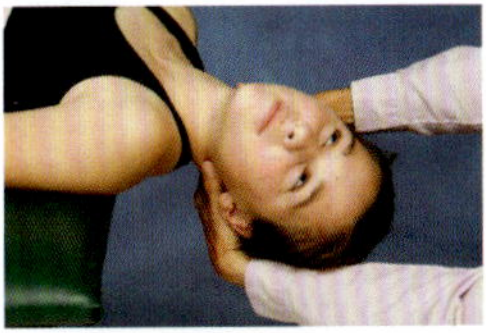

目的：评估颈内动脉的完整性

姿势：仰卧位，将手放在受试者的枕部

方法：被动地伸展和侧屈颈椎，然后旋转向一侧 45° 并维持 30 秒；与受试者保持谈话并监测其瞳孔变化；重复此动作并转向另一侧

说明：试验阳性 = 椎动脉闭塞会阻止正常血流，并引起眼球震颤、眩晕、复视、恶心、耳鸣、神志混乱、单侧瞳孔变化等症状

统计学：无统计数据

颈部扭转试验（Neck Torsion Test）

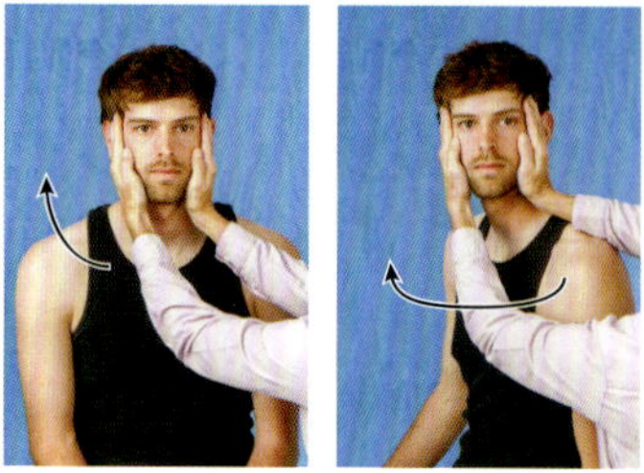

目的：评估脊椎基底动脉缺血情况

姿势：坐在一个旋转凳上

方法：坐在受试者前，双手把持住受试者头部，受试者旋转凳子但头部保持面向前方

说明：试验阳性 = 脊椎基底动脉缺血（VBI）症状；如果本试验阴性，但椎动脉试验阳性，应怀疑位置性眩晕

统计学：无统计数据

Dix-Hallpike 手法（Dix-Hallpike Maneuver）

注意：本试验只在椎动脉试验和韧带试验阴性时进行

目的：评估前庭系统

姿势：坐位，检查者把持住受试者头部旋转 45°，伸展 20°

方法：维持这个姿势，使受试者迅速变为仰卧位，头部在桌子边缘外

说明：试验阳性 = 眩晕、眼球震颤

统计学：无统计数据

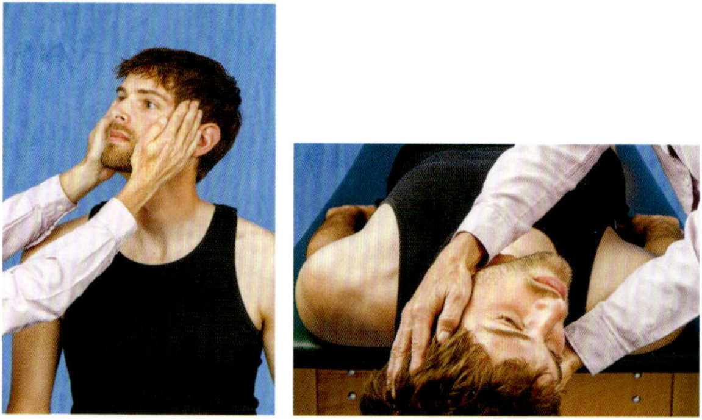

翼状韧带试验（Alar Ligament Test）

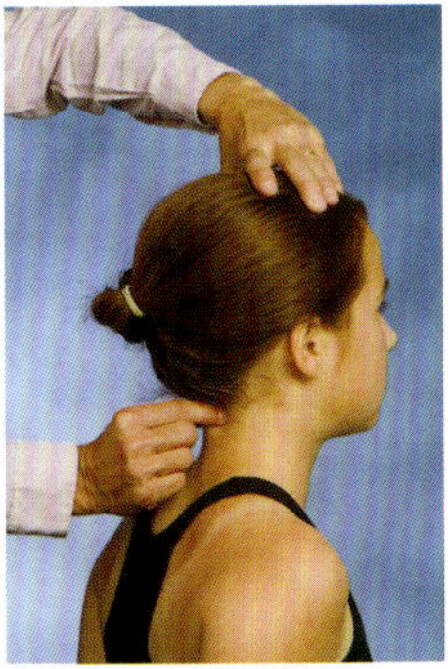

目的：评估翼状韧带的完整性

姿势：仰卧位

方法：触诊 C_2 棘突，轻微侧屈头部

说明：在正常情况下，向右旋转和侧屈会拉紧左侧翼状韧带，而屈曲则会拉紧双侧。因此，棘突应马上移动到侧屈的对侧方向。试验阳性 =C_2 棘突的延迟移动可能提示翼状韧带的病变（最常见于有类风湿关节炎的受试者）

统计学：敏感性 = 中～极高；特异性 = 高～极高；阳性似然比 = 极高；阴性似然比 = 中

横韧带试验（Transverse Ligament Test）

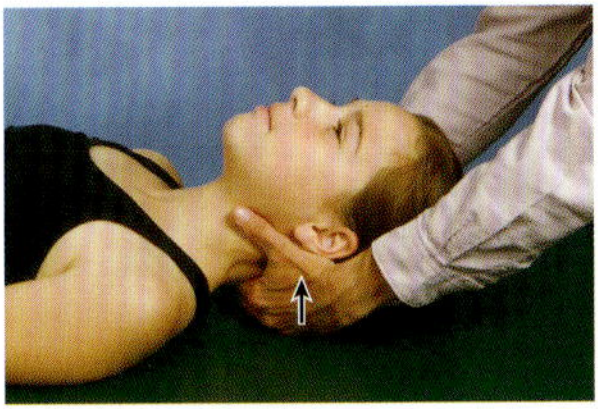

目的：评估十字韧带的横向部分

姿势：受试者仰卧，检查者双手托住受试者头部

方法：通过前后滑动来定位 C_2 的前弓。检查者用拇指从后侧固定 C_2，以另一只手托起受试者头部，使头部向前滑动。这使头和 C_1 在 C_2 上向前滑动，维持 15～30 秒

说明：试验阳性 = 眼球震颤、眩晕、脸部或上肢感觉异常

统计学：敏感性 = 中；特异性 = 极高；阳性似然比 = 极高；阴性似然比 = 中

Sharp-Purser 试验（Sharp-Purser Test）

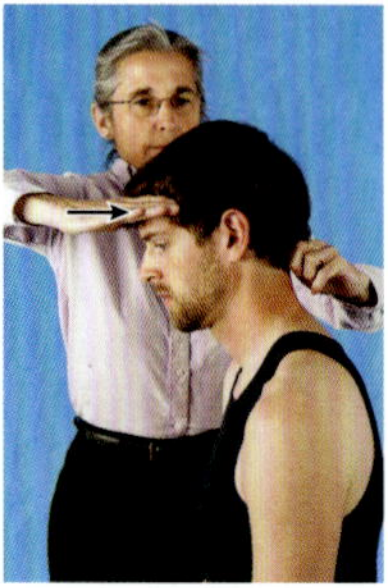

目的：评估寰枢关节不稳定
姿势：坐位，头部屈曲
方法：用拇指稳定 C_2 棘突，另一只手向受试者前额施加向后的力
说明：试验阳性 = 头向后滑动或感觉松软
统计学：敏感性 = 中；特异性 = 极高；阳性似然比 = 极高；阴性似然比 = 中

Aspinall 试验（Aspinall Test）

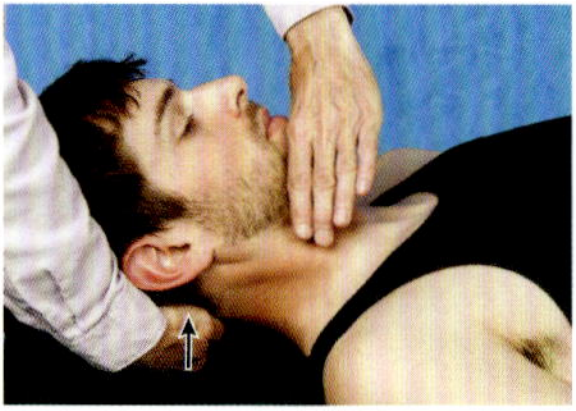

注意：只有当 Sharp-Purser 试验阴性时才进行
目的：评估横韧带的完整性
姿势：仰卧位，在寰椎上稳定枕骨
方法：向寰椎施加向前的力
说明：试验阳性 = 感觉松软或受试者诉有食管压迫感，或脊髓压迫症状
统计学：无统计数据

头颈屈曲试验（Craniocervical Flexion Test）

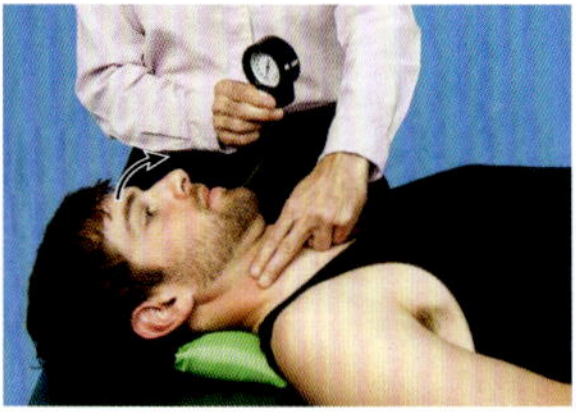

目的：评估颈深屈肌的整体使用效率
姿势：仰卧位，头部中立位
方法：在枕下通过生物传感器或血压计袖带充气至 20 mmHg，嘱受试者点头（像表示同意那样）
说明：试验阳性 = 不能维持压力 10 秒或感到疲劳
统计学：无统计数据

肋骨外侧和前后挤压试验（Lateral & AP Rib Compression）

目的：评估肋骨骨折
姿势：仰卧位
方法：检查者将双手分别放在胸廓的两侧，施压；再用手在胸部前后施压，重复测试
说明：试验阳性 = 因肋骨骨折或肋软骨分离而导致疼痛
统计学：无统计数据

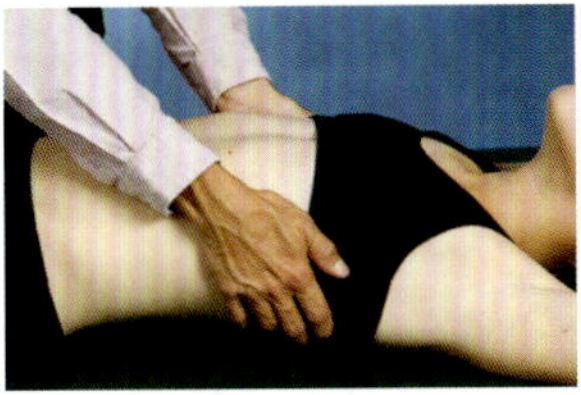

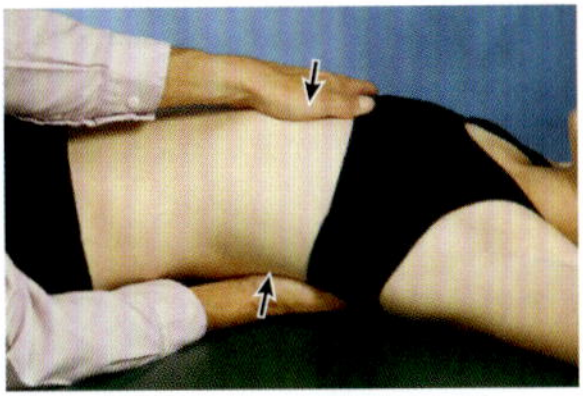

腹横肌试验（Transverse Abdominis Test）

目的：评估腹横肌的力量
姿势：俯卧位，以生物传感器或血压计袖带在肚脐下充气至 70 mmHg
方法：在肋缘下用手法（向脐上和肋下按压）使受试者收紧腹部
说明：试验阳性 = 无法将压力降低 7～10 mmHg 且维持
统计学：无统计数据

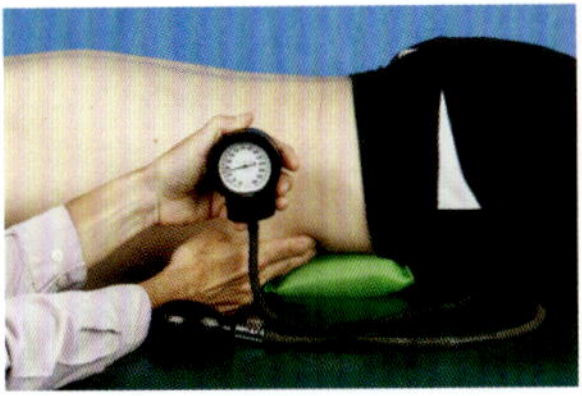

腰方肌试验（Quadratus Test）

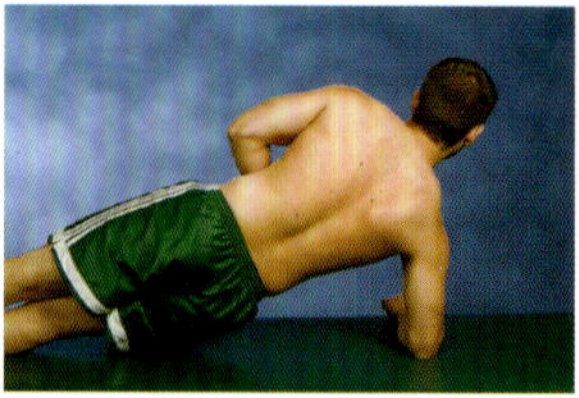

目的：评估腰方肌的肌力
姿势：以手肘支撑同侧侧卧
方法：抬起同侧髋部使背部和下肢形成一条直线
说明：试验阳性 = 无法抬高髋部 = 无力
统计学：无统计数据

弯腰试验（Stoop Test）

目的：评估神经性 vs. 血管性间歇性跛行
姿势：站立位
方法：受试者迅速行走直到出现症状，然后前屈或坐下
说明：试验阳性 = 如果受试者前屈后症状迅速缓解，跛行是神经性的
统计学：无统计数据

自行车试验（Bike Test）

目的：评估神经性 vs. 血管性间歇性跛行
姿势：坐在一个固定的自行车上
方法：以一个先直立后下落的姿势踩踏
说明：试验阳性 = 下落方式骑行时下肢疼痛 / 感觉异常减轻 = 神经性跛行；无改变 = 血管性跛行
统计学：无统计数据

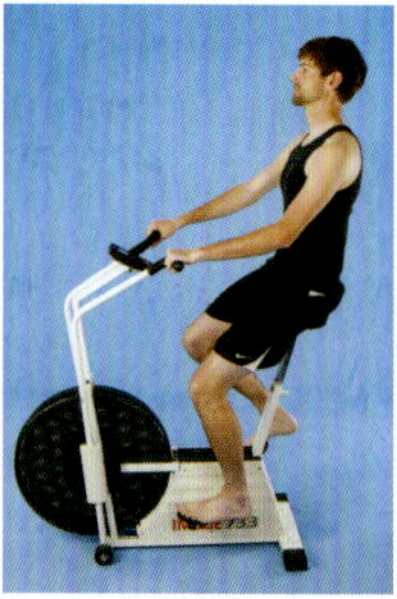

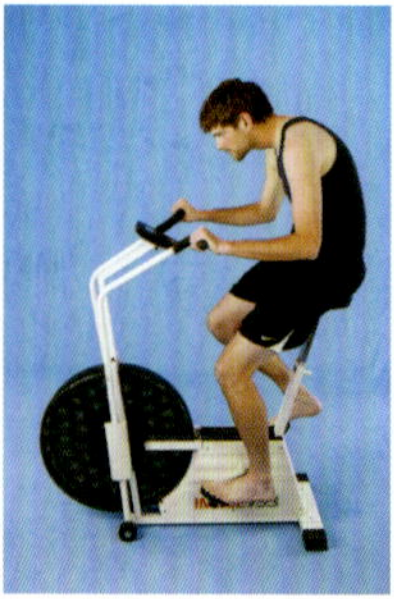

跌坐试验（Slump Test）

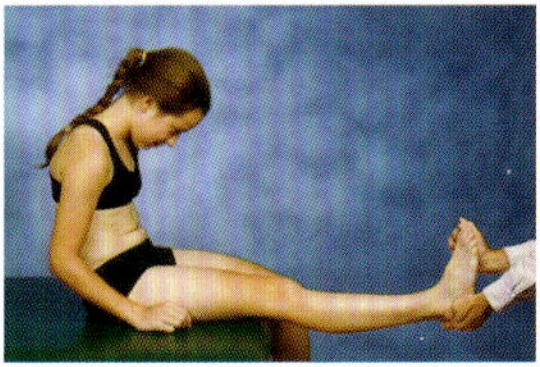

目的：评估神经活动性
姿势：躯干呈跌坐姿势下坐位
方法：颈部维持屈曲，进行一侧下肢的伸膝和背伸，然后在另一侧下肢上重复
说明：试验阳性 = 产生疼痛，双侧对比
统计学：敏感性 = 高 ~ 极高；特异性 = 中 ~ 高；阳性似然比 = 中 ~ 高；阴性似然比 = 极高；阳性预测值 = 低 ~ 极高；阴性预测值 = 高 ~ 极高。伴有膝盖以下疼痛时：敏感性 = 中；特异性 = 极高；阳性似然比 = 极高；阴性似然比 = 中；阳性预测值 = 极高；阴性预测值 = 中

腰椎四象限试验（Lumbar Quadrant Test）

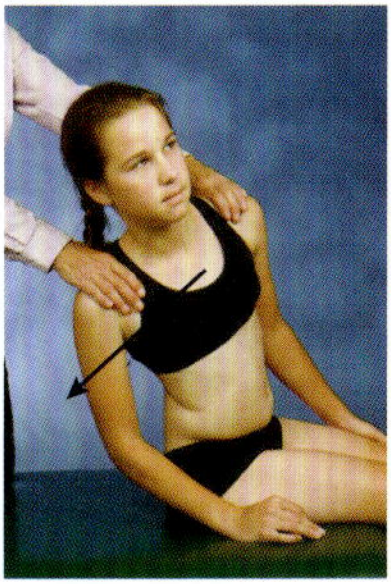

目的：评估神经根和椎间孔
姿势：坐位
方法：协助受试者伸展脊椎并向同侧弯曲，同时使身体转向对侧，并于双肩同时施加向下的压力，在相反方向上重复试验
说明：试验阳性 = 神经根症状是由于神经根受到压迫所致，而局部疼痛表明是小关节病变
统计学：无统计数据

Brudzinski-Kernig 试验（Brudzinski-Kernig Test）

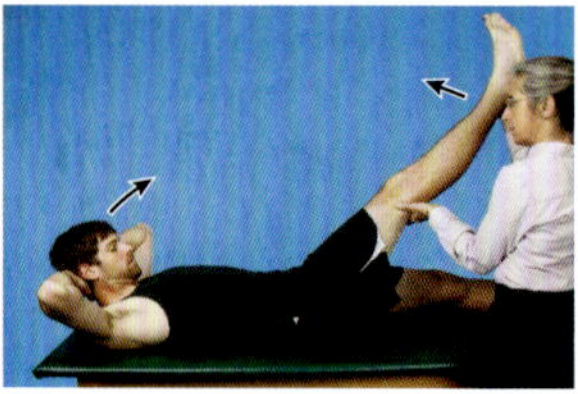

目的：评估硬膜刺激、神经根疾病
姿势：仰卧位，手放在头后
方法：受试者屈颈，进行主动的直腿抬高
说明：试验阳性 = 屈膝时产生症状
统计学：无统计数据

交叉（良腿）直腿抬高测试（Crossed SLR Test）

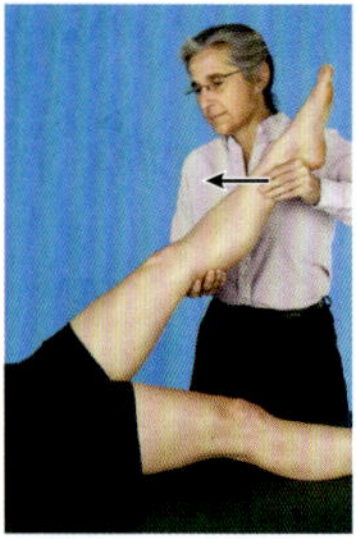

目的：评估神经活动性
姿势：仰卧位
方法：用无症状侧的腿进行主动直腿抬高
说明：试验阳性 = 对侧腿再次出现神经根性疼痛
统计学：敏感性 = 低；特异性 = 极高；阳性似然比 = 极高；阴性似然比 = 中 ~ 极高

交叉（健侧）直腿抬高试验（Crossed SLR Test）

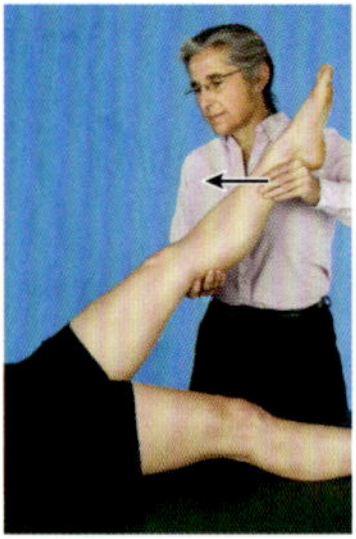

目的：评估下肢神经活动性
姿势：仰卧位
方法：健侧腿行主动直腿抬高
说明：试验阳性 = 对侧腿产生神经根性疼痛
统计学：敏感性 = 低；特异性 = 极高；阳性似然比 = 极高；阴性似然比 = 中 ~ 极高

直腿抬高试验（SLR Test）

目的：评估神经活动性

姿势：基本的直腿抬高试验姿势 = 髋关节屈曲、内收、内旋，膝关节伸展

方法：加上下列各个动作来检查相应的神经

用于检查不同神经的改良动作	检查的神经
A. 足背屈	坐骨神经
B. 足背屈、外翻和足趾伸展	胫神经
C. 足背屈和内翻	腓肠神经
D. 足跖屈和内翻	腓总神经

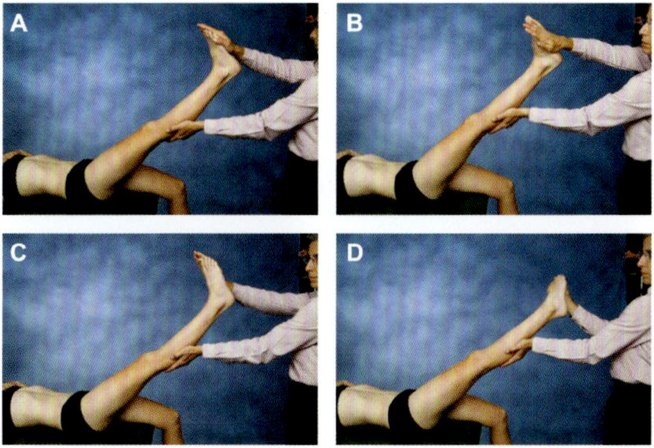

说明：试验阳性 = 产生相关神经症状；正常的直腿抬高 =80°~90°

统计学：$L_{4\sim5}$ 椎间盘突出：敏感性 = 高；特异性 = 高；阳性预测值 = 高；阴性预测值 = 高。$L_5 \sim S_1$ 椎间盘突出：敏感性 = 高；特异性 = 极高；阳性预测值 = 中；阴性预测值 = 极高

俯卧屈膝试验（Prone Knee Bending）

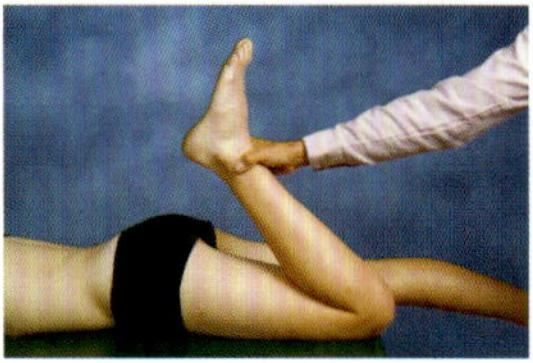

目的：评估神经活动性

姿势：基本的试验姿势=俯卧位，伸髋

方法：加上下列各个动作，来检查相应的神经

说明：试验阳性=产生相关神经症状

统计学：特异性=高

用于检查不同神经的改良动作	检查的神经
屈膝	股神经（$L_{2\sim4}$）
屈膝，内收髋关节	股外皮神经
屈膝，外展并外旋髋关节，背伸并外翻踝关节	隐神经

弓弦试验（Bowstring Test）

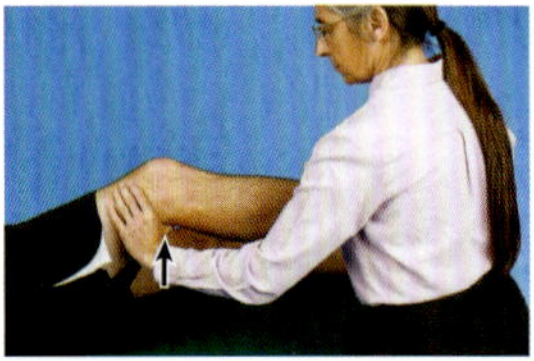

目的：评估坐骨神经张力

姿势：仰卧位

方法：行直腿抬高至患肢疼痛不适后屈膝 20°，在腘窝区域施加压力

说明：试验阳性=触诊腘窝时产生神经根性痛

统计学：无统计数据

脊柱扭转试验（Spine Torsion Test）

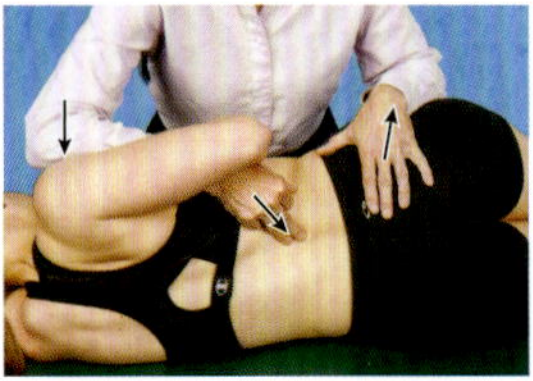

目的：评估脊椎节段稳定性

姿势：侧卧位，稳定住骨盆

方法：在特定脊椎节段扭转躯体，并且在该节段处施加压力

说明：试验阳性=躯体放松并产生相应症状

统计学：无统计数据

Farfan 扭转试验（Farfan Torsion Test）

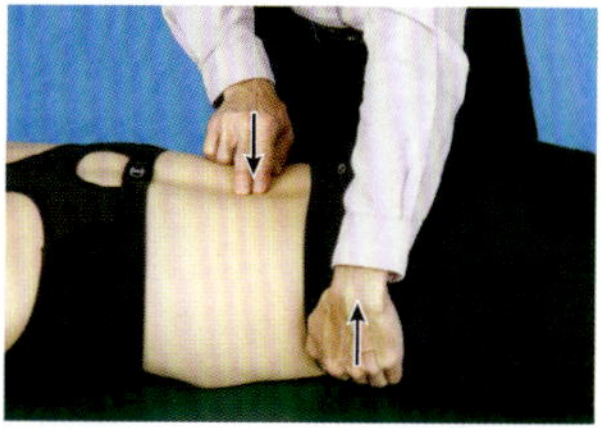

目的：评估脊椎节段稳定性
姿势：俯卧位，并用单手稳定脊椎节段水平
方法：另一只手置于对侧髂骨并向上抬起，使之旋转
说明：试验阳性 = 躯体放松并产生相应症状
统计学：无统计数据

前方不稳定试验（Anterior Instability Test）

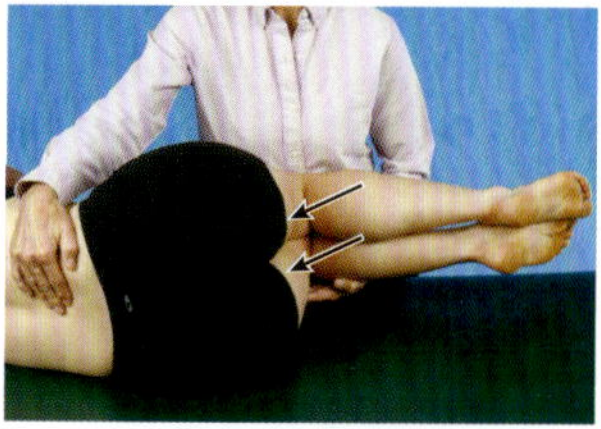

目的：评估脊椎节段稳定性
姿势：侧卧位，屈髋屈膝 90°
方法：触诊被检查脊柱节段的上方节段，并对股骨施加轴向应力
说明：试验阳性 = 节段活动度增加
统计学：无统计数据

后方不稳定试验（Posterior Instability Test）

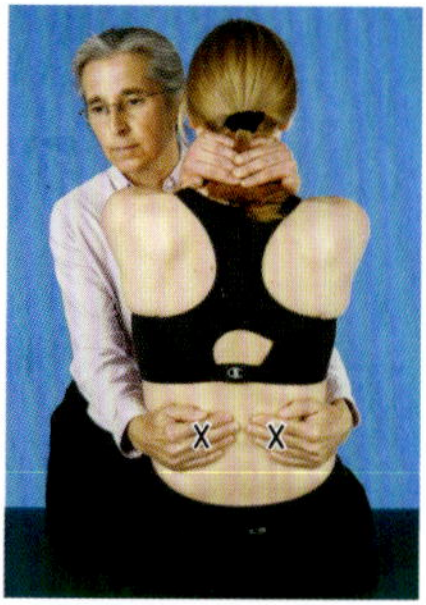

目的：评估脊椎节段稳定性
姿势：坐位，屈肘固定于检查者胸前
方法：检查者双手稳定脊椎节段，利用屈曲的肘关节施加压力
说明：试验阳性 = 节段活动度增加
统计学：无统计数据

Pheasant 试验（Pheasant Test）

目的：评估脊椎节段稳定性

姿势：俯卧位

方法：被动屈膝，在检查节段施加前向应力

说明：试验阳性 = 节段活动度增加，并产生相应症状

统计学：无统计数据

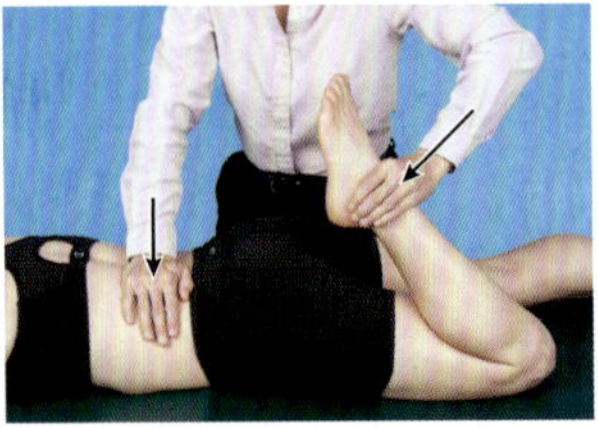

俯卧不稳定试验（ProneInstability Test）

目的：评估腰部稳定性

姿势：俯卧位，弯腰趴在桌沿处

方法：使受试者脚离地或不离地，在腰椎上施加节段性向前活动的压力

说明：试验阳性 = 稳定性降低；脚着地时产生症状，双脚离地时疼痛缓解（肌肉紧张时稳定腰椎节段）

统计学：敏感性 = 中；特异性 = 中；阳性似然比 = 中；阴性似然比 = 中

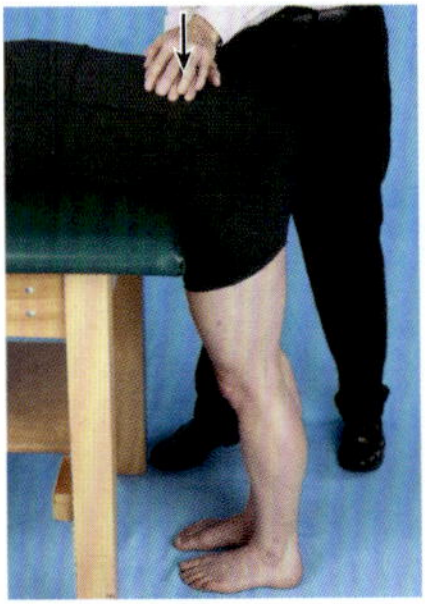

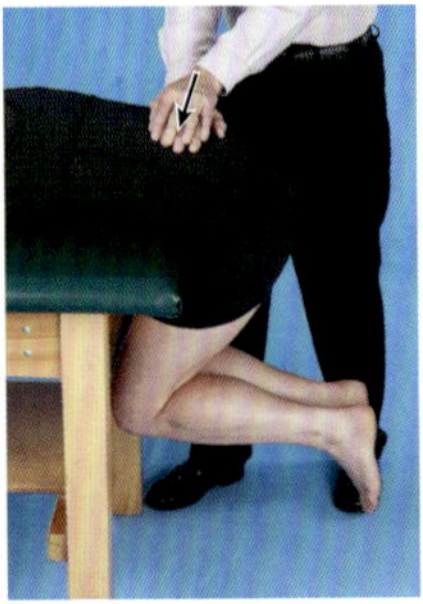

前屈试验（Forward Flexion Test）

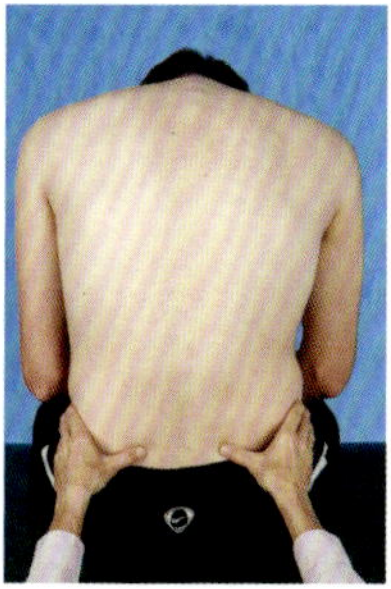

目的：评估髂骨或骶骨的活动度

姿势：站立位或坐位

方法：受试者保持下肢伸直位，向前弯腰，双手触地，检查者触诊髂前上棘

说明：节段运动顺序为腰椎、骶椎、髋骨；试验阳性 = 两侧不对称，病侧活动较多

统计学：敏感性 = 低；特异性 = 高；阳性似然比 = 低；阴性似然比 = 低

仰卧起坐试验（Supine to Sit Test）

目的：评估髂骨位置

姿势：仰卧位，双腿伸直

方法：触诊内踝，同时受试者缓慢坐起（注意坐起时不要扭转躯干）

说明：试验阳性 = 由短变长表示髂骨向后旋转；由长变短表示髂骨向前旋转

统计学：敏感性 = 低；特异性 = 中～高；阳性似然比 = 中；阴性似然比 = 中。当前屈试验、髂后上棘触诊、俯卧屈膝试验、仰卧起坐试验，4 种试验中 3 种阳性时，敏感性 = 高；特异性 = 高；阳性似然比 = 中；阴性似然比 = 高；阳性预测值 = 高；阴性预测值 = 高

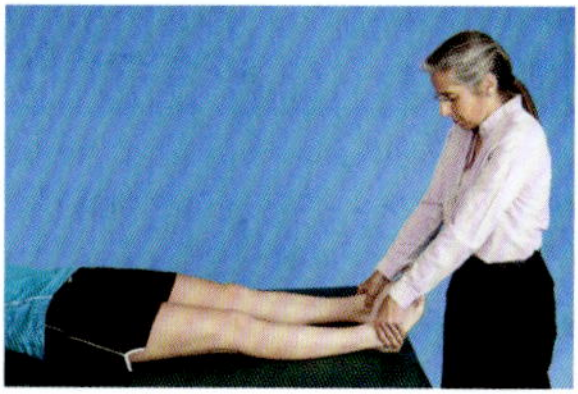

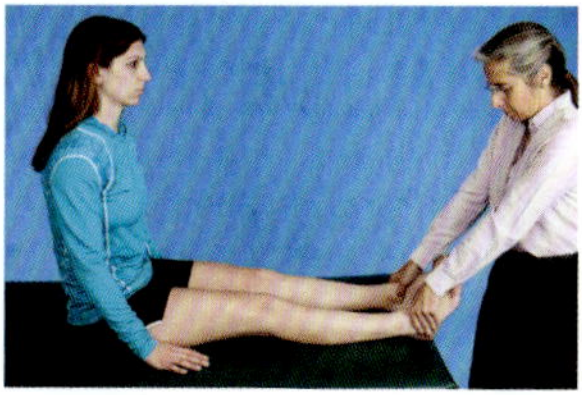

Gillet March 试验（Gillet March Test）

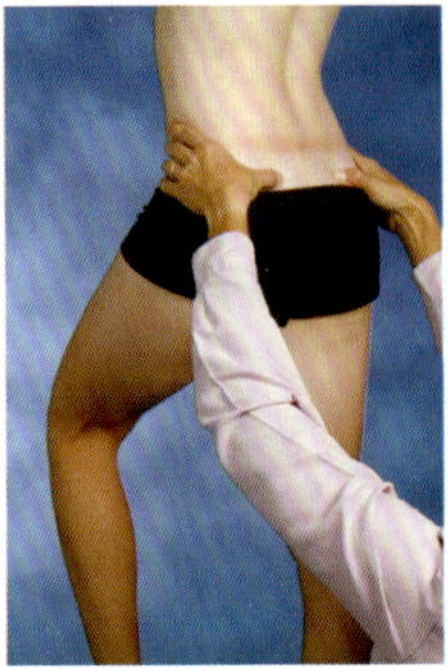

目的：评估髋骨活动度
姿势：站立位
方法：用拇指按压右侧髂后上棘（PSIS）下部，另一拇指于内侧骶骨嵴（S_2 在 PSIS 的高度）时，嘱受试者屈曲右边髋部 90°~120°；对侧重复该检查
说明：正常 = 腰椎左侧弯和右侧旋转应该借由右侧髋骨向后旋转和骶椎向左旋转来完成；阳性 = 不对称的（PSIS）活动、弹响或产生疼痛
统计学：敏感性 = 低；特异性 = 中 ~ 极高；阳性似然比 = 中；阴性似然比 = 中

FAbER（Patrick）试验（FAbER Test）

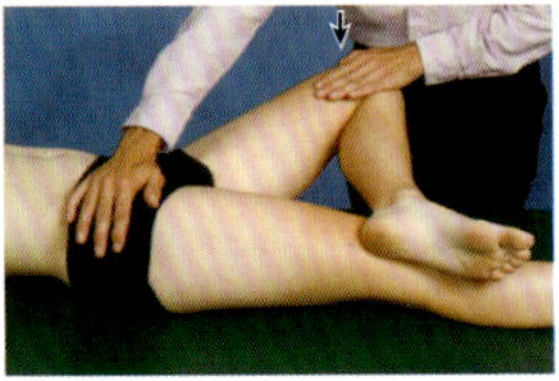

目的：评估骶髂关节异常状态
姿势：仰卧位，被动屈曲、外展、外旋髋关节（“4”字型），将患侧外踝置于健侧膝盖上方
方法：在患侧屈曲的膝关节内侧施加压力
说明：试验阳性 = 髋关节疼痛（关节炎、骨赘、关节囊内骨折）或腰痛（骶髂关节病变）；紧张但无疼痛为（-）；该姿势下产生疼痛可能提示缝匠肌异常；如果膝关节外侧距离平面大于 4 cm 且不对称应怀疑盂唇病变
统计学：敏感性 = 低 ~ 中；特异性 = 低 ~ 极高；阳性似然比 = 低；阴性似然比 = 低 ~ 中

Flare 试验（Flare Test）

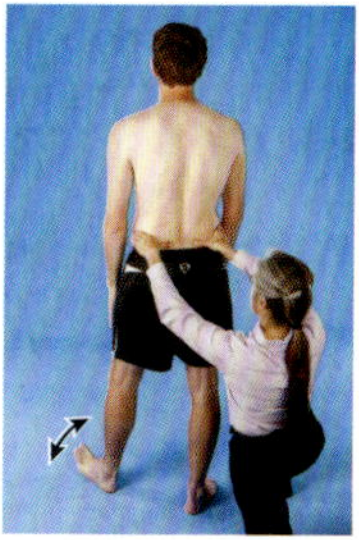

目的：评估骶髂关节病变
姿势：站立位
方法：检查者触诊 PSIS，受试者脚不离地情况下内旋 / 外旋髋关节
说明：试验阳性 = 产生症状
统计学：无统计数据

床边试验（Gaenslen Test）

目的：评估骶髂关节病变
姿势：仰卧位，一侧腿屈髋屈膝贴近胸壁，另一侧腿垂于床边
方法：对两侧膝部施加相反的应力
说明：试验阳性 = 产生症状
统计学：敏感性 = 低～中；特异性 = 低～高；阳性似然比 = 低～中；阴性似然比 = 中

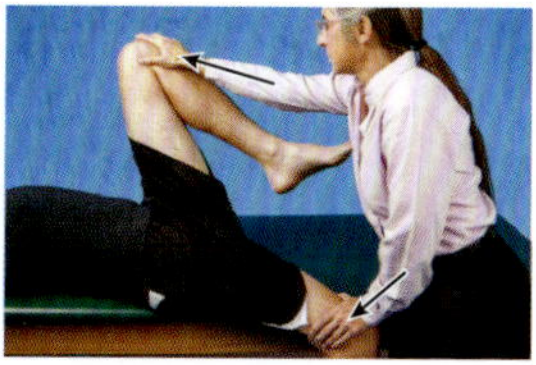

骶髂关节后方挤压试验（前方分离）（SI Posterior Compres-sion Test）

目的：评估骶髂关节病变
姿势：仰卧位，检查者双手交叉置于双侧髂前上棘（ASIS）
方法：在 ASIS 处施加向外的压力
说明：试验阳性 = 骶髂关节产生疼痛
统计学：敏感性 = 低～中；特异性 = 中～极高；阳性似然比 = 低～高；阴性似然比 = 中

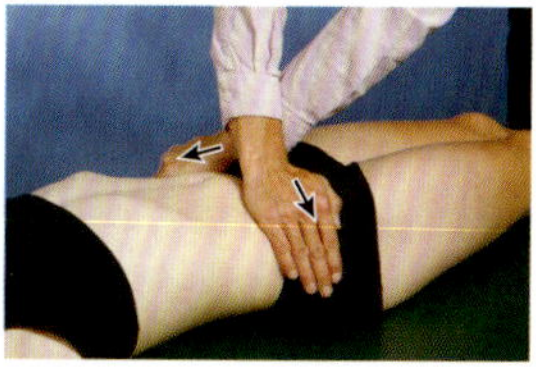

骶髂关节后方分离试验（前方挤压）（SI Posterior Distraction Test）

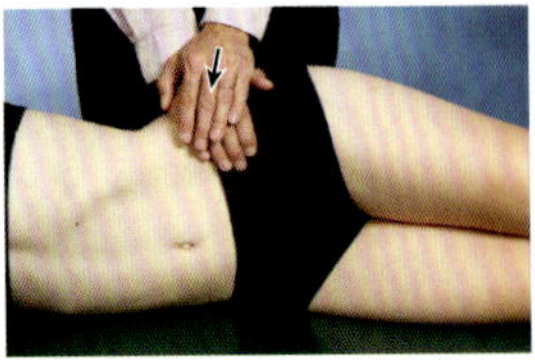

目的：评估骶髂关节病变

姿势：侧卧位

方法：在 ASIS 前部施加向下的压力使骶髂关节后方分离

说明：试验阳性 = 骶髂关节产生疼痛

统计学：敏感性 = 低；特异性 = 高 ~ 极高；阳性似然比 = 中；阴性似然比 = 中

后方剪切试验（posh 试验）

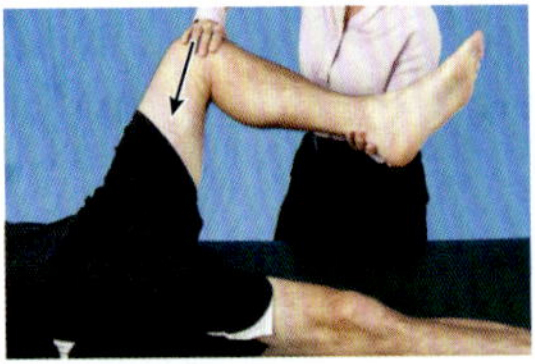

目的：评估骶髂关节病变

姿势：仰卧位，髋关节屈曲、外展、外旋

方法：检查者沿股骨长轴施加轴向应力

说明：试验阳性 = 骶髂关节产生疼痛

统计学：敏感性 = 低 ~ 高；特异性 = 低 ~ 极高；阴性似然比 = 中

Mennell 试验（Mennell Test）

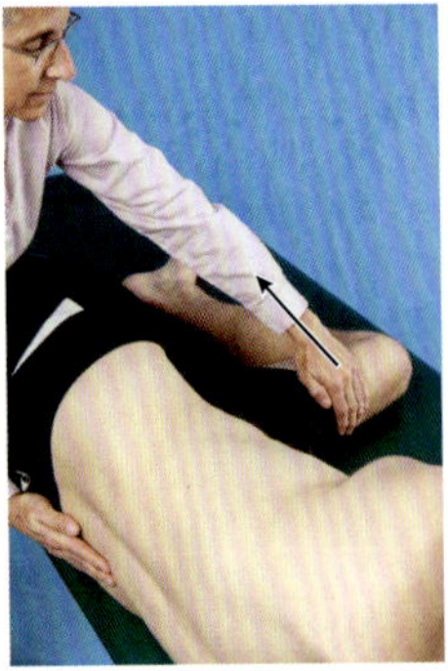

目的：评估骶髂关节病变

姿势：患侧卧位，患肢屈曲贴近胸壁，健侧伸直

方法：一手触诊后侧髂嵴，另一手置于患侧膝关节推动患肢伸直

说明：试验阳性 = 产生症状

统计学：敏感性 = 低 ~ 高；特异性 = 高；阳性似然比 = 中；阴性似然比 = 中

骶髂关节组合试验	敏感性 / %	特异性 / %
站立前屈试验，PSIS 触诊，仰卧起坐试验，俯卧屈膝试验	82	88
后方剪切试验，骶骨挤压，骶髂关节后方分离 / 挤压试验，床边试验	91	78
后方剪切试验，骶骨挤压，骶髂关节后方分离 / 挤压试验	88	78
后方剪切试验，床边试验，FAbER 试验，骶髂关节挤压试验，骶髂关节后方分离试验中 3 项阳性	85	79

俯卧弯膝试验（Prone Knee Bend Test）

目的：评估双下肢长度差异并鉴别骶髂关节位置异常

姿势：俯卧位，双下肢伸直

方法：伸直位评估双下肢长度，屈膝 90° 后再次评估

说明：试验阳性 = 两次评估双下肢不等长；由短变长表示髂骨向后旋转；由长变短表示髂骨向前旋转

统计学：见骶髂关节组合试验：站立前屈试验，PSIS 触诊，仰卧起坐试验，俯卧屈膝试验

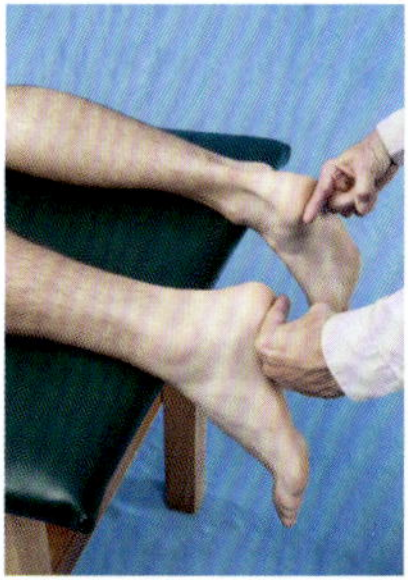

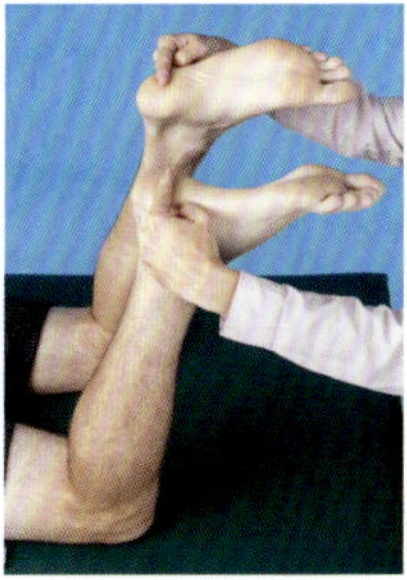

Galeazzi 试验（又名 Allis 征，天际线试验）（Galeazzi Test，AKA Allis Sign, Skyline Test）

目的：评估双腿长度差异

姿势：仰卧位，将受试者的臀部被动固定呈 45°，膝盖固定呈 90°，双脚内踝相互对齐

方法：评估大腿水平和胫骨结节水平

说明：试验阳性 = 如果胫骨结节高度不一致，股骨长度可能不对称（如左下图）；如果膝盖高度不一致，胫骨长度可能不对称（如右下图）

统计学：无统计数据

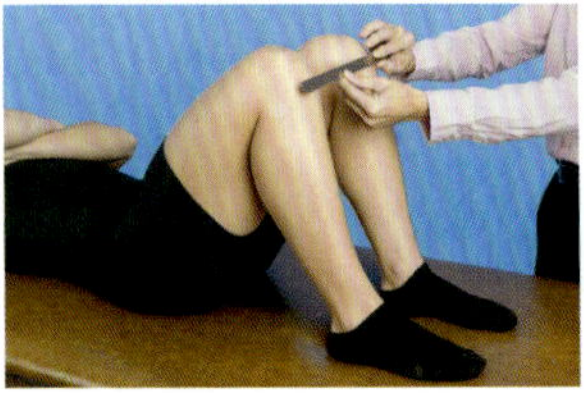

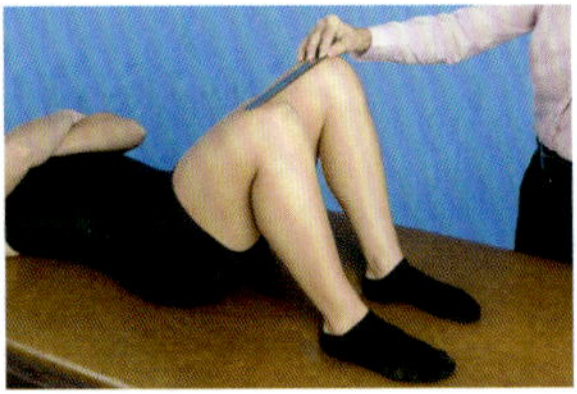

吸尘器试验（Hoover Test）

目的：评估是否为装病

姿势：仰卧位

方法：两手托住受试者双足跟，要求受试者抬起其中一只脚

说明：试验阳性 = 受试者没有抬起脚而且对侧脚没有向下的作用力

统计学：无统计数据

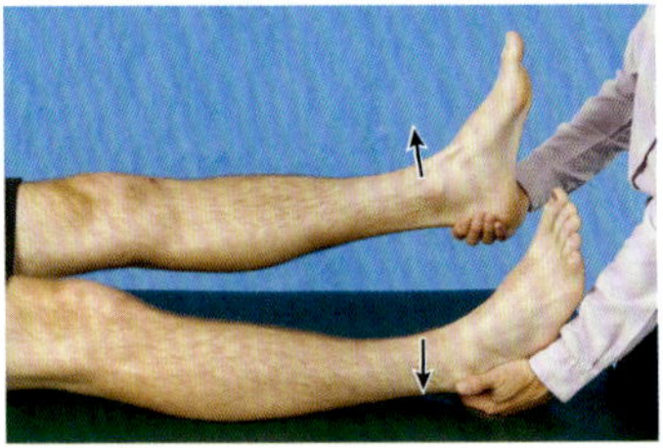

Waddell 非器质性体征

体征	描述
压痛（tenderness）——浅表或非解剖位置	压痛与特定结构无关。可能是浅表的（压在一大片区域上的轻压痛）或一个较大区域上感觉到深压痛（可累及多个脊椎阶段）
刺激试验（stimulation tests）——旋转时的轴向负荷	这些试验具有诊断意义。在受试者头顶施加一个轴向负荷或将肩关节和骨盆向同一方向被动旋转从而诱发腰痛
牵拉试验（distraction tests）——直腿抬高试验（SLR）	通过其他姿势可验证 SLR 阳性结果。为了坐位检测足底反射，检查者需将小腿抬高且需高于仰卧位 SLR
局部障碍（regional disturbances）——无力或感觉减退	当功能障碍（感觉或运动）扩展至无法通过解剖关系解释的身体广泛区域时，受试者在被检测许多主要肌群时可能会出现“腿软”或齿轮性抵抗（cogwheel resistance），或者出现非皮节型的感觉减退（袜套效应）
过度反应（overreaction）	不相称反应：言语表现、面部表情、肌肉震颤、出汗、虚脱、摩擦影响区、情感反应

注：任意 3 个及以上项目出现阳性结果，即决定整体 Waddell 评分。

鉴别诊断

疾病 / 机制	体征 / 症状
斜颈（torticollis）——先天性（7 种类型），其他病因包括半脊椎畸形、咽炎（5~10 岁斜颈的主要病因）、青年型类风湿关节炎、创伤	• 出生后 6~8 周出现症状 • 对侧旋转和同侧侧弯范围变小 • 质硬，无压痛肿胀，约成年人拇指盖大小 • X 线通常无阳性发现 • 并发症：视力问题和（或）反流
臂丛损伤（Brachial Plexus Lesion）（神经病变、灼热痛 / “毒刺”损伤）(Plexopathy，Burner，Stinger)——发生于颈椎的拉伸或压缩或肩部外力下压时	• 上肢刺痛 • 上肢麻木 / 感觉异常 • 一过性乏力，深部腱反射减弱 • 激发试验 = 同侧颈椎（压迫性）侧凸或对侧（拉伸性）侧凸 • 神经组织激发试验（NTPT）阳性 • 经脊髓造影证实
臂丛神经病变（神经丛疾病、烧灼痛、刺痛）——发生于伸展或压迫颈椎或用力下压肩部时	• 上肢剧痛和烧灼痛 • 上肢麻木感 / 针刺感 • 短暂肌肉无力或深反射减弱 • 诱导试验 = 同侧颈部侧弯伴压迫或对侧侧弯（伸展） • NTPT 阳性 • 脊髓 X 线确诊
颈部扭伤（cervical sprain）——创伤或长时间维持同一姿势	• 局限性疼痛，压痛，保护性肌紧张 • 颈部、肩部、肩胛骨区域有肌肉筋膜敏感压痛点 • 颈部活动受限，活动僵硬 • 头痛及姿势改变——头向前倾，驼背 • 除外翼状韧带及横韧带病变 • 除外椎动脉病变 • 深反射正常，X 线通常无阳性发现

续表

疾病 / 机制	体征 / 症状
颈部拉伤（cervical strain）——单一或累积性创伤事件，多见于长期处于错误姿势、超重、缺乏锻炼的 20~40 岁人群	• 收缩或拉伸时出现疼痛 • 久坐、行走、站立时出现疼痛 • 明确压痛点和保护性肌紧张 • 伤后几小时出现疼痛；头痛 • 对侧侧弯及旋转受限（主动 < 被动） • 除外椎动脉病变 • 深反射正常 • 特殊检查阴性，X 线通常无阳性表现
颈椎关节突综合征（cervical facet syndrome）——单一或累积性创伤、退行性椎间盘疾病、年老、姿势不平衡	• 颈椎过度伸展和旋转时出现疼痛 • 肌肉紧张及僵硬 • 运动形式差但无肌无力表现 • 感觉异常但深反射无异常 • NTPT 可能阳性，四象限试验阳性 • X 线通常无阳性表现
颈椎管狭窄（cervical stenosis）——最常见于 30~60 岁人群；男性 > 女性；先天 / 后天，渐进性发作	• 单侧或双侧发病，通常累及多个皮节 • 颈部伸展时疼痛增加，屈曲时疼痛减轻 • 休息后疼痛缓解 • 手部灵活度下降，失去平衡，步态不稳 • 四象限试验阳性 • 狭窄节段的下运动神经元体征，狭窄节段下方的上运动神经元体征 • X 线提示脊柱骨刺、骨赘、后纵韧带和黄韧带骨化
颈椎椎间盘病变（cervical disk pathology）——常见于 $C_{5\sim6}$，通常由于不良姿势或肌肉不平衡导致颈部反复受压所致；最常见于 30~50 岁人群	• NTPT 阳性—正中神经症状伴对侧颈椎侧弯及旋转 <60°，以及颈部屈曲 <50° • 阳性试验：压迫、分离、压肩、Spurling • 相对应皮肤节段感觉改变 • X 线价值不高 • CT 及 MRI 用于鉴别病变发生于髓核还是纤维环

疾病 / 机制	体征 / 症状
肋骨骨折（rib fracture）——机制为直接暴力或虚弱病人咳嗽	• 阳性试验：前后侧和外侧肋骨挤压试验 • 触诊压痛以及深呼吸时疼痛 • 受伤后立即行 X 线结果难以评估
肋软骨炎（costochondritis）——可能由创伤、关节炎、感染或手术引起	• 胸前壁局限性疼痛 • 触诊压痛；咳嗽时疼痛加剧并可能放射到上肢
压缩性骨折（compression fracture）——最常见于 T_{11}~L_2，可能与创伤、骨质疏松有关	• 急性疼痛伴随邻近肌肉紧张 • 伸展及旋转受限 • X 线多有阳性表现
颈椎病（cervical spondylosis）——发病率随年龄增长而增加，但可能与反复创伤、姿势不良、姿势改变、既往椎间盘损伤有关；最常见于 $C_{6\sim7}$	• 活动时疼痛加剧，休息后颈部僵硬 • 主动和被动活动受限；捻发音 • 压迫 / 分离试验阳性 • X 线提示椎间盘高度减小 • 除外骨刺
退行性脊椎炎（spondylosis）/ 关节炎（arthrosis）——退行性改变，通常累及 $C_{5\sim6}$、$C_{6\sim7}$、$L_{4\sim5}$，多见于 60 岁以上人群	• 起病缓慢；疼痛为单侧且随长时间姿势固定而加重 • 伸展时疼痛加剧，屈曲时疼痛减轻，但通常无放射痛 • X 线可确诊；骨刺，关节腔减小，椎间孔狭窄

疾病 / 机制	体征 / 症状
强直性脊柱炎（ankylosing spondylitis/strümpell-marie disease）——累及前纵韧带、椎间盘骨化、胸椎骨关节突关节，最常见于 15~40 岁人群；男性多于女性	• 姿势改变 • 颈部过伸 • 驼背，腰椎前弯 • 髋及膝关节屈曲挛缩 • 夜间痛，肋骨扩展程度减小 • SED 率增加 • 5 个筛检问题： • 晨僵是否超过 30 分钟 • 活动后疼痛是否减轻 • 起病是否缓慢 • 症状是否超过 3 个月 • 符合上述 4 个及以上提示与强直性脊柱炎高度关联
峡部裂（spondylolysis）——峡部外伤或因反复或持续伸展活动导致应力骨折，见于重复创伤（跳台滑雪、体操）；可能有结构方面的致病趋势	• 疼痛主要发生于伸展位 • 间歇性神经症状和体征 • 斜位 X 线可显示无滑移的峡部骨折（“苏格兰犬项圈征”）
脊椎滑脱（spondylolisthesis）——椎体半脱位或继发于长期腰背创伤后的滑脱 反向滑脱（retrolisthesis）——不常见但常于屈曲时出现症状	• L_5 神经卡压性坐骨神经痛 • 晨僵；起床困难 • 躯干伸展时疼痛加剧 • 神经肌肉控制差——“栓压征”（hitching sign）= 屈曲至伸直位需要分两步进行：先伸展腰椎至前屈位，然后伸直髋关节 • 负重时可触及阶梯状畸形，非负重时无 • PIVM（+），压迫试验（+） • X 线前后位及侧位可确诊

疾病 / 机制	体征 / 症状
腰椎关节突关节综合征（lumbar facet syndrome）——多与单一或累积性创伤、退行性椎间盘疾病、年老、姿势不平衡相关	• 疼痛放射至臀部或大腿 • 肌肉紧张 • 主要因压迫产生疼痛；晨僵 • 屈曲时疼痛减轻 • 伸展及同侧侧弯时疼痛加剧；站直困难 • X 线可能提示骨刺（脊椎炎）
腰椎管狭窄（lumbar stenosis）——腰椎椎管渐进性、不可逆的狭窄且起病隐匿；腰痛病史多年；常发生于 50 岁以上人群；男性多于女性	• 站立及行走时钝痛累及腰骶部 • 身体前倾、走上坡路、膝下垫枕、蹲踞姿势或屈曲坐位时疼痛 • 腰痛通常延伸至臀部及大腿近端 • 夜间痛及肌肉痉挛 • 负重及屈曲时感觉异常加重 • 直腿抬高试验及股神经牵拉试验均阴性 • 姿势改变：腰椎前弯减小 • 呼吸、心率及脉搏无改变 • 病变节段出现下运动神经元症状 • 病灶平面以下出现上运动神经元症状（共济失调、反射亢进，屈身试验阳性、本体感觉缺失） • X 线可能提示骨赘或后纵韧带及黄韧带钙化；CT 可能提示椎管内骨质侵入；MRI 可确诊；脊髓 X 线可能提示硬脊膜囊受压程度
腰部扭伤（lumbar sprain）——通常由于脊椎前弯同时伴随旋转或侧弯而导致；常见于 30 岁以下人群	• 单侧腰痛 • 向健侧侧弯及患侧旋转时出现疼痛 • 疼痛仅放射至臀部和大腿

疾病 / 机制	体征 / 症状
腰椎间盘病变（lumbar disk pathology）——通常因为错误的身姿或过度后 / 外侧应力反复作用于腰背部引起；最常见于 30~50 岁人群 注释：见 203 页“腰椎间盘突出的姿态及疼痛”	• 后外侧突出的髓核 　• 第一个出现的体征是腰痛，并逐渐减轻转换成腿痛 　• 椎间盘压力增加致屈曲范围减小 　• 硬脊膜征阳性（喷嚏及咳嗽时疼痛） 　• 直腿抬高试验阳性；腰椎前屈范围减小 　• 站立时向外移位，仰卧时侧移减少 • 外侧突出的髓核 　• 无腰痛；下肢症状与病变节段一致 　• 站立和行走时疼痛，坐位时减轻 　• 直腿抬高试验阴性 • 常规 X 线价值不高（可能仅能发现先前存在的退行性改变）；MRI、CT、脊髓 X 线及椎间盘造影可用于诊断
大转子滑囊炎（trochanteric bursitis）——可能由于对侧臀中肌无力或活动水平的改变 / 增加；直接创伤	• 疼痛放射至臀部及大腿外侧 • 夜间及运动时疼痛加剧 • 大转子处有压痛 • 可能在主动活动时出现“咔嚓”声以及髋关节外展受阻出现疼痛 • 检查双下肢长度有 / 无差异 • X 线通常无阳性表现
坐骨结节滑囊炎（ischiogluteal bursitis）——可能因活动水平改变或增加引起	• 疼痛至臀部及大腿后侧，坐下时更严重 • 坐骨结节处压痛 • 直腿抬高试验及 Patrick 试验均阳性 • X 线通常无阳性表现
梨状肌综合征（piriformis syndrome）——最常见于反复压迫性外力或活动水平改变 / 增加导致；女性多于男性	• 梨状肌触诊压痛 • 同侧腰、臀、下肢疼痛 • 大腿抵抗性外展 / 外旋时疼痛且无力 • 髋关节屈曲、内收、内旋时疼痛

疾病 / 机制	体征 / 症状
骨质疏松症（osteoporosis）——骨质过度再吸收或形成不足导致；危险因素有高龄、低脂低钙饮食、钙离子摄取量低、高咖啡因摄入、长期卧床、酗酒、使用类固醇类药物	• Dowager 驼峰（驼背） • 身高降低（2~4 cm/ 骨折） • 急性局限性背痛（下胸部 / 上腰部） • 疼痛沿肋骨边缘向前放射 • 皮肤脆弱 • X 线无法显示骨质丢失但能提示骨折 • 需骨扫描方可确诊
马尾综合征（cauda equine syndrome）——腰丛神经急性丧失功能；病因有肿瘤、创伤、狭窄、炎症	• 肠道及膀胱控制丧失 • 马鞍区感觉异常 = 肛门、会阴、生殖器 • 下肢多于 1 个神经根的运动功能减退 • 双侧感觉丧失 • 踝部深反射消失 • 性功能障碍

腰椎间盘突出的姿态及疼痛

姿态	突出位置位于神经根内侧	突出位置位于神经根外侧
向同侧倾斜（内侧痛体位）	疼痛减轻	疼痛加重
向对侧倾斜（外侧痛体位）	疼痛加重	疼痛减轻

血管性 vs 神经性跛行

血管性跛行体征和症状		神经性跛行体征和症状
主要发生在 40 岁以上	人群	
双侧——髋部、大腿、臀部至小腿	疼痛位置	单侧或双侧——腰部及臀部
绞痛、酸痛、挤压痛	疼痛描述	麻木、针刺感、灼烧感、无力
无论何种姿势均会疼痛	姿势调节	脊椎屈曲疼痛减轻，伸展加重
强体力活动（上坡）时产生疼痛，但休息几分钟后可缓解	对活动的反应	走路时疼痛加剧，躺着休息时疼痛减轻
下肢脉搏减弱；肤色和肤质改变	脉搏及皮肤	正常脉搏和皮肤
无灼烧感或感觉异常	感觉	下肢灼热感和麻木感

腰椎间盘突出的预后

对结果有利的影响因素		对结果不利的影响因素
• 健侧直腿抬高试验（－） • 脊椎伸展时无下肢疼痛 • 较大的凸出或游离型 • 对类固醇反应（＋） • 无腰椎管狭窄 • 最初 12 周内神经功能障碍逐渐恢复	**临床方面**	• 健侧直腿抬高试验（＋） • 脊椎伸展时疼痛放射至下肢 • 纤维环未破坏的腰椎间盘突出 • 对类固醇反应（－） • 合并腰椎管狭窄 • 神经功能障碍逐渐加重 • 马尾综合征
• 社会精神问题有限 • 个体经营的 • 具有恢复动机的 • 受教育超过 12 年 • 健康程度高 • 无 Waddell 征	**社会精神层面**	• 过度的社会精神问题 • 劳工补偿 • 不具有恢复动机的 • 受教育少于 12 年 • 健康程度低 • 3 个以上 Waddell 征

骶髂关节功能异常的鉴别诊断

诊断	骶骨基底	ILA	腰椎	坐位屈曲试验	坐位下倒试验	骶骨弹力试验
Ⓡ骶部屈曲	Ⓡ加深	Ⓡ变浅 Ⓡ尾部	Ⓡ侧凸	Ⓡ(+)	倒下时Ⓡ基底加深	ⓇILA 弹力在 MTA 上减小
Ⓛ骶部屈曲	Ⓛ加深	Ⓛ变浅 Ⓛ尾部	Ⓛ侧凸	Ⓛ(+)	倒下时Ⓛ基底加深	ⓁILA 弹力在 MTA 上减小
Ⓑ骶部屈曲	Ⓑ加深	Ⓑ加深	生理前倾变小			
Ⓡ骶部伸展	Ⓡ变浅	Ⓡ加深 Ⓡ头部	Ⓛ侧凸	Ⓡ(+)	伸展时Ⓡ基底变浅	Ⓡ骶骨基底在 MTA 上变浅
Ⓛ骶部伸展	Ⓛ变浅	Ⓛ加深 Ⓛ头部	Ⓡ侧凸	Ⓛ(+)	伸展时Ⓛ基底变浅	Ⓛ骶骨基底在 MTA 上变浅
Ⓑ骶部伸展	Ⓑ变浅	Ⓑ加深	生理前倾变大			
Ⓛ/Ⓛ骶部向前扭转	Ⓡ加深	Ⓛ变浅 Ⓡ尾部	Ⓡ侧凸	Ⓡ(+)	倒下时Ⓡ基底加深	ⓁILA 弹力在 LOA 上减小
Ⓡ/Ⓡ骶部向前扭转	Ⓛ加深	Ⓡ变浅 Ⓛ尾部	Ⓛ侧凸	Ⓛ(+)	倒下时Ⓛ基底加深	ⓇILA 弹力在 ROA 上减小
Ⓛ/Ⓡ骶部向后扭转	Ⓛ变浅	Ⓡ加深 Ⓡ头部	Ⓡ侧凸	Ⓛ(+)	伸展时Ⓛ基底变浅	Ⓛ骶骨基底在 ROA 上变浅
Ⓡ/Ⓛ骶部向后扭转	Ⓡ变浅	Ⓛ加深 Ⓛ头部	Ⓛ侧凸	Ⓡ(+)	伸展时Ⓡ基底变浅	Ⓡ骶骨基底在 LOA 上变浅

注：Ⓡ右侧；Ⓛ左侧；Ⓑ双侧；ILA= 下外角 (inferior lateral angle)；ROA= 右斜线轴 (right oblique axis)；LOA= 左斜线轴 (left oblique axis)；MTA= 中横轴 (middle transverse axis)。

骼骶部功能异常的鉴别诊断

诊断	病因	STF	ASIS	PSIS	骶骨沟	软组织 TTP	下肢长度
Ⓡ髋骨前部	臀中肌、臀大肌或腹肌无力，高尔夫球运动	Ⓡ(+)	Ⓡ低	Ⓡ高	Ⓡ浅	ⓁTFL	久坐Ⓡ腿变短
Ⓡ髋骨后部	长时间Ⓡ下肢负重，Ⓡ坐骨着地摔伤，臀中肌无力，腘绳肌腱紧张，右腿短缩	Ⓡ(+)	Ⓡ向前及向上	Ⓡ向下及向后	Ⓛ深	Ⓡ梨状肌和 TFL	久坐Ⓡ腿变长
Ⓡ内张	肌肉不协调，Ⓡ臀中肌无力	Ⓡ(+)	Ⓡ向内	Ⓡ向外	Ⓡ较宽	Ⓡ梨状肌	
Ⓡ外张	肌肉不协调	Ⓡ(+)	Ⓡ向外	Ⓡ向内	Ⓡ较窄		
Ⓡ髋骨上滑			Ⓡ高	Ⓡ高			
Ⓡ髋骨下滑			Ⓡ低	Ⓡ低			

®耻骨上部剪切	坐骨着地摔伤或一腿着地	®(+)	®可能高	®可能高	®浅	髂胫束紧张，内收肌和®股四头肌 TTP	仰卧位至坐位=由短至长
®耻骨下部剪切	下肢短缩，臀中肌无力和(或)髂胫束挛缩	®(+)	®可能低	®可能低		骶髂关节 TTP	

注：SFT= 站姿屈曲试验 (standing flexion test)；PSIS= 髂后上棘 (posterior superior iliac spine)；ASIS= 髂前上棘 (anterior superior iliac spine)；TTP= 触诊压痛 (tender to palpation)。

临床预测规则

情况	干预	规则特点	预测能力
颈部疼痛	胸椎推拿	• FABQPA 评分 <12 • 颈椎伸展 <30° • 抬头时症状不加剧 • 上胸椎后凸减小 • 症状 <30 天 • 肩部以上无症状	≥ 5：阳性似然比 = 无穷大 ≥ 4：阳性似然比 =12 ≥ 3：阳性似然比 =5.5 ≥ 2：阳性似然比 =2.1 ≥ 1：阳性似然比 =1.2
颈部疼痛	颈椎推拿	• 颈部功能障碍指数评分 <11.50 • 颈部伸展时疼痛无加剧 • 症状双侧出现 • 工作无须久坐（>5° / 天） • 颈部活动好转 • 脊髓炎不累及神经根	≥ 5：阳性似然比 = 无穷大 ≥ 4：阳性似然比 =5.33 ≥ 3：阳性似然比 =1.93 ≥ 2：阳性似然比 =0.20 ≥ 1：阳性似然比 =0.07
颈部疼痛	颈椎牵引及锻炼	• ≥ 55 岁 • 正中神经 NTPT 阳性 • 颈部分离试验阳性 • 肩部外展试验阳性 • 外周性低位 $C_{4\sim7}$ 活动性试验	≥ 4：阳性似然比 =23.1 ≥ 3：阳性似然比 =4.8 ≥ 2：阳性似然比 =1.4 ≥ 1：阳性似然比 =1.2
腰痛	机械牵引	• FABQW 评分 <21 • 无神经功能障碍 • >30 岁 • 无体力劳动	=4：阳性似然比 =9.4 ≥ 3：阳性似然比 =3.0 ≥ 2：阳性似然比 =1.8 ≥ 1：阳性似然比 =1.0

腰痛	腰椎推拿	● 症状 <16 天 ● 单侧髋部内旋 >35° ● 膝关节以上无症状 ● FABQW 工作量表评分 <19 ● ≥ 1 个低活动度腰椎节段弹力试验阳性	≥ 5：阳性似然比 = 无穷大 ≥ 4：阳性似然比 =24.4 ≥ 3：阳性似然比 =2.6 ≥ 2：阳性似然比 =1.2 ≥ 1：阳性似然比 =1.0
腰痛	腰椎推拿	● 症状 <16 天 ● 膝关节以上无症状	≥ 2：阳性似然比 =7.2
腰痛	稳定化运动	● <40 岁 ● 直腿抬高试验 >90° ● 俯卧位不稳定试验阳性 ● 异常活动存在	≥ 3：阳性似然比 =4.0 ≥ 2：阳性似然比 =1.9 ≥ 1：阳性似然比 =1.3
腰痛	骶髂关节功能障碍	● 分离试验阳性 ● 压迫试验阳性 ● 后方剪切试验阳性 ● 床边试验阳性 ● 骶骨挤压试验阳性	≥ 3：阳性似然比 =4.29 ≥ 3：阳性似然比 =0.80
腰痛	骶髂关节功能障碍	● 分离试验阳性 ● 压迫试验阳性 ● 后方剪切试验阳性 ● Patrick 试验阳性 ● 床边试验阳性	≥ 3：阳性似然比 =4.02 ≥ 3：阳性似然比 =0.19
急性腰痛	椎体骨折	● 女性 ● >70 岁 ● 显著创伤 ● 长时间使用类固醇激素	≥ 3：阳性似然比 =218.3 ≥ 2：阳性似然比 =15.5

解剖

膝关节（前面观）

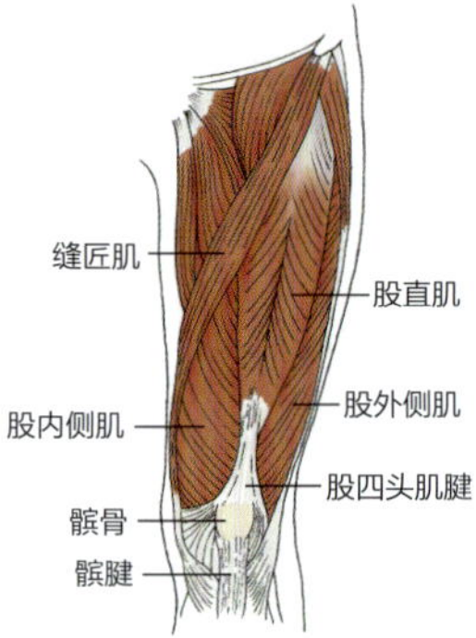

膝关节（后面观）

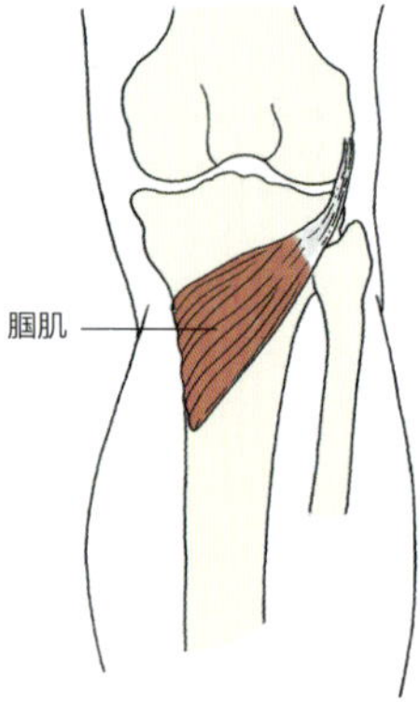

膝关节（内侧观）

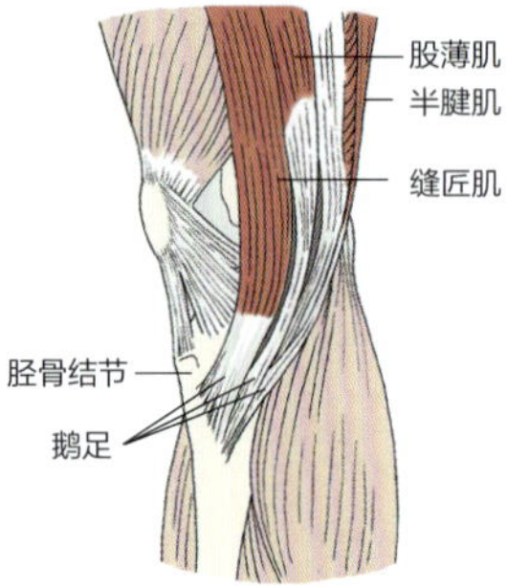

快速测试表

西安大略和麦克马斯特大学骨关节炎指数（WOMAC）

提示：请在各类活动中根据下列困难程度的等级来评分：0= 没有；1= 轻微；2= 中度；3= 非常；4= 极度		
疼痛	走路	
	爬楼梯	
	夜间	
	休息	
	负重	
僵硬	晨僵	
	僵硬在一天中较晚时间出现	
身体功能	下楼梯	
	上楼梯	
	由坐位至站立	
	弯腰	
	平缓路面行走	
	进 / 出汽车	
	购物	
	穿袜子	
	躺在床上	
	脱袜子	
	起床	
	进 / 出浴室	
	坐位	
	进 / 出厕所	
	重体力家务	
	轻体力家务	
总分：		
评分：各个项目的积分总和。积分越高，能力丧失程度越严重		

Lysholm 膝关节评分系统

下列哪些项最能描述你今天的膝关节功能?		
跛行	无	5
	轻度或周期性	3
	严重且持续	0
支撑物	无	5
	需手杖或拐杖	2
	无法负重	0
交锁	无	10
	卡住的感觉但无交锁	6
	偶尔	2
	频繁	0
不稳定	从不腿软	25
	体育锻炼时极少出现	20
	体育锻炼时频繁出现	15
	日常生活中偶尔出现	10
	日常生活中经常出现	5
	每一步都出现	0
疼痛	无	25
	重体力活动中间断出现	20
	重体力活动时显著	15
	步行超过 2 km（1.2 英里）时显著	10
	步行少于 2 km（1.2 英里）时显著	5
	持续	0
肿胀	无	10
	重体力劳动后出现	6
	普通活动后出现	2
	持续	0

上下楼梯	无障碍	10
	轻度障碍	6
	一步一个台阶	2
	完全不能	0
下蹲	无障碍	5
	轻度障碍	4
	屈膝不能超过 90°	2
	完全不能	0
总分：		
评分：各个项目分数的总和。积数越高，膝关节功能越好		

涉及区域

肌肉疼痛涉及区域

股直肌

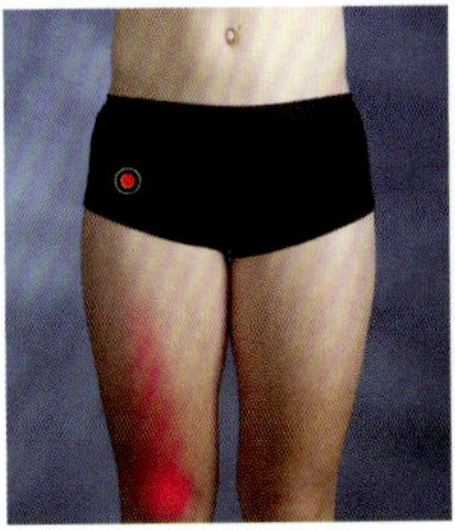

股四头肌

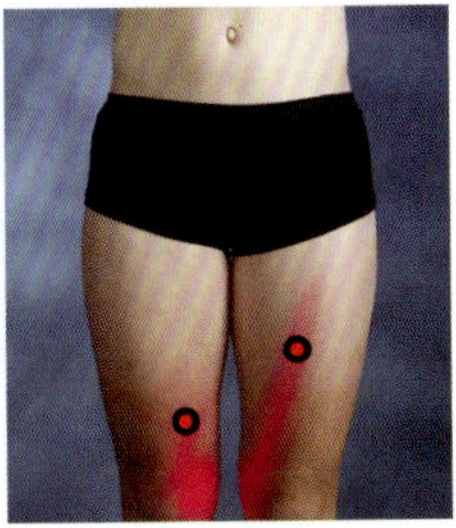

腘绳肌

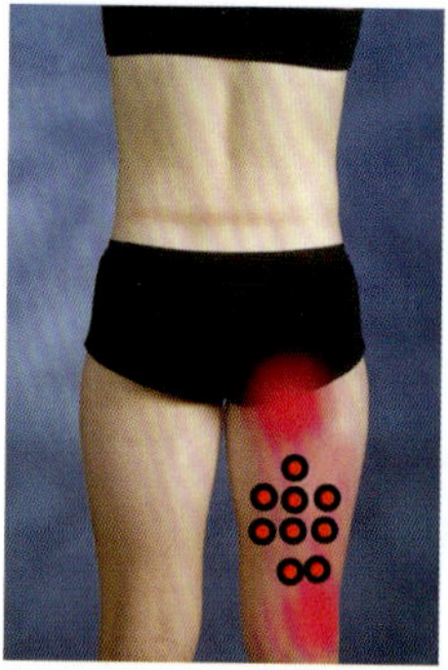

阔筋膜张肌

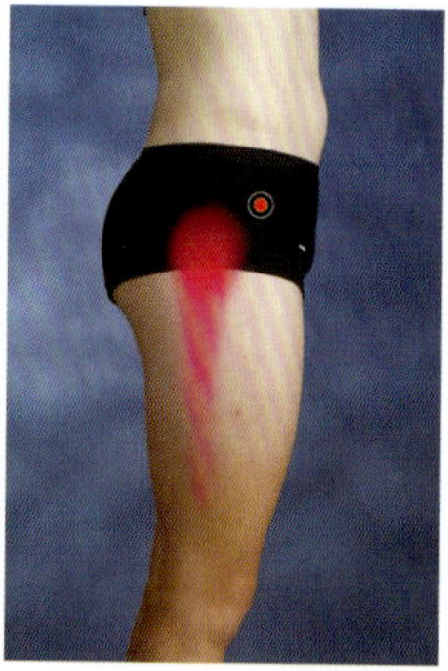

触诊要点

- 收肌结节（adductor tubercle）：大收肌的附着处；起始于股骨内上髁且在股内侧肌与腘绳肌之间向近端走行；当股骨有浸润时，可以触摸到一个小点而且常常会有压痛
- 外侧副韧带（lateral collateral ligament，LCL）：交叉腿将踝部放在对侧膝盖上（“4”字姿势），可以在腓骨头近端的关节线处触及 LCL（结实、铅笔厚度的结构）
- 腓总神经（common peroneal nerve）：位于膝盖后外侧，介于股二头肌肌腱和腓肠肌的外侧肌腹之间
- 腘肌（popliteus）：膝盖的“解锁者”（unlocker）；属于深层的肌肉，仅可触及肌腱；沿着胫骨结节由膝盖内侧至后侧，腘肌位于腓肠肌 / 比目鱼肌的深层
- Q 角（Q-angle）：由髂前上棘（ASIS）到髌骨中点（mid-patella）的连线和髌骨中点到胫骨粗隆的连线，两条连线的夹角称之为 Q 角。正常值（仰卧位）：女性 =13° ~18°；男性 = 10° ~15°。坐位屈膝至 90°，Q 角 =0°

后面观

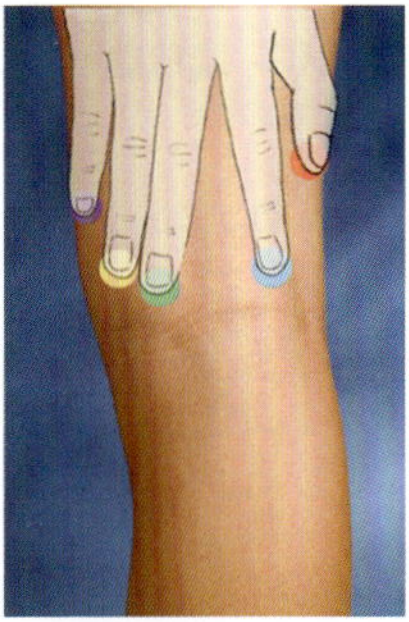

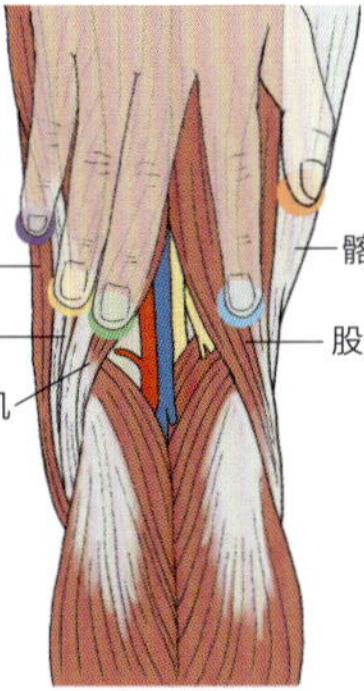

膝关节的骨骼动力学

正常活动范围	OPP	CPP	正常末端感觉	异常末端感觉
屈曲 >130° 旋转 =10°	25° 屈曲	最大伸展和胫骨外旋	屈曲 = 接近组织 伸展 = 弹性 / 坚固 SLR= 弹性	有弹性的阻抗 = 半月板移位 宽松 = 韧带病变

- 屈膝 15° ~20° 时股骨髁开始接触髌骨下极；45° 时接触中部，90° 时接触上极，135° 时接触内外侧
- 附着在内侧半月板的结构——内侧副韧带和半膜肌
- 附着在外侧半月板的结构——外侧副韧带和腘肌

膝关节的动力学

凹面：胫骨平台 凸面：股骨髁	帮助膝关节伸直： OKC= 胫骨在股骨上向前滚动和滑动 CKC= 股骨在胫骨上向前滚动，向后滑动	帮助膝关节屈曲： OKC= 胫骨在股骨上向后滚动和滑动 CKC= 股骨在胫骨上向后滚动，向前滑动

力量和功能

- 同轴的股四头肌与腘绳肌的比例 =5：3（例如：腘绳肌应该是股四头肌的 60%~65%）
- 前交叉韧带（ACL）复健后股四头肌：腘绳肌比例应该接近 5：4
- 后交叉韧带（PCL）复健后股四头肌：腘绳肌比例应该接近 5：2

膝关节的检查

渥太华膝关节原则

目的：评估是否需要行 X 线检查

姿势：仰卧位，膝盖支撑

方法：触诊髌骨和腓骨头；评估关节活动度和承重能力

说明：只有当受试者出现以下任何一项标准时才需要行 X 线检查：

- >55 岁
- 仅髌骨疼痛
- 腓骨头压痛
- 无法屈膝超过 90°
- 刚受伤后以及在急诊室内无法负重行走（4 步）（不论是否跛行）

统计学：成人：敏感性 = 极高；特异性 = 低。儿童：敏感性 = 极高；特异性 = 低

Lachman 试验（Lachman Test）

目的：评估 ACL 松弛度（尤其是前内侧束）
姿势：仰卧位，屈膝 0~30°（腘绳肌放松）
方法：稳定股骨远端并使胫骨近端相对股骨向前移动
说明：试验阳性 = 移位超过 5 mm 或是模糊、柔软的末端感觉
注意：试验假阴性可能是由于腘绳肌紧张、关节内积血、后内侧半月板撕裂引起
统计学：敏感性 = 中 ~ 极高；特异性 = 低 ~ 极高；阳性似然比 = 中 ~ 极高，阴性似然比 = 中 ~ 极高

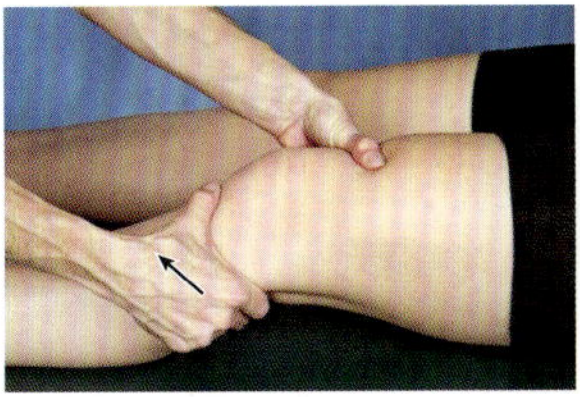

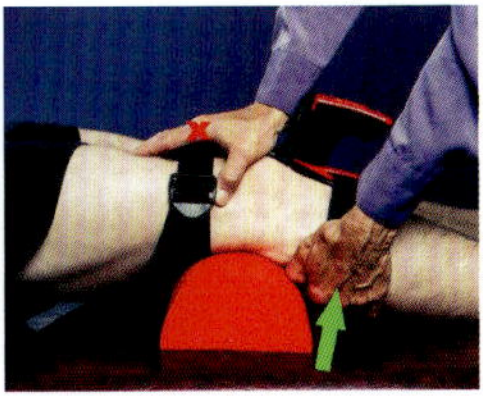

俯卧位 Lachman 试验（Prone Lachman Test）

目的：评估 ACL 松弛度
姿势：仰卧位，屈膝 30°，支撑下肢，腘绳肌放松
方法：触诊膝关节的前侧，同时在胫骨近端后侧给予一个由后向前的应力
说明：试验阳性 = 移位超过 5 mm 或是模糊、柔软的末端感觉
注意：试验假阴性可能是由于腘绳肌紧张、关节内积血、后内侧半月板撕裂引起
统计学：敏感性 = 高；特异性 = 高 ~ 极高；阳性似然比 = 高 ~ 极高；阴性似然比 = 中；阳性预测值 = 极高；阴性预测值 = 高

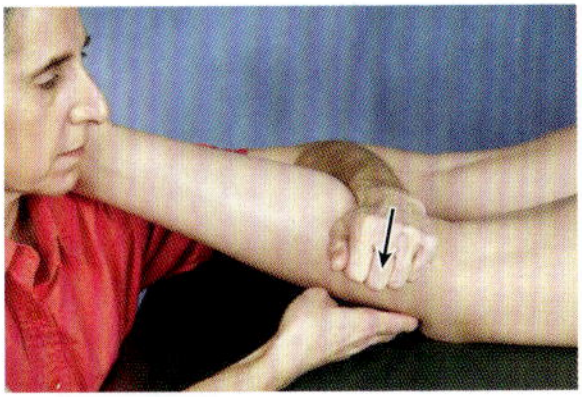

前抽屉试验（Anterior Drawer Test）

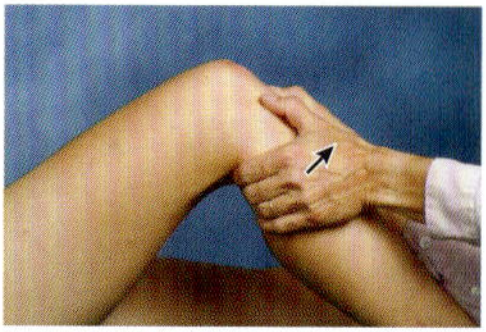

目的：评估 ACL 松弛度（尤其是前内侧束）

姿势：仰卧位，屈膝 80° ~ 90° 且腘绳肌放松，并将脚稳定地放在桌上

方法：使胫骨近端相对股骨前移

说明：试验阳性 = 向前移位超过 5 mm；前抽屉试验时发出劈啪声或可触及的痉挛，提示半月板有问题

注意：如果胫骨初始位置更靠后侧，可能是同时伴有 PCL 受伤而出现的过度移位

统计学：敏感性 = 低 ~ 极高；特异性 = 高 ~ 极高；阳性似然比 = 高；阴性似然比 = 中 ~ 高

ACL 症状	敏感性	特异性
前抽屉试验	22%~95%	78%~97%
前抽屉试验伴随以下 3 个症状中的 2 个：渗出、弹响、腿软	63%	85%
前抽屉试验伴随以下 3 个症状：渗出、弹响、腿软	16%	99%

Lelli 试验（Lelli Test）

目的：评估 ACL 松弛度（尤其是前内侧束）

姿势：仰卧位，直腿；将拳头 / 泡沫轴放在胫骨近端 1/3 处

方法：对股骨远端施加向后的力

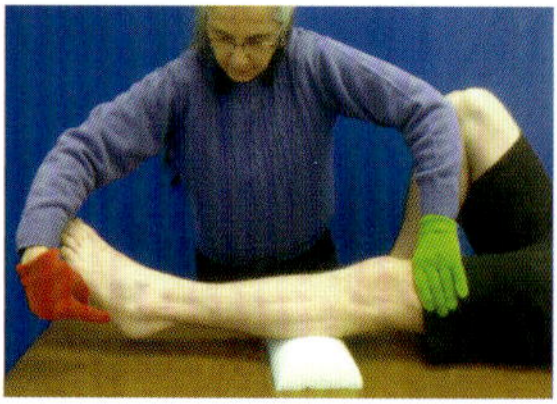

说明：试验阳性 = 足无法从桌面抬起。正常的 ACL 可使足从桌面抬起。

统计学：敏感性 = 低 ~ 极高；特异性 = 高 ~ 极高；阳性似然比 = 中；阴性似然比 = 中；阳性预测值 = 低 ~ 高；阴性预测值 = 中

轴移（Losee）试验（Pivot Shift Test）

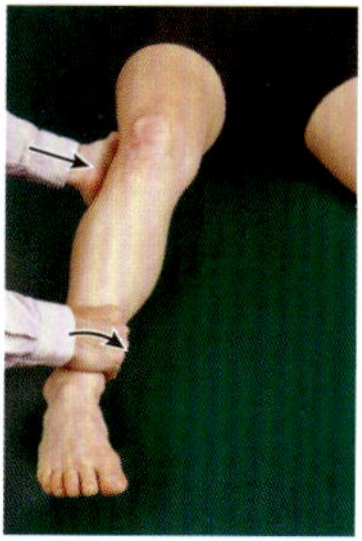

目的：评估 ACL 松弛度（尤其是后外侧束）
姿势：仰卧位，膝关节伸直
方法：握住脚踝并维持胫骨内旋；施加外翻应力并缓慢屈（复位）伸（半脱位）膝关节
说明：试验阳性 = 屈膝 20° ~40° 范围内半脱位的胫骨平台前移（失去控制）。过程中髂胫束由屈肌变伸肌
统计学：敏感性 = 低 ~ 极高；特异性 = 极高；阳性似然比 = 高 ~ 极高；阴性似然比 = 中
备注：髂胫束或半月板损伤则试验不可靠

动力外翻（深跳）试验（Dynamic Valgus Test）

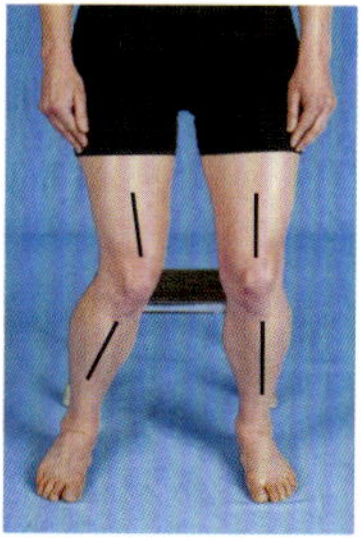

目的：评估 ACL 损伤风险
姿势：站在矮板凳上
方法：受试者跳下矮板凳并双脚同时着地
说明：试验阳性 = 着地时膝关节外翻
统计学：敏感性 = 高；特异性 = 中
备注：下楼梯、侧上台阶和腿部推举都可以提示增加动态外翻。髋关节外旋强度 ≤ 体重 20.3%，或髋关节外展强度 ≤ 体重 35.4%，会增加 ACL 损伤的风险

后抽屉试验（Posterior Drawer Test）

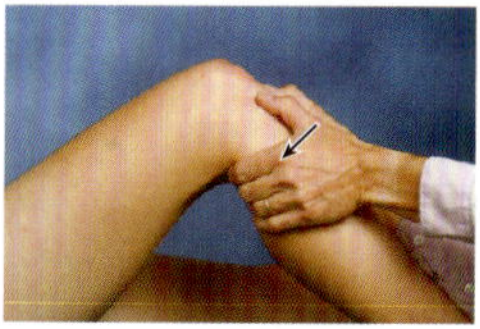

目的：评估 PCL 松弛度
姿势：仰卧位，屈膝 90°，脚固定在桌上
方法：使胫骨近端相对股骨远端向后移动
说明：试验阳性 = 向后移位超过 5mm
统计学：敏感性 = 低 ~ 极高；特异性 = 极高；阳性似然比 = 极高；阴性似然比 = 高。后抽屉试验 +Sag 试验：敏感性 = 高；特异性 = 极高

Sag（Godfrey）试验（Sag Test）

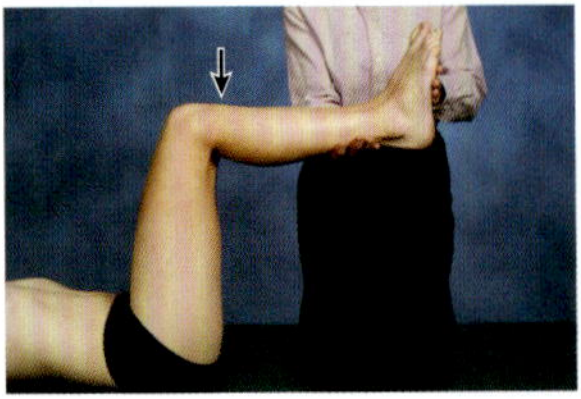

目的：评估 PCL 松弛度

姿势：仰卧位，双侧屈髋屈膝 90°，支撑下肢

方法：比较胫骨结节的高度

说明：试验阳性 = 患侧胫骨结节的向后移位程度大于健侧

统计学：敏感性 = 低～极高；特异性 = 极高；阳性似然比 = 极高；阴性似然比 = 中。后抽屉试验 +Sag 试验：敏感性 = 高；特异性 = 极高

内翻试验（Varus Test）

目的：评估 LCL 松弛度

姿势：仰卧位，膝关节完全伸直，然后屈膝至 30°，重复试验

方法：检查者用一只手掌根部在受试者膝部内侧关节线处握住受试者膝部；用另一只手的手指触诊外侧关节线；在受试者膝部由检查者内侧手掌和外侧手的前臂 / 手肘施加一个内翻力

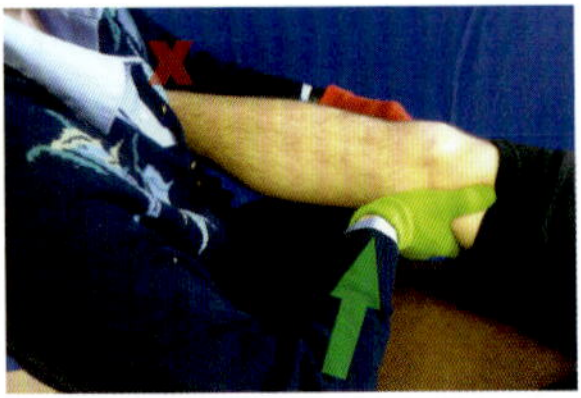

说明：试验阳性 = 疼痛或患侧比健侧关节间隙增宽

统计学：敏感性 = 低

第六章 膝关节

外翻试验（Valgus Test）

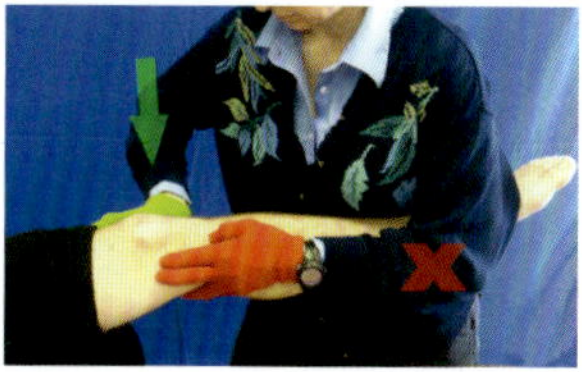

目的：评估 MCL 松弛度

姿势：仰卧位，膝部完全伸展，然后屈膝至 30°，重复试验

方法：检查者用一只手掌根部在受试者膝部外侧关节线处握住受试者膝部；用另一只手的手指触诊内侧关节线；在受试者膝部由检查者外侧手掌和内侧手的前臂 / 手肘施一个外翻压力

说明：试验阳性 = 疼痛或患侧比健侧关节间隙增宽

统计学：疼痛：敏感性 = 高；特异性 = 中；阳性似然比 = 中；阴性似然比 = 中。松弛度：敏感性 = 高 ~ 极高；特异性 = 低；阳性似然比 = 中；阴性似然比 = 中

Apley 试验（Apley Test）

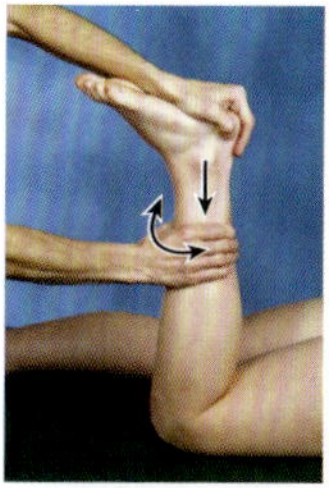

目的：评估半月板损伤（不能确定半月板撕裂的具体损伤位置）

姿势：俯卧位，屈膝 90°，握住跟骨及足部

方法：向内外旋转胫骨同时由足跟施加一向下的力

说明：试验阳性 = 疼痛、弹响、交锁、捻发音

统计学：敏感性 = 低 ~ 中；特异性 = 高；阳性似然比 = 中；阴性似然比 = 中

KKU / Steinmann 试验（KKU Test/ SteinmannTest）

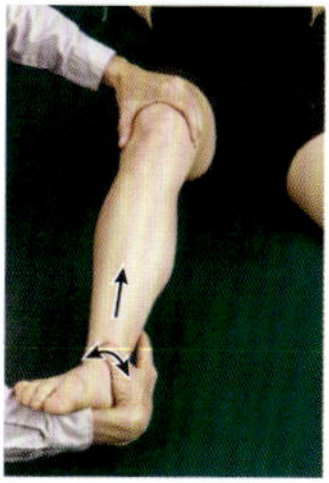

目的：评估半月板撕裂

姿势：仰卧位，触诊膝关节线

方法：一只手握住膝关节，另一只握住踝关节同时施加轴向应力并旋转胫骨；于屈膝 120°、90°、60°、30° 和 0° 时重复试验

说明：试验阳性 = 疼痛、弹响、交锁

统计学：敏感性 = 高；特异性 = 高

McMurray 试验（McMurray Test）

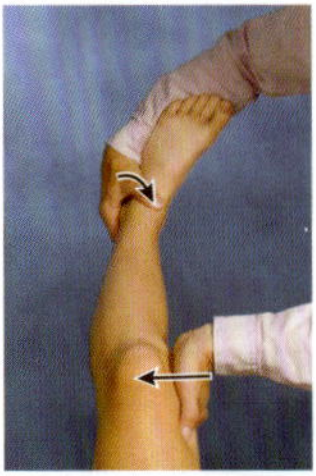

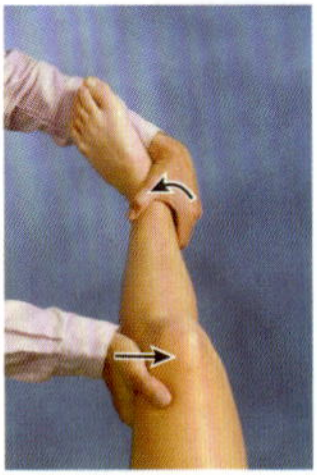

目的：评估半月板损伤

姿势：仰卧位，检查者一只手置于髌骨旁，另一只手握住胫骨远端

方法：从最大屈膝位开始，伸膝同时内旋、内翻胫骨，逐渐恢复最大屈膝位，然后伸膝并外旋、外翻胫骨

说明：试验阳性 = 内旋时疼痛或发出劈啪声 / 弹响，表明有外侧半月板的问题；发生于外旋时表明有内侧半月板的问题。如果屈膝位时出现疼痛、发出劈啪声 / 弹响，与半月板的后角有关系；如果随伸膝角度增大过程中出现疼痛、发出劈啪声 / 弹响，表明前角有问题

统计学：敏感性 = 低 ~ 极高；特异性 = 低 ~ 极高；阳性似然比 = 低 ~ 高；阴性似然比 = 低 ~ 中

综合评分 • 有卡住 / 交锁史 • 被动过伸时疼痛 • 膝关节最大被动屈曲时疼痛 • 关节线压痛 • McMurray 试验的疼痛 / 弹响	敏感性	特异性
以上 5 项均有	11%	99%
有 3 项以上	30%	90%
有 1 项以上	76%	43%
以上情况均无	23%	56%

Thessaly 试验（Thessaly Test）

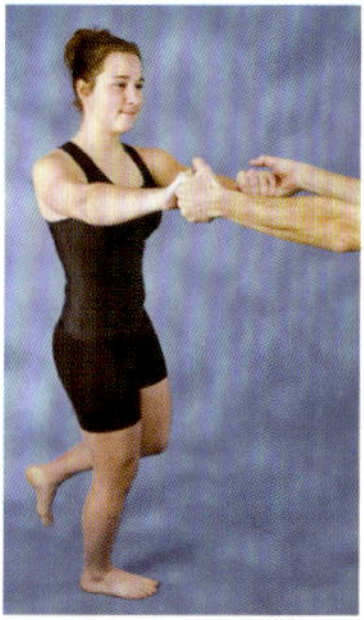

目的：评估半月板撕裂
姿势：患侧下肢单腿站立，屈膝 5°
方法：扶住受试者伸出的双臂，然后内外旋转；屈膝 20° 时重复试验
说明：试验阳性 = 受试者感受到交锁或卡住
统计学：屈膝 5° 时，敏感性 = 高；特异性 = 极高；阳性似然比 = 高 ~ 极高；阴性似然比 = 中。20° 时，敏感性 = 极高；特异性 = 极高；阳性似然比 = 极高；阴性似然比 = 中

Payr 征（PayrSign）

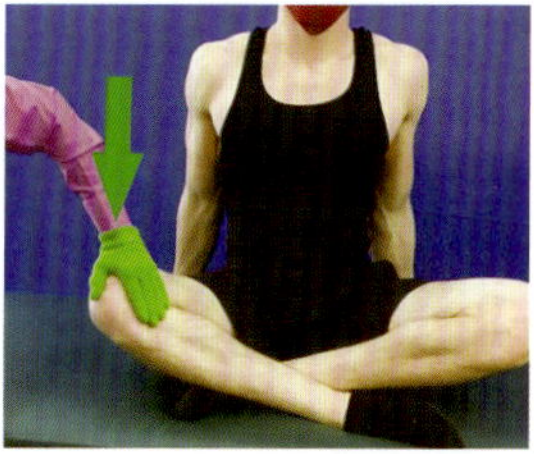

目的：评估半月板撕裂（后角）
姿势：“盘腿坐”姿势
方法：向下推膝内侧
说明：试验阳性 = 疼痛
统计学：敏感性 = 高；特异性 = 极高；阳性预测值 = 高；阴性预测值 = 高 ~ 极高

Ege 试验（Ege Test）

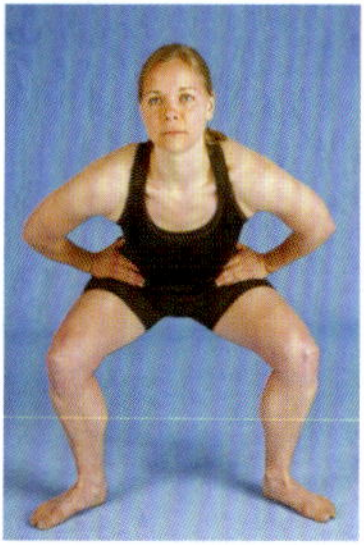

目的：评估半月板撕裂
姿势：站立，双脚与肩同宽
方法：屈曲外旋髋关节并下蹲，内旋并重复试验
说明：试验阳性 = 外旋时出现疼痛，提示内侧半月板损伤；内旋时出现疼痛，提示外侧半月板损伤
统计学：内侧，敏感性 = 中；特异性 = 高；阳性似然比 = 中；阴性似然比 = 中。外侧，敏感性 = 中；特异性 = 高；阳性似然比 = 高；阴性似然比 = 中

髌骨恐惧试验（Patella Apprehension Test）

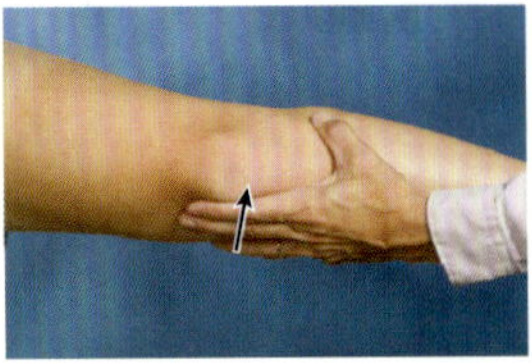

目的：评估是否有髌骨半脱位

姿势：仰卧位或坐位，屈膝 30°，股四头肌放松

方法：检查者小心地将髌骨推向外侧

说明：试验阳性 = 检查者感觉到髌骨马上就要脱位并可感觉到股四头肌为避免脱位发生而产生收缩

统计学：敏感性 = 低 ~ 极高；特异性 = 高 ~ 极高；阳性似然比 = 中；阴性似然比 = 中

髌骨活动恐惧试验（Moving Patella Apprehension Test）

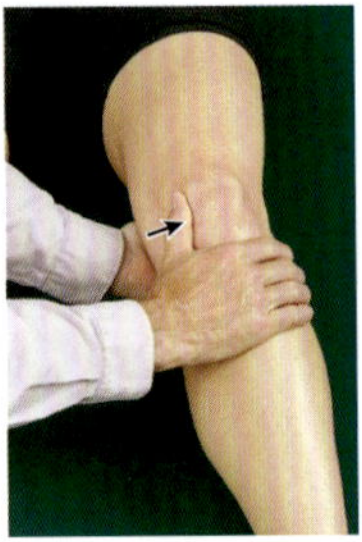

目的：评估髌骨是否有过度活动

姿势：坐位

方法：将拇指置于髌骨内侧缘，施加向外侧的应力，同时被动屈伸膝盖

说明：试验阳性 = 屈膝时受试者感到恐惧感；伸膝时检查者感到髌骨自由活动但受试者无恐惧感

统计学：麻醉下，敏感性 = 极高；特异性 = 高；阳性似然比 = 高；阴性似然比 = 极高；阳性预测值 = 高；阴性预测值 = 极高

Noble 试验 /Renne 试验（Noble Test/Renne Test）

目的：评估髂胫束是否受到激惹

姿势：Noble 试验，仰卧位，初始体位为屈髋屈膝 90° 位。Renne 试验，站立位，屈膝 90°

方法：在股骨外上髁施加压力，同时伸直膝关节

说明：试验阳性 = 屈膝 30° 时股骨外侧髁出现疼痛或弹响

统计学：无统计数据

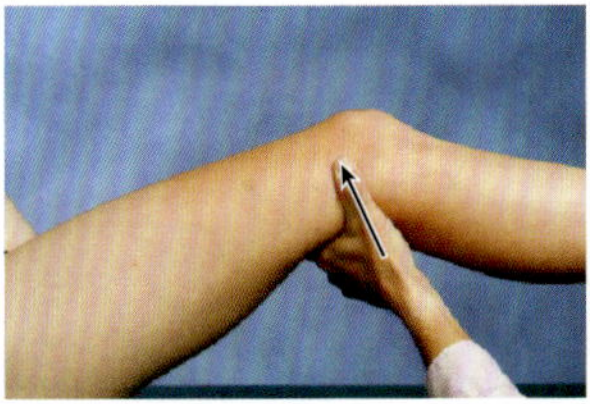

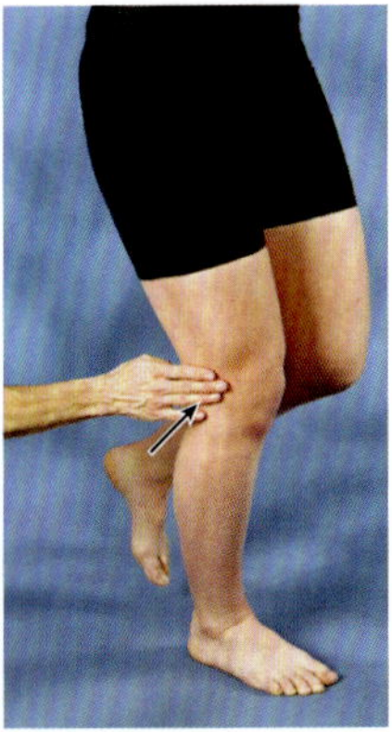

Ober 试验（Ober Test）

目的：评估髂胫束紧张情况

姿势：侧卧位，患髋朝上

方法：伸展患髋并使下肢落下，呈内收姿势

说明：试验阳性 = 下肢无法内收至中立位

统计学：无统计数据

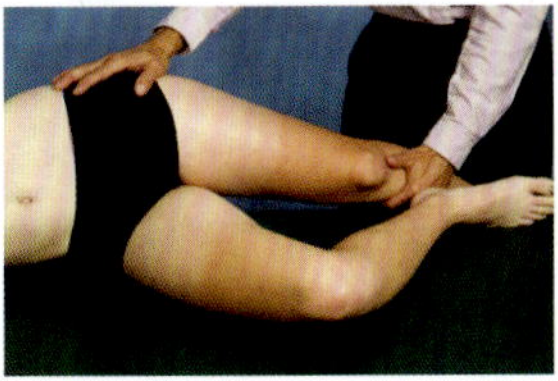

震颤试验（Stutter Test）

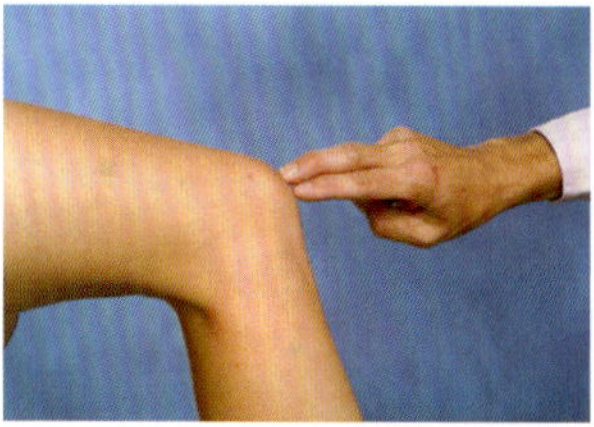

目的：评估髌内侧滑膜皱襞是否受到激惹

姿势：坐位，屈膝

方法：缓慢伸直膝关节，将手指轻轻放置在髌骨中心

说明：试验阳性 = 膝关节伸直过程中髌骨震颤

统计学：无统计数据

Wilson 试验（Wilson Test）

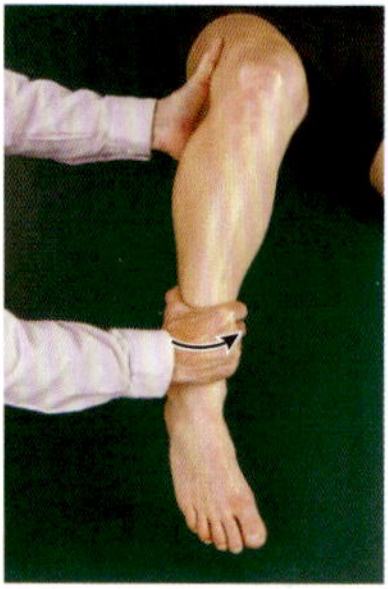

目的：评估股骨内侧髁骨软骨炎

姿势：仰卧位，屈膝 90°

方法：伸直膝盖同时内旋胫骨

说明：试验阳性 = 屈膝 30° 时若胫骨内旋则出现疼痛，若胫骨外旋则疼痛减轻；应除外半月板病变

统计学：无统计数据

鉴别诊断

疾病 / 机制	体征 / 症状
髌骨骨折（patella fracture）——直接暴力所致	• 疼痛以及"穹顶"肿胀 • 可触及缺损 • 无法伸直膝盖 • X 线可确诊
髌骨半脱位（patella subluxation）——致病原因包括：过度胫骨旋前及外旋、高位髌骨、外侧支持带紧张、髋部外旋无力、内侧髌骨关节面过小。最常见于青少年女性伴随膝外翻 (Q 角变大和股骨旋转范围变大)	• 肿胀使得股内侧肌失去功能 • 髌骨倾斜和髌骨恐惧试验阳性 • 髌骨内侧缘压痛 • 坐位，屈髋屈膝 90°，髌骨指向外上方（蚱蜢眼征） • 受试者主诉从病侧腿切换到另一腿时膝部会发软或有弹响 • Q 角变大 • X 线可能提示骨软骨碎片或骨折；需采用多角度摄片来评估所有的关节面
胫骨结节骨软骨炎（Osgood-Schlatter 病）——股骨生长发育可能导致胫骨近端生长板撕脱，引起胫骨结节骨软骨炎；可能有基因遗传倾向；好发于 8~15 岁人群，男性多于女性	• 胫骨结节和远端髌腱间歇性酸痛 • 胫骨结节增大 • 股四头肌和腘绳肌导致 AROM 变小 • 肿胀导致膝关节伸肌迟缓 • Ely 试验阳性 • 侧位 X 线可见胫骨结节撕脱 • 必须除外缺血性坏死
髌骨骨软骨病（sinding-larsen johansson）——由于慢性伸肌过度负荷引起髌腱牵拉导致本病；常见于 10~14 岁男性	• 膝盖前方疼痛，伸膝时髌骨下极压痛 • 减痛步态 • 膝关节活动度变小 • 侧位 X 线可见髌骨下极碎片

疾病 / 机制	体征 / 症状
骨化性肌炎（myositis ossificans）——创伤导致肌肉内钙化，2~3 周内出现快速进展伴疼痛的血肿以及钙化；可能与脊柱损伤或头部创伤后神经源性因素有关	• 受累部位皮温稍高且有压痛 • 活动度变小 • 受累肌肉收缩时产生疼痛 • 2~3 周后可通过 X 线确诊，早期通过 MRI
异位骨化（heterotopic ossification）——直接创伤引起拉伤肌肉之间而不是肌肉内的钙化	• 活动度变小 • 受累肌肉无力 • 压痛、肿胀、充血 • 2~3 周后可通过 X 线确诊，早期通过 MRI
剥脱性骨软骨炎（osteo-chondritis dissecans）——隐匿性起病的软骨下骨损伤，可能由于创伤或已存在的骨骺异常导致；最常见于 10~18 岁人群，男性多于女性	• 膝关节肿胀 • 屈伸膝关节出现捻发音 • 定位不明确的膝关节疼痛 • 减痛步态 • Wilson 试验阳性 • 伸膝时可能在股骨内侧髁出现压痛 • X 线帮助不大，需要 MRI 或骨扫描确诊
退行性关节疾病（DJD）——老化、不良生物力学或重复性创伤导致	• 关节捻发音 • 水肿导致最大伸膝程度变小（股四头肌萎缩） • 行走过程中站立时间减少 • “胶化”现象——炎症导致滑液黏稠度增大 • 制动所致的僵硬 • X 线可见关节间隙变窄、骨刺、骨赘

疾病 / 机制	体征 / 症状
Baker 囊肿（Baker's cyst）——慢性刺激或半月板撕裂导致后侧关节囊缺损	• 半膜肌肌腱或内侧腓肠肌肌腹有高尔夫球大小的肿胀；完全屈膝时最易触及 • 膝关节活动度减小伴有僵硬及压痛 • MRI 可能有帮助，必须除外下肢深静脉血栓形成以及肿瘤
髌骨软化症（髌股综合征，PFS）——生物力学不良、田径运动和（或）髋部外旋无力导致髌骨关节软骨软化	• 膝关节前部疼痛；爬楼梯时疼痛；捻发音 • 股内侧肌萎缩；髋关节外旋无力 • 膝外翻增大，Q 角增大 • Theatre 征、Clarke 和髌骨恐惧试验阳性 • MRI 可确诊
跳跃者膝（Jumper's Knee）——过度牵拉损伤（如跳跃、踢蹬、跑步或微小创伤）导致髌腱炎症（常见于骨骼发育不良）	• 髌腱附着点压痛，抵抗性膝关节伸直时疼痛 • 局限性捻发音及肿胀 • Q 角增大 • 必须除外 Osgood-Schlatter 病、髌骨骨骺炎 SLJ 和滑囊炎 • MRI 可确诊
滑膜皱襞综合征 (plica syndrome)——直接创伤或尚未习惯的活动显著增加引起损伤（内侧皱襞比外侧皱襞常见）	• 股骨内侧髁疼痛；沿着内侧髁可触及条索状物，关节线内上方疼痛 • 咔嚓声 / 弹响，交锁，腿软 • 活动范围正常，最大屈曲时出现疼痛 • McMurray 征假阳性（假性交锁） • Stutter、plica、bowstring 试验和 theatre 征阳性 • 必须除外髌股关节问题 • X 线帮助不大，MRI 是唯一可显示滑膜皱襞的无创检查 • 关节镜能显露皱襞边缘的缺血性坏死

疾病 / 机制	体征 / 症状
腘肌肌腱炎（popliteus tendonitis）——过度使用、跑下坡路、急停等活动导致	• 锻炼或跑下坡路后出现膝关节后外侧疼痛（即 LCL 后侧） • 肌腱可及捻发音 • 盘腿坐和从完全伸直位做抵抗性屈膝时不适 • MRI 可能有帮助；必须除外髂胫束（ITB）及股二头肌肌腱炎
髂胫束摩擦综合征（ITB friction syndrome）——由于 ITB 紧张、胫骨内旋伴随旋前、膝内翻、骑自行车时脚处于内旋姿势造成反复的应力和过度的摩擦近端的问题 = 髋关节综合征远端的问题 = 跑步膝	• 跑下坡时出现疼痛 • 负重时屈膝 30° 出现疼痛，步行时腿部僵直 • 股骨外侧髁压痛 • Ober、Noble 和 Renne 试验阳性 • X 线通常无阳性表现 • 必须除外大转子滑囊炎和骨软骨炎 • MRI 和 B 超可确诊
滑囊炎（bursitis）——机械性刺激 • 髌前——常见于运动损伤、摔倒时膝盖着地或长时间维持四肢着地姿势（女佣膝） • 髌下——“教士”滑囊炎、跪姿 • 鹅足——普遍见于长距离跑步或患膝关节炎中年女性	• 局部发热 • 局部鸡蛋大小肿胀 • 滑囊下方 2~4 cm 放射痛 • 捻发音 • 主动及被动活动引起不适 • MRI 可确诊

疾病 / 机制	体征 / 症状
LCL 扭伤（LCL sprain）——内翻应力导致 LCL 过度牵拉或撕裂	• 膝关节外侧皮温升高且肿胀 • 膝关节线处压痛（“4”字姿势下） • 活动范围可能不受影响 • 内翻试验阳性 • MRI 或关节造影可确诊 • X 线无发现，必须除外撕脱或骨骺生长板损伤；内翻应力下摄片可能提示关节间隙增宽
MCL 扭伤（MCL sprain）——外翻应力导致 MCL 过度牵拉或撕裂	• 屈膝局限于 90°，伸膝延迟 • 如果深部纤维撕裂，膝关节会迅速被血液填充 • 外翻试验阳性 • 膝关节线处压痛（可能会触及缺损） • MRI 或关节造影可确诊 • X 线无发现，必须除外撕脱或骨骺生长板损伤；外翻应力下摄片可能提示关节间隙增宽
ACL 扭伤（ACL sprain）——扭转时改变方向、减速时伴外翻外旋、跖屈伴膝关节过屈位导致损伤	• 可听到啪的声响，立即出现肿胀（<2 小时） • 胫骨后外侧剧烈疼痛 • 负重时膝关节不稳定 • 前抽屉、Lachman 和轴移试验阳性 • 向前移位超过 5 mm • X 线无发现（除撕脱外）；可以选择 MRI 检查 • 关节穿刺液为血性

疾病 / 机制	体征 / 症状
PCL 扭伤（PCL sprain）——受伤是由于屈膝 90° 时仪表盘撞击胫骨前侧或摔倒时膝关节着地伴足跖屈位	• 轻微肿胀；瘀斑可能几天后出现 • 腘窝压痛，跪姿时疼痛 • 受试者可能可以继续运动 • 后抽屉、俯卧位 Lachman、Sag 试验阳性 • X 线无发现（除撕脱外）；可以选择 MRI 检查 • 关节穿刺液为血性
半月板撕裂（meniscus tear）——负重或膝关节过伸位时的扭转暴力；股骨内旋 / 胫骨外旋损伤内侧半月板；股骨外旋 / 胫骨内旋损伤外侧半月板	• 内翻 / 外翻试验阴性 • 负重及膝关节最大屈曲 / 伸直位时疼痛 • 1~3 天内逐渐进展的肿胀和瘀斑 • 关节线处压痛 • McMurray 和 Apley 试验阳性（对于儿童不可靠） • 前角于伸膝时出现交锁，后角于屈膝时出现交锁，内侧角在屈膝 10° ~30° 出现交锁，外侧角在大于 70° 时出现交锁 • X 线可除外骨折、肿瘤、骨性游离体 • MRI 可显示假性撕裂；关节造影可确诊

临床预测规则

情况	干预	规则特点	预测能力
髌股关节疼痛	腰椎骨盆推拿按摩	● 舟骨下落超过 3 mm ● 髋关节内旋相差超过 14° 坐姿超过 20 分钟无僵硬 ● 踝关节背伸超过 16°（屈膝）下蹲是导致疼痛的主要动作	≥ 4：阳性似然比 = 无限大 ≥ 3：阳性似然比 =18.4 ≥ 2：阳性似然比 =2.1 ≥ 1：阳性似然比 =1.1
髌股关节疼痛	髌骨绑贴或贴扎技术（Patellar taping）	● 胫骨内旋超过 5° 髌骨倾斜试验（+）	≥ 1：阳性似然比 =4.4
膝关节炎性疼痛	髋关节制动	● 牵拉髋关节时疼痛 ● 膝关节被动屈曲范围小于 122° ● 髋关节被动内旋小于 17° ● 髋部或腹股沟疼痛 / 感觉异常，大腿前方疼痛	≥ 2：阳性似然比 =12.9 =1：阳性似然比 =5.1

解剖

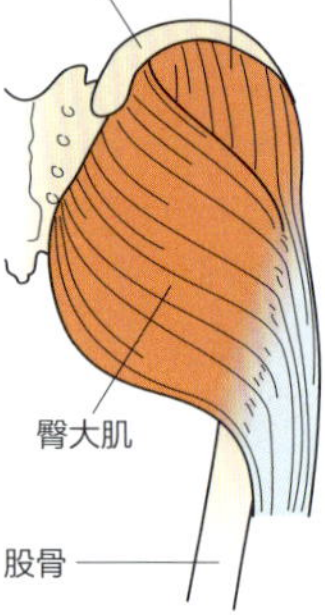

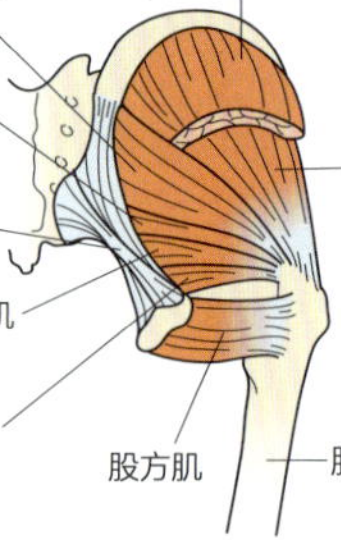

股三角

- 上界：腹股沟韧带
- 由外至内：缝匠肌，股神经，股动脉，股静脉，大隐静脉，耻骨肌，长收肌
- 梨状肌：取髂后上棘和尾骨中点，梨状肌由此点向外延伸至大转子

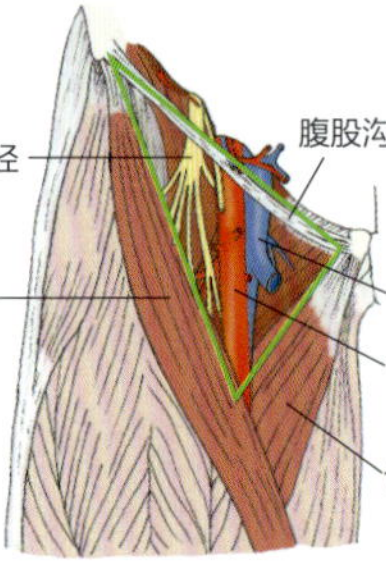

快速测试表

西安大略和麦克马斯特大学骨关节炎指数（WOMAC）

提示：请在各类活动中根据下列困难程度的等级来评分： 0= 没有；1= 轻微；2= 中度；3= 非常；4= 极度		
疼痛	走路	
	爬楼梯	
	休息	
	负重	
	夜间	
僵硬	晨僵	
	僵硬在一天中较晚时间出现	
身体功能	下楼梯	
	上楼梯	
	站立	
	弯腰	
	平缓路面行走	
	进 / 出汽车	
	购物	
	穿袜子	
	躺在床上	
	脱袜子	
	起床	
	进 / 出浴室	
	坐位	
	进 / 出厕所	
	重体力家务	
	轻体力家务	
总分：		
评分：各个项目的积分总和。积分越高，能力丧失程度越严重		

哈里斯髋部评分

在下列各区块中选择最符合你现在状况的描述		
疼痛——最高 44 分		
无或可以忽略		44
稍微的，偶尔的，不影响活动		40
轻微疼痛，对一般活动没有影响，非日常活动会中度疼痛，可能会吃阿司匹林		30
中度疼痛，可以忍受但步行时会腿软，日常活动略受限制，偶尔会用比阿司匹林更强的止痛药		20
明显的疼痛，活动严重受限		10
完全丧失活动能力，跛脚，卧床时会疼痛，卧床不起		0
功能 / 步态——最高 33 分		
行走距离	无限制	11
	4~6 个街区	8
	2~3 个街区	5
	仅限室内	2
	无法行走	0
跛行	无	11
	轻微	8
	中度	5
	严重	0
支撑物	无	11
	长距离行走需使用手杖	7
	大部分时间均需使用手杖	5
	一侧拐杖	3
	两侧拐杖	2
	无法行走	0

续表

功能 / 活动——最高 14 分		
上下楼梯	正常不需要扶手	4
	正常需要扶手	2
	用其他各种方法	1
	无法上下楼梯	0
穿鞋穿袜	轻松	4
	困难	2
	无法穿鞋穿袜	0
坐	一般椅子坐 1 小时无不适	5
	高脚椅子可坐半小时	3
	无法舒适地坐	0
搭乘公交车		1
畸形——出现下列情况各 4 分		
屈曲挛缩 <30°		
内收挛缩 <10°		
外展挛缩 <10°		
双下肢不等长，相差 <3.2 cm		
活动范围		
屈曲	0～45°，每 1° 1 分	
	从 45°～90°，+1° =+0.6 分	
	从 90°～110°，+1° =+0.3 分	
外展	0～15°，每 1° 0.8 分	
	从 15°～20°，+1° =+0.3 分	
外旋（于伸直时）	0～15°，每 1° 0.4 分	
内收	0～15°，每 1° 0.2 分	
总分：		
评分：总积分越高，功能丧失程度越低		

涉及区域

肌肉疼痛涉及区域

臀大肌

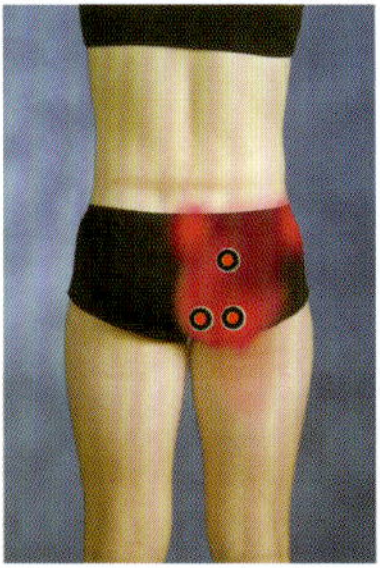

梨状肌

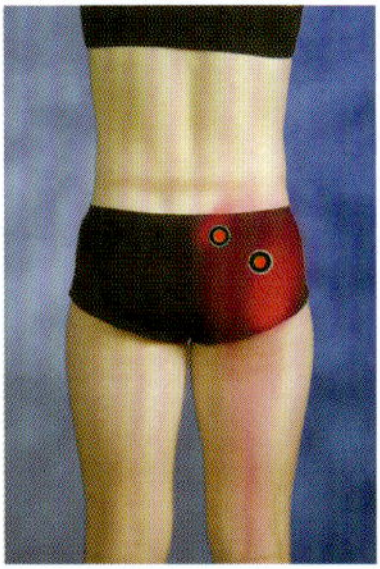

阔筋膜张肌

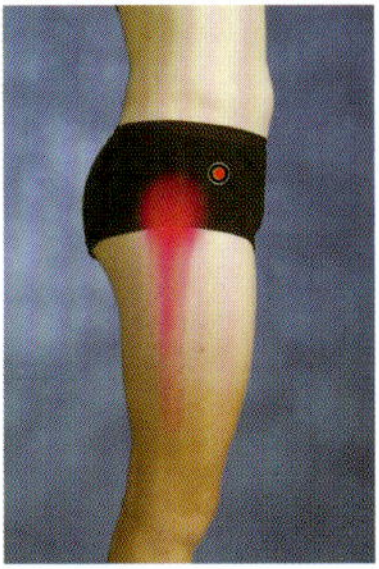

髂腰肌

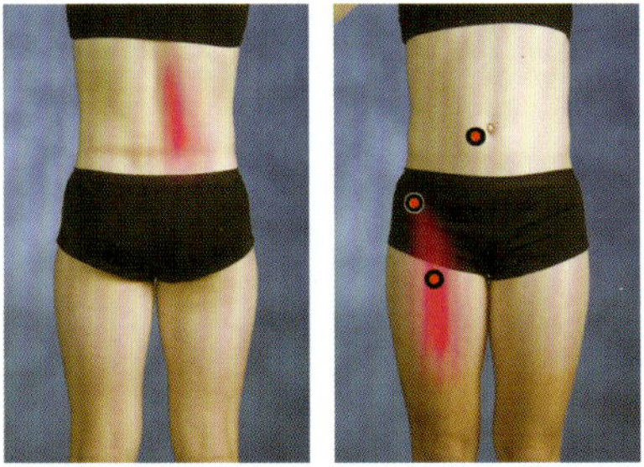

髋关节的骨骼动力学

正常活动范围	OPP	CPP	正常末端感觉	异常末端感觉
屈曲 = 100°~120° 伸直 = 10°~15° 外展 = 30°~45° 内旋 = 30°~40° 外旋 = 40°~60° 直腿抬高试验 =80°~90°	屈曲30° 外展30° 和轻度外旋	最大伸展、内旋、外展	屈曲和内收 = 弹性或接近组织 直腿抬高 = 弹性的 伸展和外展 = 弹性的 / 坚固的 内旋 / 外旋 = 弹性的 / 坚固的	关节囊 = 内旋和外展；屈曲 > 伸展

髋关节的动力学

凹面：髋臼 凸面：股骨头	帮助髋关节屈曲：股骨向后旋转	帮助髋关节伸直：股骨向前旋转
	帮助髋关节外展：股骨向后旋转并向内滑动	帮助髋关节内收：股骨向内旋转并向外滑动
	帮助髋关节内旋：股骨向前滚动并向外侧滑动	帮助髋关节外旋：股骨向外滚动并向内侧滑动
	帮助躯干屈曲：髋臼向前滚动和滑动	帮助躯干伸展：髋臼向后滚动和滑动
	帮助向右侧弯：右侧髋关节外展，通过髋臼在股骨上 / 外侧滚动和滑动	帮助向左侧弯：左侧髋关节内收，通过髋臼在股骨下 / 内侧滚动和滑动
	帮助向右旋转：右侧髋关节内旋，通过髋臼在股骨外侧滚动和滑动	帮助向左旋转：左侧髋关节外旋，通过髋臼在股骨内侧滚动和滑动

髌骨－耻骨叩诊试验（Patella-Pubic Percussion Test）

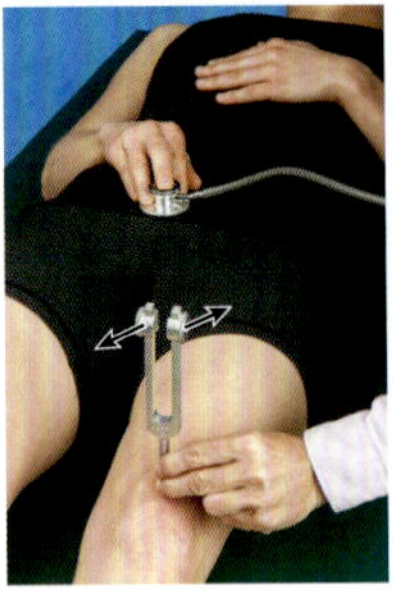

目的：评估骨质病变
姿势：仰卧位，听诊器置于耻骨联合处
方法：叩诊髌骨或将动音叉置于髌骨上；对比另一侧腿
说明：试验阳性＝双腿间声音传递不同
统计学：敏感性＝极高，特异性＝高～极高；阳性似然比＝极高，阴性似然比＝中

Buttock 征（Sign of the Buttock）

目的：评估臀部病变、赘生物和脓肿
姿势：仰卧位
方法：行被动直腿抬高，注意出现症状的髋关节屈曲角度（左图），屈髋／膝并比较出现症状时髋关节屈曲角度（右图）
说明：试验阳性＝髋关节屈曲角度≤直腿抬高的角度
统计学：无统计数据

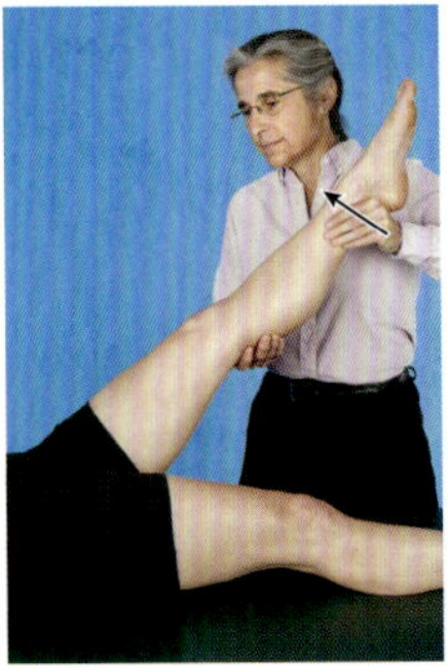

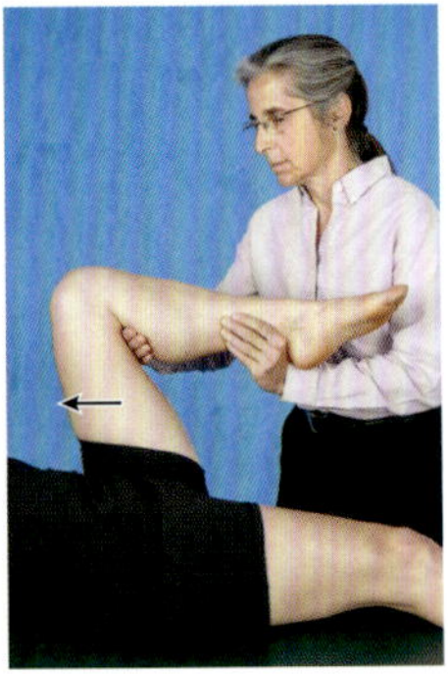

髋关节支点试验（Hip Fulcrum Test）

目的：评估股骨干应力性骨折
姿势：坐位，膝盖固定，脚离地
方法：在受累股骨下穿过手臂作为支点，对股骨远端施加向下的力
说明：试验阳性 = 剧烈疼痛
统计学：敏感性 = 极高；特异性 = 高

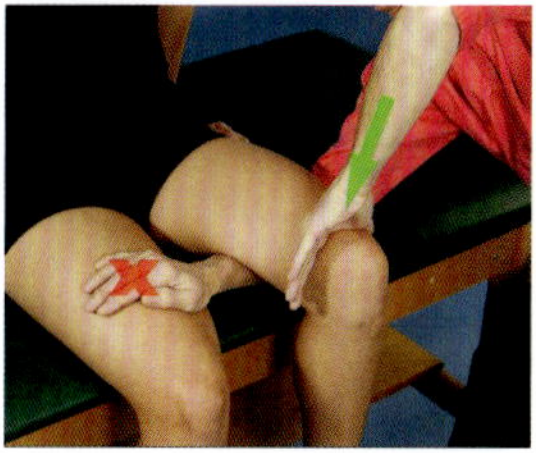

滚动试验（Log Roll Test）

目的：评估髂股韧带活动度、幼年型股骨头骨软骨病、中毒性滑膜炎
姿势：仰卧位，双下肢伸直
方法：对大腿施加由内至外的力，滚动下肢使之最大程度地外旋
说明：试验阳性 = 相比对侧过度外旋
统计学：敏感性 = 低

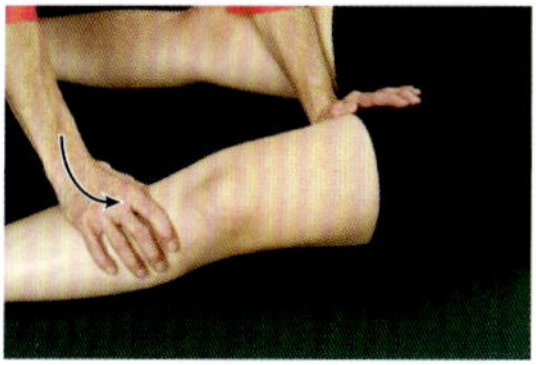

Craig 试验（Craig Test）

目的：评估股骨前倾 / 后倾
姿势：俯卧位，膝关节屈曲 90°
方法：髋关节被动内旋 / 外旋找到大转子最外侧的位置，固定下肢，测量髋关节旋转角度
说明：15°~25° = 正常；>25° = 股骨前倾；<15° = 股骨后倾
统计学：信度 =0.85~0.94

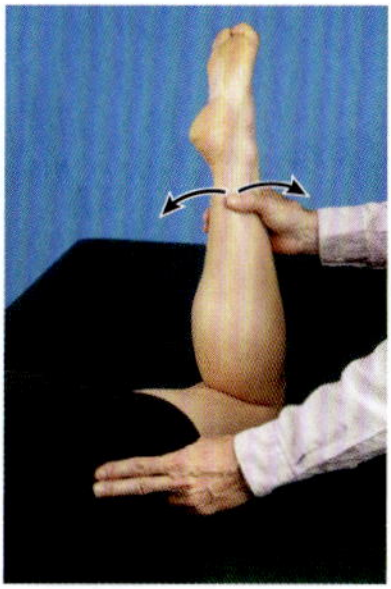

耻骨关节疼痛试验（Pubic Arthralgia Test）

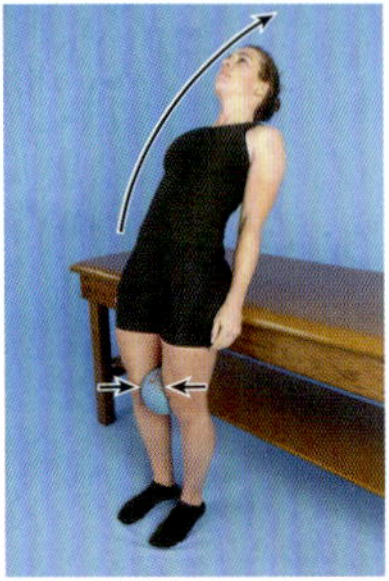

目的：评估耻骨关节疼痛（突出）

姿势：膝盖间夹球站立，臀部靠在桌子上

方法：将球挤压在膝盖之间，激活髋部内收肌，然后伸展躯干超过桌子边缘（腹直肌离心收缩）

说明：试验阳性 = 耻骨联合疼痛

统计学：无统计数据

Ely 试验（Ely Test）

目的：评估股直肌紧张情况

姿势：侧卧位或俯卧位，髋部屈曲

方法：屈膝

说明：试验阳性 = 髋关节伸展时膝关节屈曲受限，或膝关节屈曲时髋关节伸直难以维持

统计学：信度 =0.69

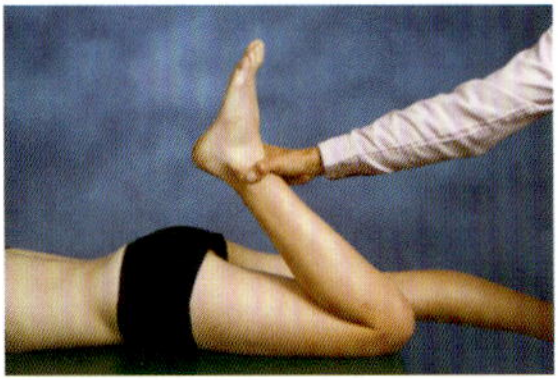

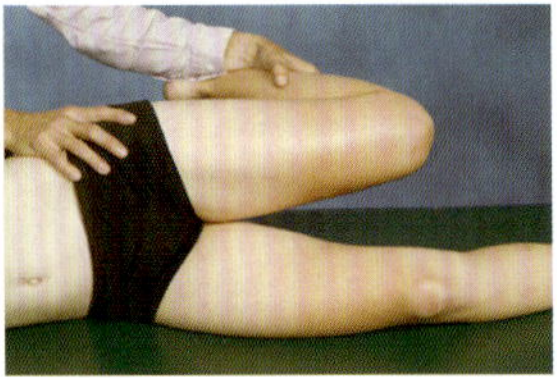

Thomas/改进 Thomas 试验（Thomas/Modified Thomas Test）

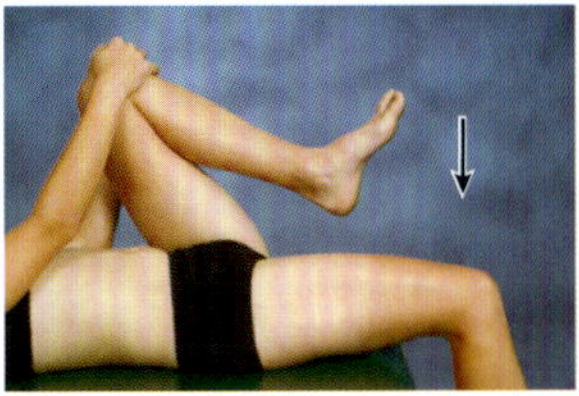

目的：评估髋部屈肌紧张情况
姿势：仰卧位，固定腰椎，下肢伸直
方法：屈曲对侧髋关节至腹部；（改进：将双膝弯曲至胸部，小腿伸直）
说明：试验阳性 = 患侧髋部或腰椎前屈表明髋部屈肌紧张
统计学：敏感性 = 低 ~ 高；特异性 = 低 ~ 极高

Ober 试验（Ober Test）

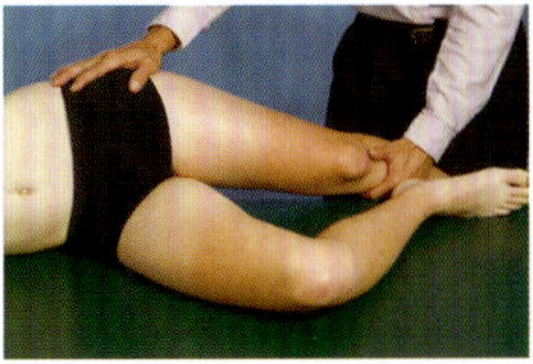

目的：评估髂胫束紧张情况
姿势：侧卧位，患髋朝上
方法：伸展患髋并使下肢落下呈内收姿势
说明：试验阳性 = 下肢无法内收
统计学：信度 =0.80~0.97

Trendelenburg 试验（Trendelenburg Test）

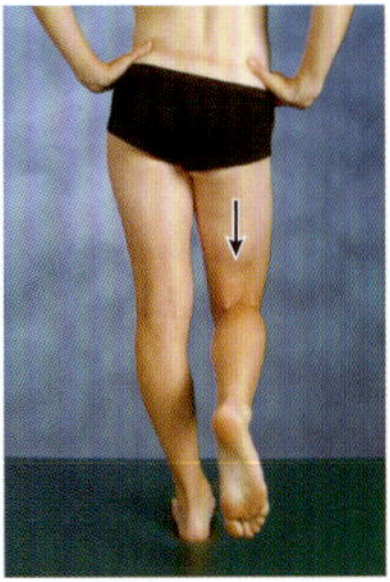

目的：评估臀中肌是否无力
姿势：以患侧下肢单足站立
方法：健侧下肢屈曲；负重侧髂嵴应低于非负重侧
说明：试验阳性 = 非负重侧下肢下垂，是由于外展肌无力（常见于骨骺损伤、Legg-Calvé-Perthes 障碍、Medin 病）所致
统计学：敏感性 = 高；特异性 = 高；阳性似然比 = 中；阴性似然比 = 中

梨状肌试验（Piriformis Tests）

目的：评估梨状肌紧张情况

姿势：方法 1- 仰卧位；方法 2- 健侧卧位；方法 3- 坐位

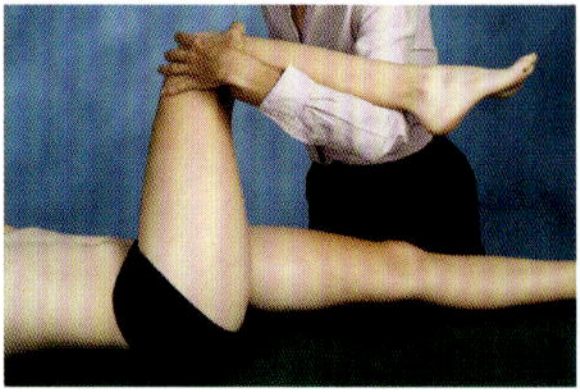

方法：方法 1- 屈髋至 70°~80° 同时屈膝，并最大程度地使下肢内收；方法 2- 主动外展和抵抗髋关节外旋；方法 3- 在膝关节处交叉双腿

说明：试验阳性 = 臀部疼痛或坐骨神经痛；内旋压迫肌纤维上部；外旋压迫肌纤维下部

统计学：敏感性 = 低 ~ 高；特异性 = 高 ~ 极高

FAdIR 试验（FAdIR Test）

目的：评估梨状肌综合征和髋关节撞击综合征

姿势：仰卧位

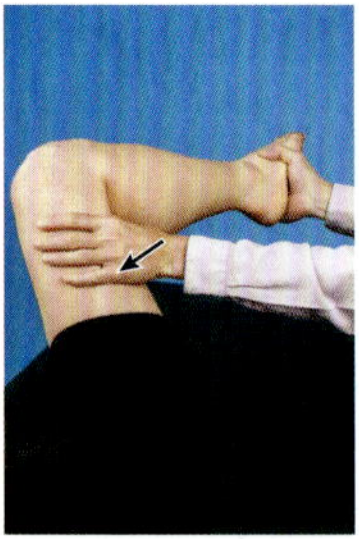

方法：被动屈曲、内收、内旋髋关节

说明：试验阳性 = 局部再次出现疼痛或牵拉痛

统计学：梨状肌综合征：敏感性 = 高；特异性 = 低 ~ 高；阳性似然比 = 中；阴性似然比 = 低 ~ 中。髋关节撞击综合征：敏感性 = 极高；阳性预测值 = 极高；阴性预测值 = 低。FAdIR 试验 +FAbER 试验：敏感性 = 极高。FAdIR 试验 +FAbER 试验 + 直腿抬高对抗试验 +Thomas 试验：特异性 = 极高

撞击试验（Impingement Test）

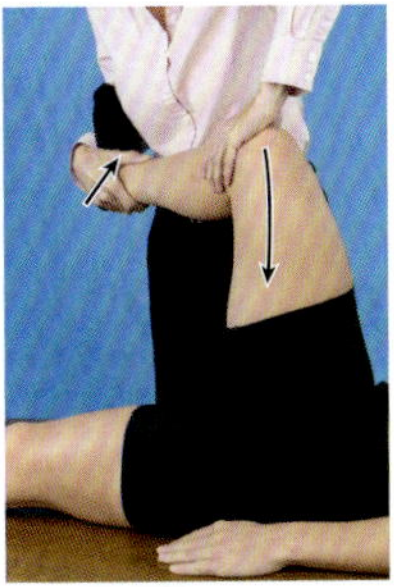

目的：评估髋关节撞击

姿势：仰卧位，髋关节 / 膝关节呈 90° / 90°

方法：被动内旋（无内收）；一些临床医生建议在内旋过程中增加轴向压力或过度内旋力

说明：试验阳性 = 腹股沟区疼痛

统计学：敏感性 = 低 ~ 极高；特异性 = 低 ~ 高；阳性似然比 = 中；阴性似然比 = 中；阳性预测值 = 中 ~ 极高；阴性预测值 = 低。增加轴向压力或过度内旋力：敏感性 = 高；特异性 = 低；阳性似然比 = 中；阴性似然比 = 中；阳性预测值 = 低 ~ 中；阴性预测值 = 高

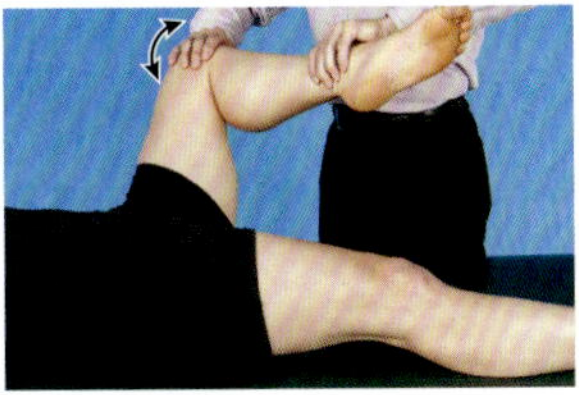

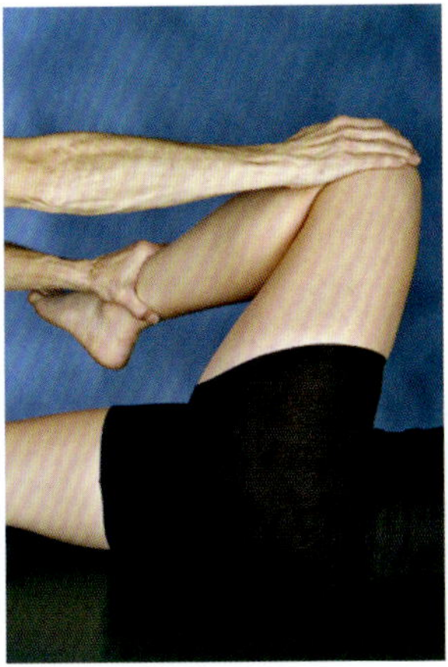

最大下蹲试验（Maximal Squat Test）

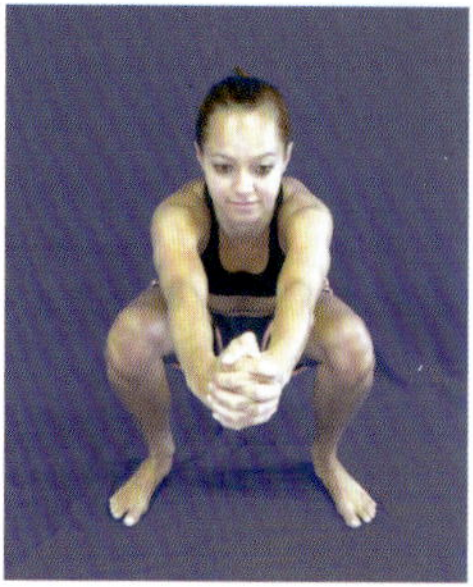

目的：评估髋关节撞击（CAM）
姿势：手臂伸直，肩膀呈 90°，双脚与肩同宽
方法：尽力深蹲
说明：试验阳性 = 因为疼痛无法深蹲
统计学：敏感性 = 高；特异性 = 低；阳性似然比 = 中；阴性似然比 = 中；阳性预测值 = 低；阴性预测值 = 中

前侧盂唇试验（Anterior Labral Test）

目的：评估关节盂唇撕裂
姿势：仰卧位，髋部屈曲、外旋和外展（PNF D2 屈曲）
方法：抗阻伸展、内旋和内收活动（D2 伸展）
说明：试验阳性 = 产生疼痛或弹响
统计学：敏感性 = 高～极高；特异性 = 低；阳性似然比 = 中；阴性似然比 = 中

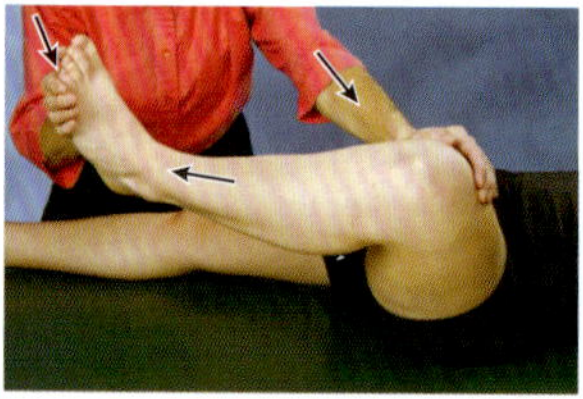

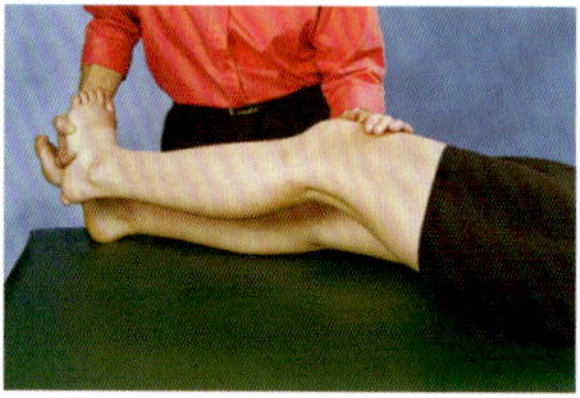

后侧盂唇试验（Posterior Labral Test）

目的：评估关节盂缘撕裂
姿势：仰卧位，髋部屈曲、内旋和内收（PNF D1 内旋）
方法：抗阻伸展、外旋和外展活动（D1 屈曲外展）
说明：试验阳性 = 产生疼痛或弹响
统计学：敏感性 = 高 ~ 极高；特异性 = 低；阳性似然比 = 中；阴性似然比 = 中；阳性预测值 = 极高；阴性预测值 = 低

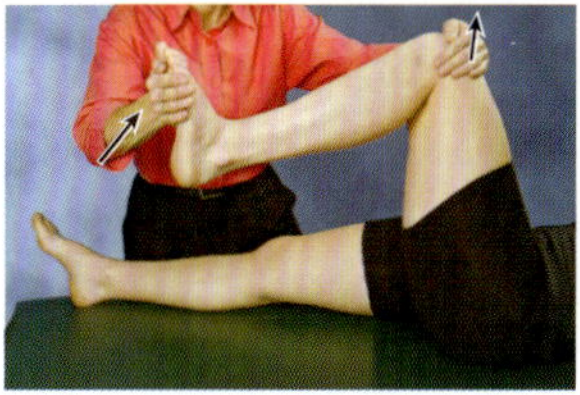

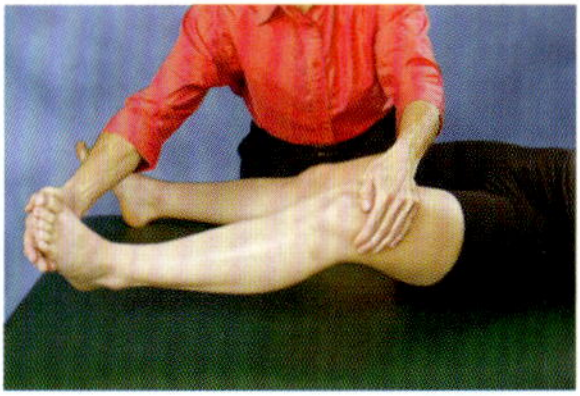

FAbER（Patrick）试验（FAbER Test）

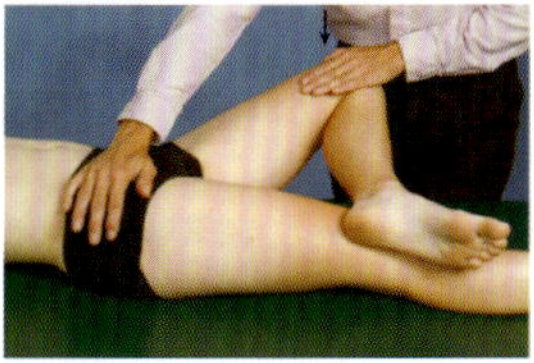

目的：评估髋关节、骶髂关节、关节盂病变
姿势：仰卧位，被动屈曲、外展、外旋髋关节（"4" 字形），将患侧外踝置于健侧膝盖上方
方法：在患侧屈曲的膝关节内侧施加压力
说明：试验阳性 = 髋关节疼痛（关节炎、骨赘、关节囊内骨折）或腰痛（骶髂关节病变）；紧张但无疼痛为阴性；该姿势下产生疼痛可能提示缝匠肌异常；如果膝关节外侧距离平面大于 4 cm 且不对称应怀疑盂唇病变
统计学：敏感性 = 低 ~ 高；特异性 = 低 ~ 极高；阳性似然比 = 低 ~ 中；阴性似然比 = 低 ~ 中；阳性预测值 = 低 ~ 极高；阴性预测值 = 低 ~ 高

Scour 试验（Scour Test）

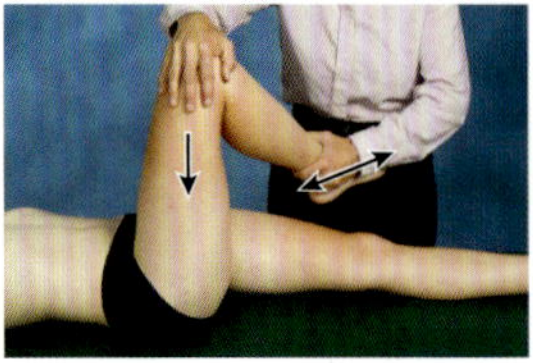

目的：评估关节盂唇撕裂

姿势：仰卧位，屈髋 90°

方法：由股骨向髋部纵向施压，同时内旋 / 外旋髋部伴随外展 / 内收

说明：试验阳性 = 由于关节炎、髋臼盂缘撕裂、缺血性坏死或骨软骨缺损而产生咔嚓音、嘎嘎的响声或疼痛

统计学：敏感性 = 高 ~ 极高；特异性 = 低；阳性似然比 = 中；阴性似然比 = 中；阳性预测值 = 低 ~ 极高；阴性预测值 = 极高

直腿抬高对抗试验 /Stinchfield 试验（Stinchfield Maneuver）

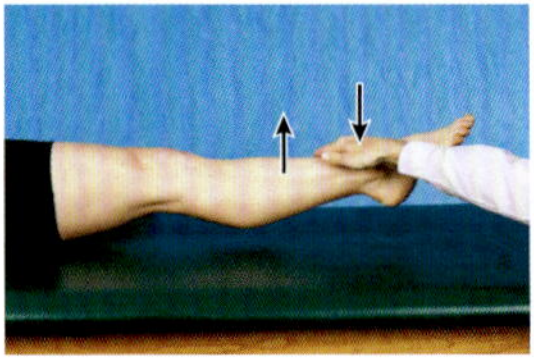

目的：评估关节盂撕裂、骶髂关节病变或骨关节炎

姿势：仰卧位

方法：嘱受试者行主动直腿抬高至 30°，检查者抵抗髋部屈曲

说明：试验阳性 = 产生疼痛

统计学：敏感性 = 中；特异性 = 低

Ortolani 试验（Ortolani Test）（与 Barlow 试验相反）

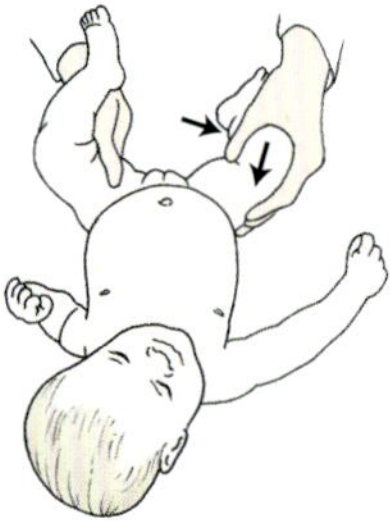

目的：评估先天性髋关节脱臼

姿势：仰卧位，屈髋屈膝 90°，检查者将拇指置于婴儿大腿内侧并将其余手指放在大腿外侧

方法：稳定持续牵引大腿并轻柔外展，股骨头向前移位进入髋臼中

说明：试验阳性 = 髋关节复位；可以听到一声“咚”的声音

统计学：敏感性 = 低；特异性 = 极高

Barlow 试验（Barlow Test）（与 Ortolani 试验相反）

目的：评估髋关节发育不良

姿势：仰卧位，屈髋屈膝 90°；检查者将拇指置于婴儿大腿内侧并将其余手指放在大腿外侧

方法：轻柔内收大腿并通过股骨施一个后向应力

说明：试验阳性 = 检查者在大转子上的手指将会感觉到髋关节脱位

统计学：敏感性 = 低；特异性 = 极高

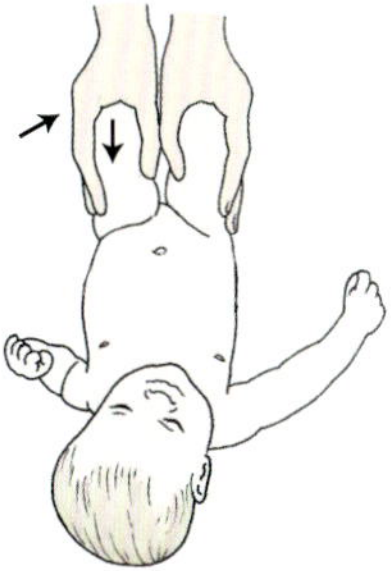

鉴别诊断

疾病 / 机制	体征 / 症状
睾丸癌（testicular cancer）	• 应筛查病因不明的 18~24 岁男性 • 腹股沟淋巴结肿大 • 阴囊增大 / 沉重
骨样骨瘤（osteoid osteoma）——长骨的良性肿瘤；病因不明	• 夜间髋部有隐痛 • 活动时疼痛加剧，服用阿司匹林后疼痛减轻 • 活动范围减小且股四头肌萎缩 • X 线可能有异常表现，但确诊需 MRI 或 CT • 除外大转子滑囊炎、股骨颈应力性骨折

疾病 / 机制	体征 / 症状

髋关节脱位（hip dislocation）——可能因臀位分娩、创伤造成，或由于全髋关节置换术后髋部无力引起	• Ortolani 和 Barlow 试验阳性；X 线异常表现
	• 先天性
	  • 下肢短缩，固定于屈曲外展位
	• 创伤后向后脱位（MVA）
	  • 腹股沟区和外侧髋部疼痛
	  • 下肢短缩
	  • 固定于屈曲内收内旋位
	• 创伤后向前脱位（被动外展）
	  • 腹股沟区疼痛、压痛
	  • 前上方脱位 = 髋关节伸展、外旋
	  • 前下方脱位 = 髋关节屈曲、外旋

股骨颈应力性骨折（femoral neck stress fracture）——缓慢起病，长期从事体力劳动，需耐久 注意：是否有饮食失调、闭经和骨质疏松	• 活动时腹股沟区出现疼痛 • 大转子处压痛 • FAbER 试验阳性 • 如果 X 线不确定，可能需行 CT 或 MRI • 除外大转子滑囊炎和骨样骨瘤
撕脱骨折（avulsion fracture）——继发于肌肉剧烈收缩	• 可能听到“啪”的响声 • 骨隆起处有压痛 • Thomas 和 Ely 试验阳性 • 如果 X 线不确定，可行 CT 或 MRI • 除外股骨头骨骺滑脱
骨突炎（apophysitis）——继发于骨骼发育不成熟的小儿在肌肉剧烈收缩时出现的骨盆骨折	• 髂前上棘、髂前下棘、髂后上棘、髂后下棘处根据受累肌肉会出现压痛及无力 • X 线可见撕脱骨块

疾病 / 机制	体征 / 症状
股骨头骨骺滑脱（slipped capital femoral epiphysis）——生长发育和激素分泌失衡导致骺板发育不良；可能继发于体重增加；好发生于10~16 岁人群；男性多于女性（2 : 1）	• 单侧髋、膝、大腿疼痛，缓慢起病发作 • 髋关节内旋范围减小，固定于外旋位 • 股四头肌萎缩 • 减痛步态，下肢短缩 • 前后位 X 线可见骨骺变宽以及高度降低，侧位可见骨骺移位 • 除外肌肉拉伤，撕脱以及内分泌疾病
一过性滑膜炎（中毒性滑膜炎、幻觉性髋部疾病）[transient synovitis（toxic synovitis, phantom hip disease）]——病因不明；近期病毒性上呼吸道感染、耳部感染或支气管炎；男性多于女性 [（2~4）: 1]；好发于 3~10 岁人群	• 活动时大腿内侧或腹股沟区疼痛（婴儿换尿布时出现疼痛） • 小儿支具将髋关节固定在屈曲、轻度外展和外旋位 • 跛行 • 髋部外展因疼痛而受限 • 可能伴有轻度发热 • 除外髋关节败血症、股骨头骨骺滑脱和 Legg-Calvé-Perthes 综合征
退行性关节疾病（DJD）——通常发生于 55 岁以上人群，女性多于男性（3 : 2）	• 负重时腹股沟区、大腿内侧、膝部酸痛 • 活动及功能丧失 • FAbER 和 Trendelenburg 试验阳性 • X 线可见关节间隙变窄、骨刺和骨赘；需要除外骨折及坏死
类风湿关节炎（RA）——全身性疾病，双侧负重时出现症状	• 负重时腹股沟区、大腿内侧、膝部酸痛；活动及功能因疼痛而丧失 • Thomas、Ely、FAbER、Trendelenburg 试验阳性 • X 线可见双侧股骨头失矿质（demineralization）；关节间隙变窄；股骨头深陷髋臼中

疾病 / 机制	体征 / 症状
骨化性肌炎（myositis ossificans）——大腿挫伤 2~4 周后出现钙质沉着	• 局限性疼痛 • 膝关节屈曲受限 • 可触及钙化包块
关节盂唇撕裂（labral tear）——髋关节过度伸展及外展时，由于反复外旋或施加外旋应力导致纤维软骨损伤；与髋关节发育不良密切相关；由于股骨过度前移导致臀肌和腹肌无力，与髋关节前部疼痛相关	• 久坐、进 / 出车、穿鞋 / 袜、扭转性活动时疼痛 • 过度伸直和外旋时髋关节前部疼痛 • 抵抗性直腿抬高时出现疼痛（前部损伤） • 通常与臀肌无力相关 • FAbER、Scour、Labral 和撞击试验阳性 • 筛查骨样骨瘤和睾丸癌 • 增强 MRI 是最佳诊断检查
撞击综合征（impingement）——起病缓慢，可能有多年病史；畸形可能出现在股骨（凸轮型撞击）或髋臼（钳夹型撞击）	• “C 征” = 髋后部（大转子近端）局限性疼痛（用大拇指和示指夹紧） • 腹股沟区酸痛及钝痛 • 久坐可能加剧疼痛 • 活动时偶尔出现“卡住” / 尖锐的疼痛 • 减痛步态 • 髋关节屈曲 90° 时内旋减弱 • Dexri 和 Diri 试验阳性 • X 线、CT 和 MRI 对诊断有帮助

疾病 / 机制	体征 / 症状
梨状肌综合征（piriformis syndrome）——可能由于肌肉挛缩、创伤、久坐导致	• 臀部钝痛 • 坐位和行走时疼痛加剧，仰卧位时疼痛减轻 • 髋关节抵抗性外旋和被动内旋内收时疼痛 • 需 X 线排除应力骨折；需 MRI 排除脊髓病变（腰椎神经根病变、腰椎管狭窄、骶髂关节病变）
髂胫束摩擦综合征（ITB friction syndrome）——由于髂胫束紧张、仰卧位胫骨旋前、膝内翻、骑自行车时脚踏处于内旋位导致反复应力和摩擦 近端——髋关节综合征 远端——跑步者膝盖	• 下坡跑步时疼痛，可感膝关节不稳定 • Ober、Noble 和 Renne 试验阳性 • 负重时膝关节屈曲 30° 出现疼痛，导致步行时下肢僵直 • 股骨外上髁压痛 • 可见的或可触及的弹响 • X 线无阳性表现；MRI 和 B 超可确诊 • 必须除外大转子滑囊炎
耻骨关节痛（Pubic Arthr-algia）（也称运动型疝气）	• 腹股沟韧带沿线偶尔出现弹珠大小的肿块 • 用力、咳嗽时疼痛 • 腹股沟、同侧大腿、侧腹和下腹放射痛 • 剪切痛、旋转痛、牵拉痛 • 耻骨关节痛试验阳性

疾病 / 机制	体征 / 症状
髂嵴挫伤（hip pointer）——可能因直接创伤而导致髂嵴或髂前上棘处挫伤	• 髂嵴或髂前上棘压痛 • 抵抗性髋关节屈曲以及伸直时出现疼痛 • 步行和髋关节外展时出现疼痛 • 筛查麦氏点压痛、反跳痛 • X 线通常无阳性表现；必须除外骨折及撕脱
髂腰肌滑囊炎 / 肌腱炎（iliopsoas bursitis/ tendonitis）——过度使用或异乎常规的活动导致刺激和炎症	• 髋关节屈曲和伸直时大腿和腹股沟内侧疼痛 • 髋关节由屈至伸可闻及弹响 • 筛查麦氏点压痛及反跳痛 • X 线多为阴性；需除外撕脱骨折 • MRI 及 B 超可确诊
大转子滑囊炎（greater trochanteric bursitis）——生物力学或过度使用问题；反复足内侧踢球导致内收应力以及滑囊压迫；挫伤	• 腹股沟区以及由大转子至大腿远端外侧部分出现深在、散发的酸痛 • 睡觉时髋部转动引发疼痛；髂胫束压痛 • 活动范围基本正常，但外展可能因疼痛而受限 • 无弹响但可触及捻发感 • Ober 和 Patrick/FAbER 试验阳性 • X 线阴性（除外股骨颈应力性骨折） • MRI 和 B 超可确诊

解剖

踝关节韧带（内侧观）

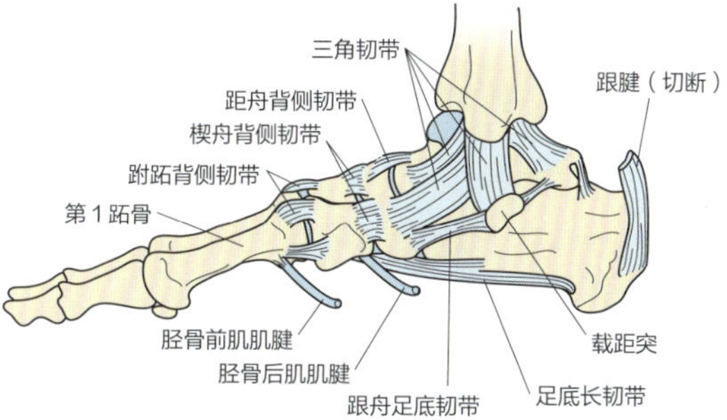

踝关节韧带（外侧观）

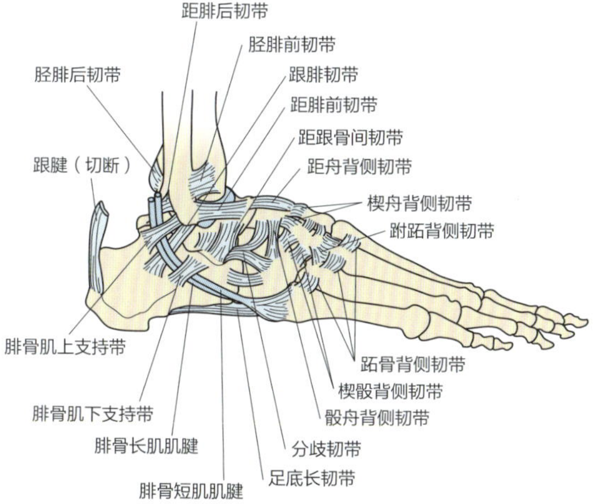

医疗上的危险信号

- 感觉异常——袜套样感觉障碍，与以下有关：
  - 糖尿病
- 铅 / 水银中毒
- 痛风
  - 第 1 跖趾关节或踝关节肿胀及压痛
  - 足和（或）关节主动及被动活动时疼痛
  - 对碰触过度敏感
- 莱姆病
  - “牛眼”样皮疹（扩大的红色圆环）
  - 流感样症状
- 双侧踝关节水肿伴血压升高，同时有 NSAID 类药物服用史，可能是肾血管收缩导致

复杂性局部疼痛综合征

第一阶段	• 烧灼感、酸痛、压痛、关节僵硬 • 肿胀、体温改变 • 指甲生长加快，足部毛发增多
第二阶段	• 疼痛、肿胀及关节僵硬加剧 • 疼痛不再局限 • 皮肤颜色及质地改变
第三阶段	• 疼痛放射至腿 • 神经传导速度减慢 • 肌肉萎缩

快速测试表

评估踝部受伤的性能试验量表与评分标准

受伤踝关节的主观评估		是否能正常走路?	
无症状	15	是	15
症状轻微	10		
症状中等	5	否	0
症状严重	0		
是否能正常跑步?		**是否能爬 / 下楼梯（2 段或 44 节台阶）**	
是	15	<18 秒	10
否	0	18~20 秒	5
		>20 秒	0
患侧脚跟着地		**患侧脚尖着地**	
>40 秒	10	>40 秒	10
30~40 秒	5	30~40 秒	5
<30 秒	0	<30 秒	0
患侧单足站立		**踝关节松弛度**	
>55 秒	10	稳定（5 mm）	10
50~55 秒	5	中度松弛（5~10 mm）	5
<50 秒	0	重度松弛（>10 mm）	0
患侧背伸活动范围		总分：	
>10°	10	评分：所有分数总和	
5° ~10°	5		
<5°	0		
优≥ 85~100；良 =70~80；中 =55~65；差≤ 50			

足部功能指数

将每种活动的基线标注在下表中

足部疼痛的严重程度？ 无痛 → 能想象到的最严重疼痛										
最疼痛的时候										
早晨										
赤足行走										
赤足站立										
穿鞋行走										
穿鞋站立										
戴矫形器行走										
戴矫形器站立										
一天结束时										
以下活动的困难程度？ 无困难 → 无法完成										
室内行走										
室外行走										
走 4 个街区（400 m）										
爬楼梯										

下楼梯										
踮起脚尖										
从椅子上站起										
爬坡										
快步行走										
由于足部问题，以下活动占多长时间?	**无**									**全部**
整天待在室内										
整天待在床上										
活动有限										
在室内应用辅助设备										
在室外应用辅助设备										
总分：										

评分：所有分数总和，除外不适用的项目。分数乘以 100，分数越高，损伤越严重

肌肉疼痛涉及区域

腓骨长/短肌

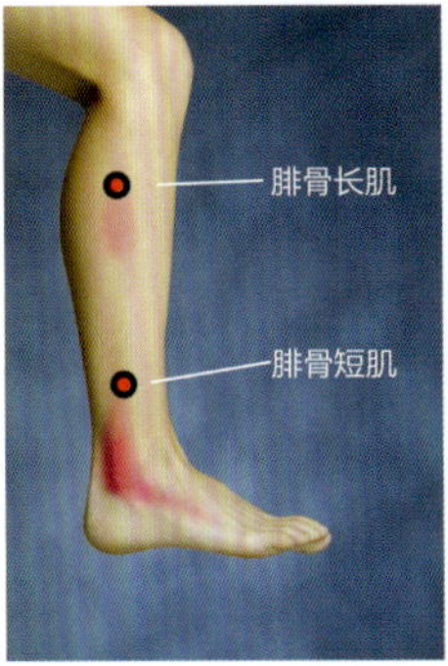

第三腓骨肌

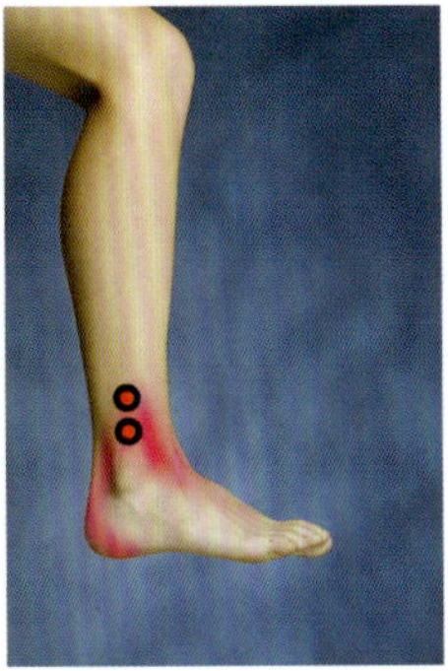

胫骨前肌

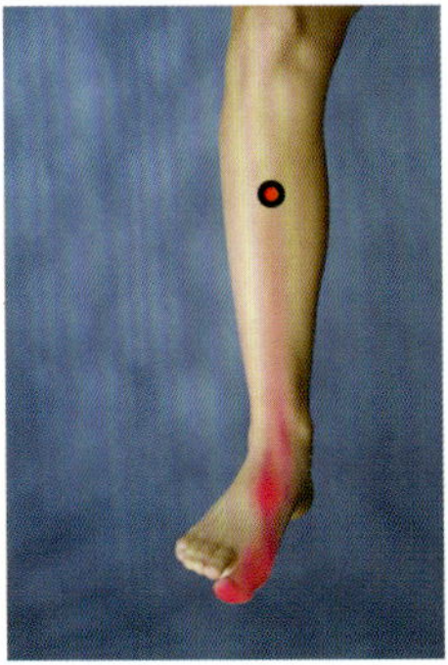

踇长屈肌

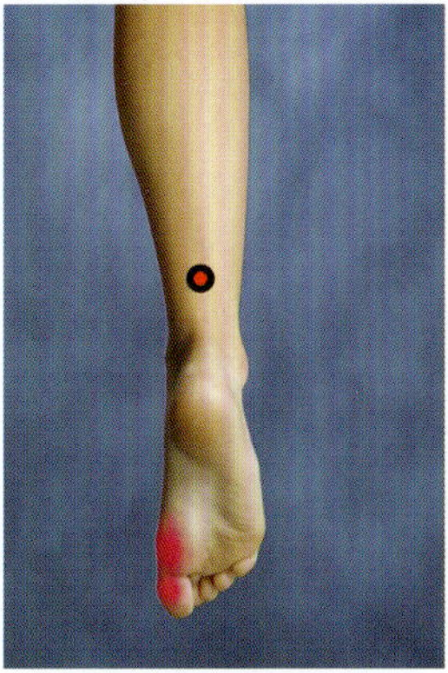

趾长屈肌

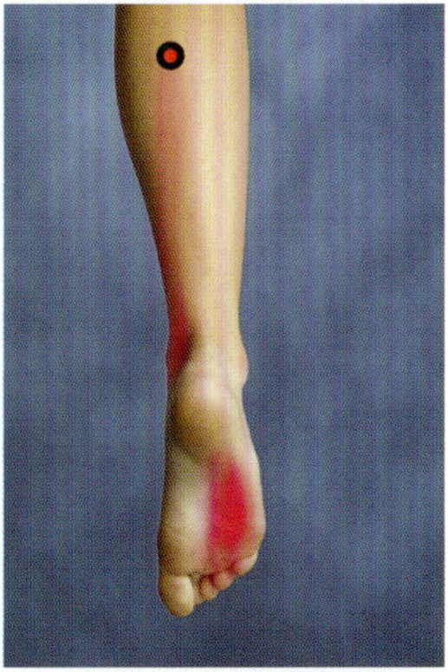

踇长伸肌

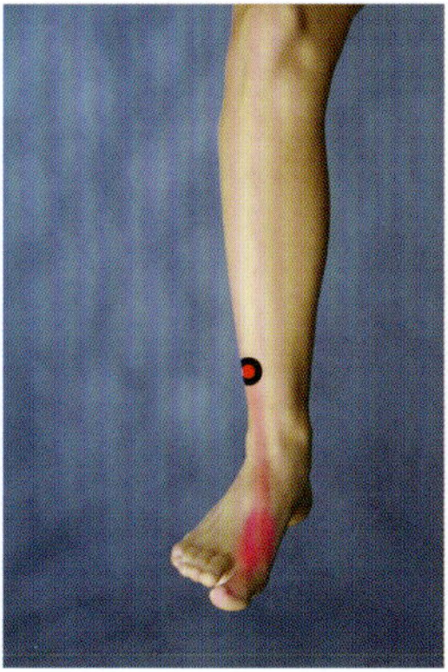

趾长伸肌

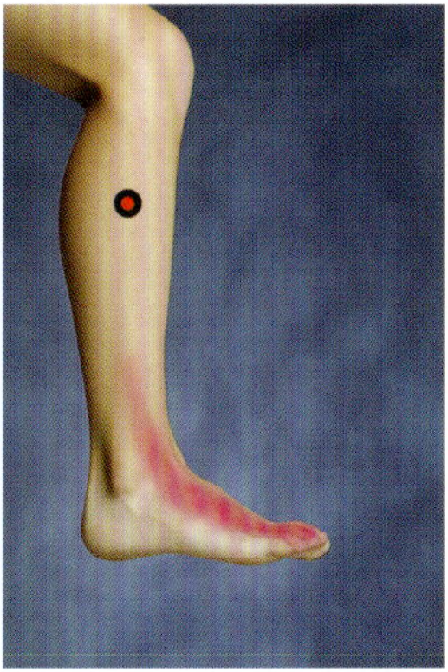

视诊

- 锤状趾（hammertoe）——第 2、3、4、5 跖趾关节（MTP）及远端指间关节（DIP）过伸，伴近端指间关节（PIP）屈曲；与外翻有关；穿鞋后疼痛加剧；患有鸡眼
- 蹈外翻——第 1 跖趾关节外翻角 >20°；第 1 脚趾和第 2 趾重叠
- 埃及脚（Index plus foot）——第 1 跖骨 > 第 2 跖骨 > 第 3 跖骨 > 第 4 跖骨 > 第 5 跖骨
- 罗马脚（Index plus-minus foot）——第 1 跖骨 = 第 2 跖骨 > 第 3 跖骨 > 第 4 跖骨 > 第 5 跖骨
- 希腊脚（Index minus foot）——第 1 跖骨 < 第 2 跖骨 > 第 3 跖骨 > 第 4 跖骨 > 第 5 跖骨
- 距下关节中立位——俯卧位，前足被动背伸、旋前，此时可触及距骨头，且距骨头与舟骨之间等宽

触诊要点

- 足背动脉（dorsalis pedis artery）——足背部第 1 跖骨与第 2 跖骨之间
- 载距突（sustentaculum tali）——内踝稍偏远端的小隆起
- 腓骨结节（peroneal tubercle）——外踝远端约 3 cm 的小凸起
- 跖肌（plantaris）——屈膝，由腓骨头内侧触诊至后侧，绕过腓肠肌外侧头并稍向近端移动，触诊到约 3 cm 宽的肌肉从外侧（近端）向内侧（远端）走行
- 胫骨前肌（tibialis anterior）——沿胫骨干外侧向下到内侧楔骨的内侧面
- 趾长伸肌（extensor digitorum longus）——当伸趾时，沿 4 条凸出的肌腱向近端移动直至踝部——这些肌腱穿过伸肌支持带下方并从近端移行为粗厚包块，沿胫骨前肌和腓骨肌之间走行，移行为肌腹部

足部（上面观）

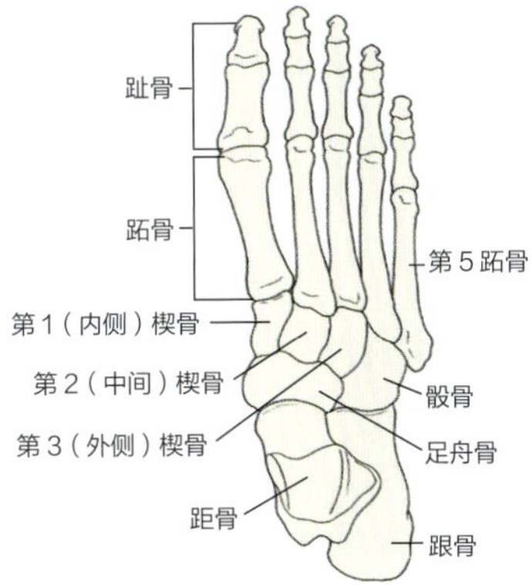
趾骨
跖骨
第 5 跖骨
第 1（内侧）楔骨
第 2（中间）楔骨
骰骨
第 3（外侧）楔骨
足舟骨
距骨
跟骨

足部（下面观）

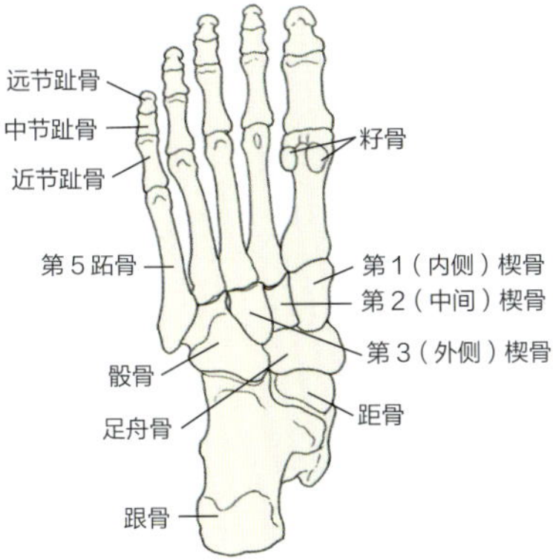
远节趾骨
中节趾骨
近节趾骨
籽骨
第 5 跖骨
第 1（内侧）楔骨
第 2（中间）楔骨
第 3（外侧）楔骨
骰骨
足舟骨
距骨
跟骨

趾长伸肌和踇长伸肌

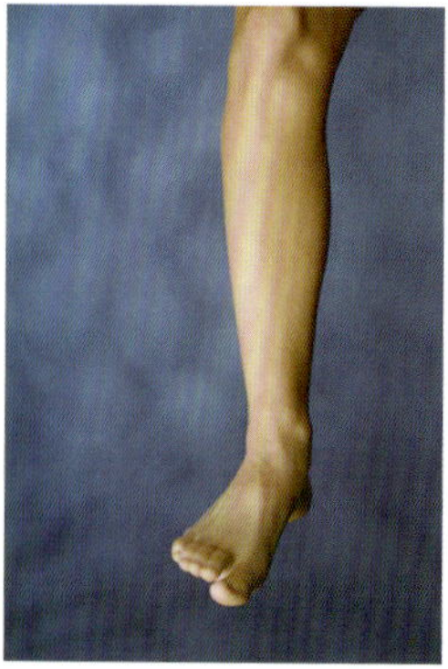

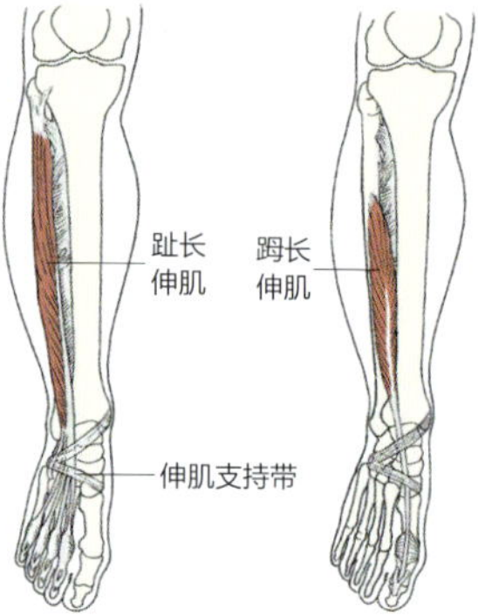

跖肌

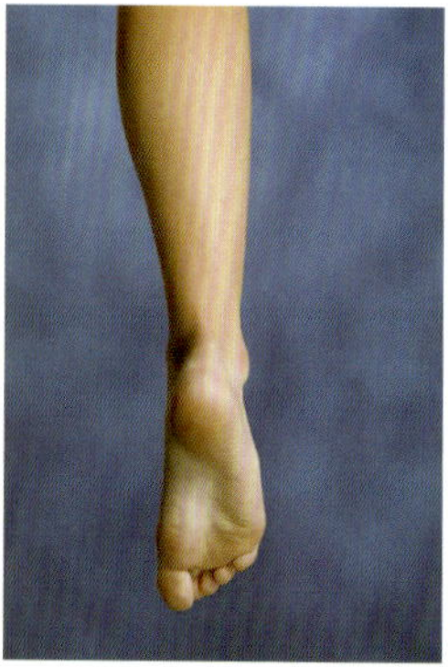

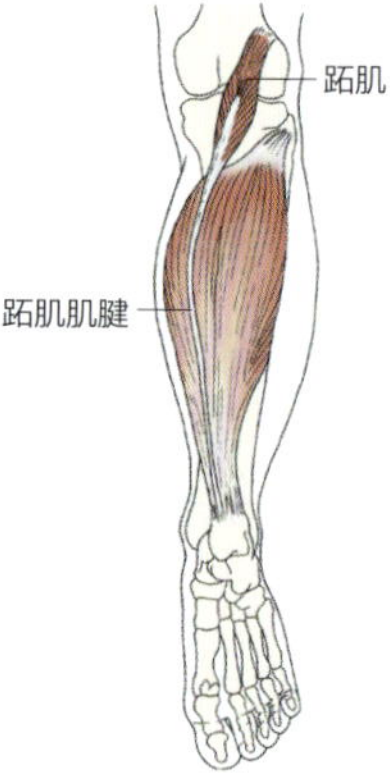

外踝结构

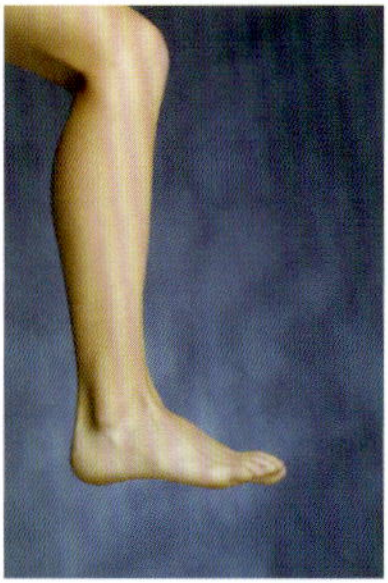

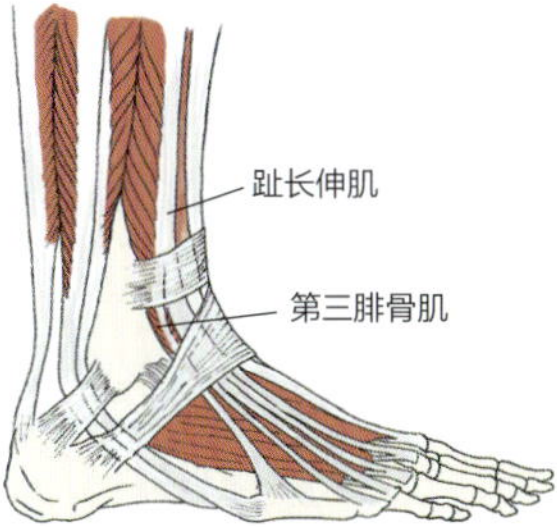
趾长伸肌
第三腓骨肌

内踝结构

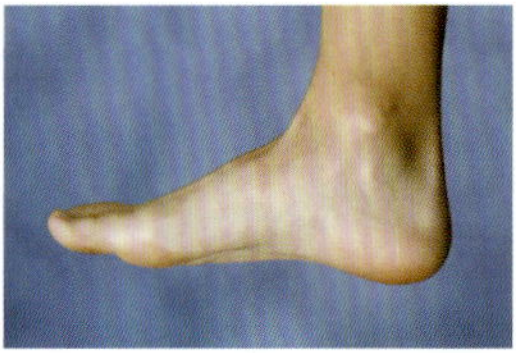

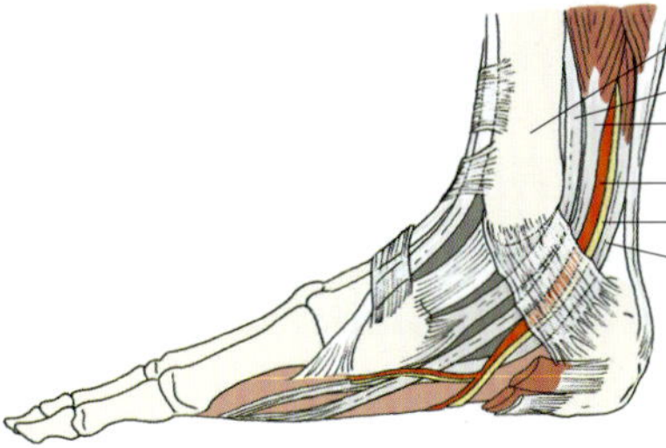
内踝
胫骨后肌
趾长屈肌
胫动脉
胫神经
踇长屈肌

足底跖面

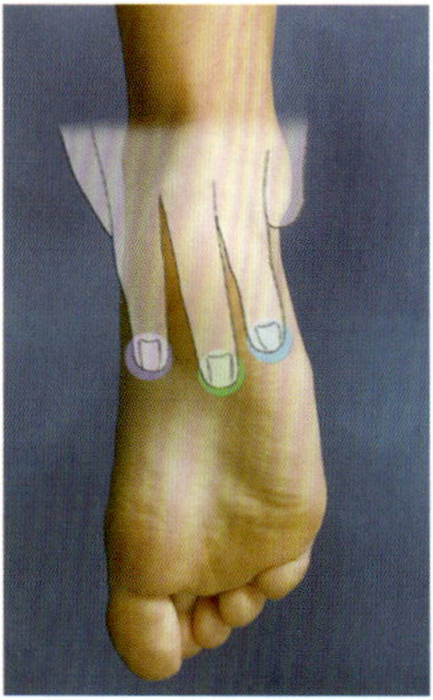

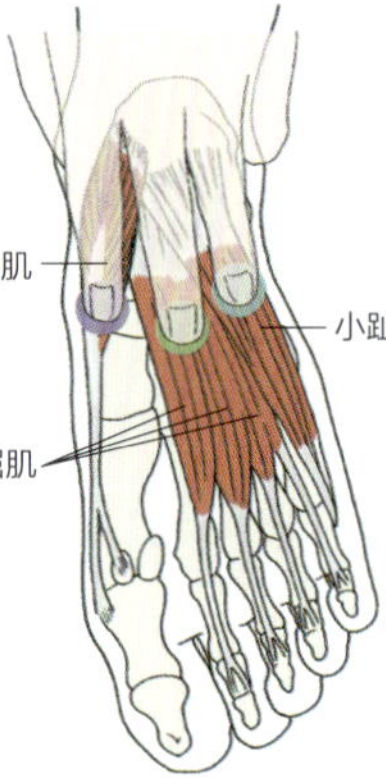

Feiss 线

在非负重情况下，一条连接内踝尖与第 1 跖趾关节头侧的线。足舟骨应在这条连线上。在负重情况下，足舟骨位置不应下降超过其至地面高度的 2/3

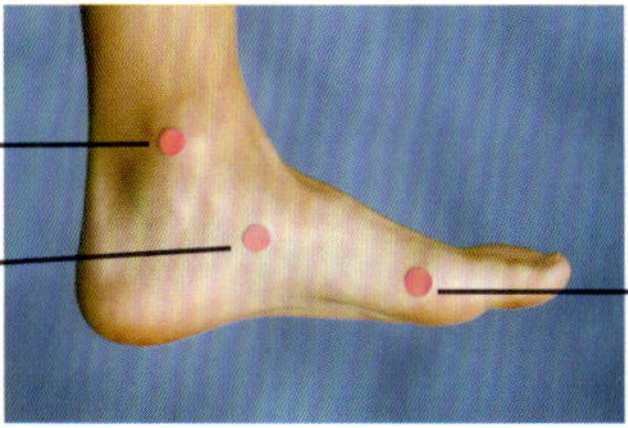

“8”字法评估踝关节水肿

1. 由外踝远端开始，向内侧止于舟骨粗隆稍远端

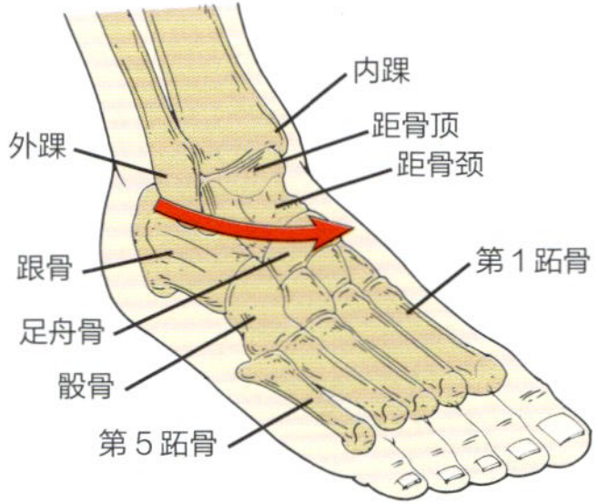

2. 沿第 5 跖骨近端部分的弓状下缘

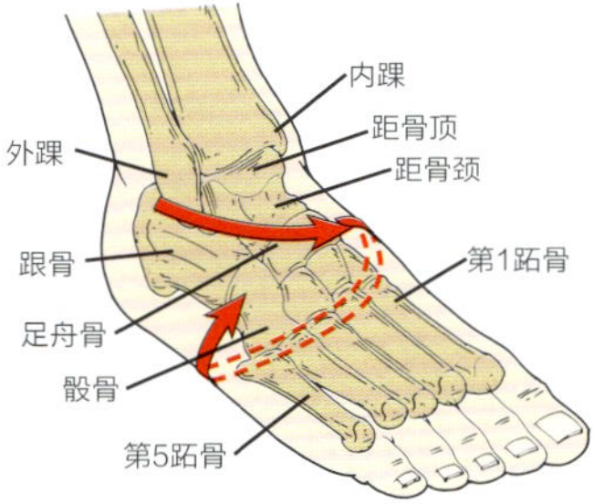

“8”字法评估踝关节水肿（续）

3. 越过胫骨前肌至内踝远端部分

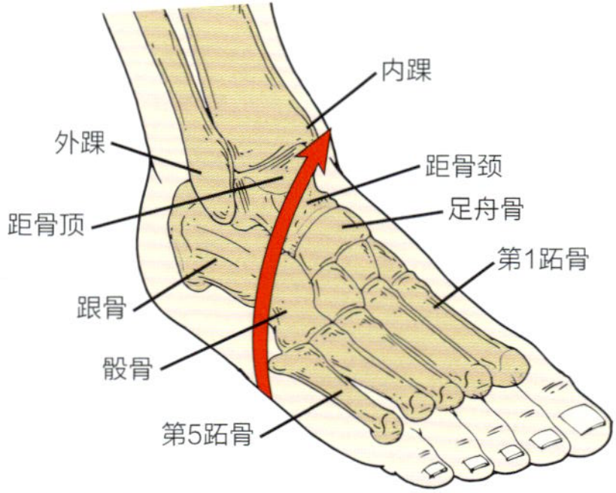

4. 越过跟腱回到外踝

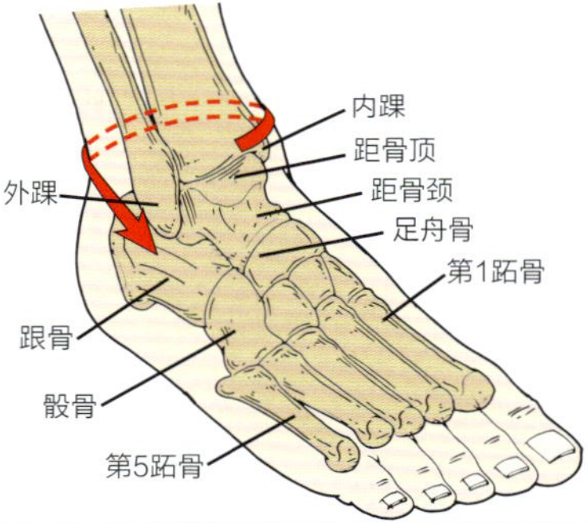

踝和足的骨骼动力学

正常活动范围		OPP	CPP	正常末端感觉	异常末端感觉
跖屈 30°~50° 背伸 20° 内翻 10°~30° 外翻 10°~20°		10° 跖屈 内外翻正中间	最大背伸	各平面弹性（组织拉伸）	无拉伤或扭伤
第 1 跖趾关节	伸展 70°~75°	5°~10° 伸展	最大伸展	屈 / 伸 = 囊性 / 弹性	关节囊空虚
	屈曲 35°~45°			外展 / 内收 = 韧带性	关节囊空虚
第 2 到 5 跖趾关节	伸展 35°~40°	5°~10° 伸展	最大伸展	屈 / 伸 = 囊性 / 弹性 外展 / 内收 = 韧带性	无
	屈曲 35°~40°				
第 1 指间关节	伸展 0°	10° 伸展	最大伸展	屈 / 伸 = 坚固 / 弹性	无
	屈曲 90°				
第 2 到 5 近端指间关节	伸展 0°	轻度屈曲	最大伸展	屈 / 伸 = 坚固 / 弹性	无
	屈曲 35°				
第 2 到 5 远端指间关节	伸展 0°	轻度屈曲	最大伸展	屈 / 伸 = 坚固 / 弹性	无
	屈曲 60°				

踝和足的关节动力学

踝关节屈伸	凹面：胫腓骨远端 凸面：距骨	为帮助踝关节背伸： OKC——距骨相对胫骨向前滚动并向后滑动 CKC——胫骨向前滑动并滚动	为帮助踝关节跖屈： OKC——距骨相对胫骨向后滚动并向前滑动 CKC——胫骨向后滑动并滚动
踝关节内外翻	凹面：跟骨前关节面及距骨后侧 凸面：跟骨后关节面及距骨前侧	为帮助内旋： OKC——跟骨前关节面向内侧滑动及滚动，跟骨后关节面向外侧滑动及滚动 CKC——距骨相对跟骨前关节面向内滚动向外滑动；同时距骨相对跟骨后关节面向内滑动及滚动	为帮助外旋： OKC——跟骨前关节面向外侧滑动及滚动，跟骨后关节面向内侧滑动及滚动 CKC——距骨相对跟骨前关节面向外滚动向内滑动；同时距骨相对跟骨后关节面向外滑动及滚动
跖趾关节屈伸	凹面：趾骨 凸面：跖骨	为帮助屈曲： 趾骨相对跖骨向远端/下方滚动及滑动	为帮助伸直： 趾骨相对跖骨向近端/上方滚动及滑动

踝及足的检查

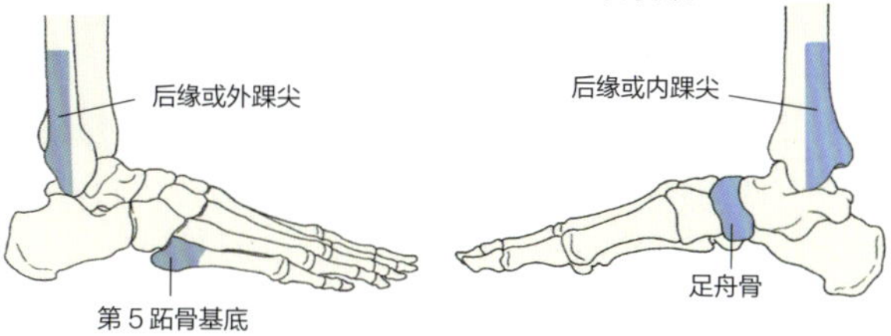

渥太华踝关节规范

目的：评估是否需要行影像学检查
姿势：非负重—踝关节支撑
方法：触诊内踝和外踝远端 6 cm；评估负重情况
说明：只有患者出现以下情况之一时需要行影像学检查。

- 内踝上 6 cm 内后侧骨压痛
- 外踝上 6 cm 内后侧骨压痛
- 受伤后以及在急诊室内完全不能负重行走（4 步）

统计学：敏感性 = 高 ~ 极高；特异性 = 低

渥太华足部规范

目的：评估是否需要行影像学检查
姿势：非负重—踝关节支撑
方法：触诊足舟骨和第 5 跖骨基底
说明：只有患者出现以下情况之一时需要行影像学检查。

- 足舟骨压痛
- 第 5 跖骨基底压痛
- 受伤后以及在急诊室内完全不能负重行走（4 步）

统计学：成人：敏感性 = 极高；特异性 = 低。儿童：敏感性 = 极高；特异性 = 低

碰撞试验（Bump Test）

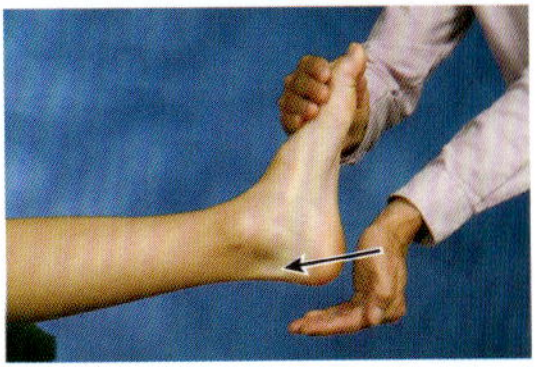

目的：检查是否有应力骨折
姿势：非负重—踝关节中立位
方法：利用鱼际隆起对足跟施加一个坚实的应力
说明：试验阳性 = 疼痛部位为可疑骨折部位
统计学：无统计数据

跖骨负荷试验（Metatarsal Load Test）

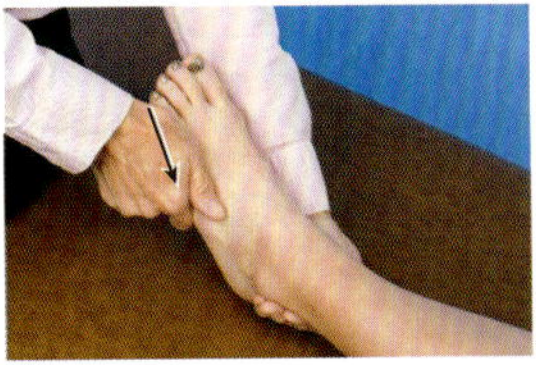

目的：检查是否有跖骨骨折
姿势：非负重条件下
方法：握住跖骨远端并对跖骨施加纵向应力
说明：试验阳性 = 局限性疼痛
统计学：无统计数据

距骨倾斜试验（Talar Tilt Test）

目的：检查踝关节外侧副韧带松弛度——距腓前韧带（ATFL）、距腓后韧带（PTFL）、跟腓韧带（CFL）
姿势：非负重，稳定住小腿，分别触诊相应韧带
方法：握住跟骨，施加内翻应力使距骨从踝穴中移位，应在跖屈（ATFL）、中立位（CFL）、背伸姿势（PTFL）分别检查

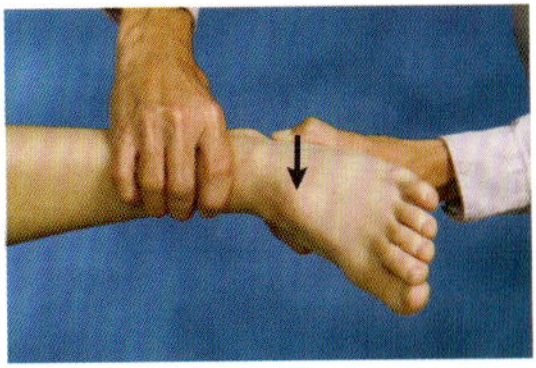

说明：试验阳性 = 疼痛或相对于健侧关节间隙变大
统计学：敏感性 = 低～极高；特异性 = 高～极高；阳性似然比 = 中；阴性似然比 = 中

前抽屉试验（Anterior Drawer Test）

目的：检查距腓前韧带松弛度

姿势：非负重，约 20° 跖屈，稳定住胫腓骨

方法：握住跟骨 / 距骨后侧，相对胫腓骨，前移跟骨 / 距骨

说明：试验阳性 = 疼痛及由于不稳定造成的过度活动

统计学：敏感性 = 高；特异性 = 低 ~ 高；阳性似然比 = 中；阴性似然比 = 中

注意：当同时存在 ATFL 压痛、外侧血肿和前抽屉试验阳性时，敏感性 = 极高，特异性 = 高

注意：距骨前移可以用 Mobil Aider 关节测量仪进行量化：脚踝间距 1.11 mm 与 I 级扭伤相关，2.16 mm 则与 II 级扭伤相关

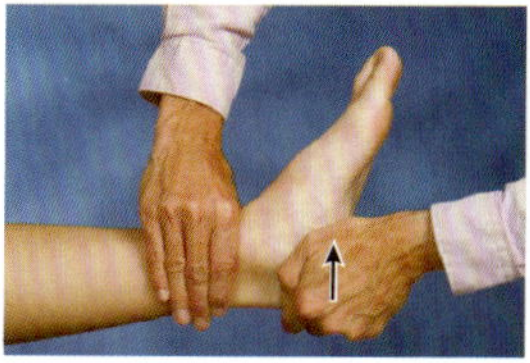

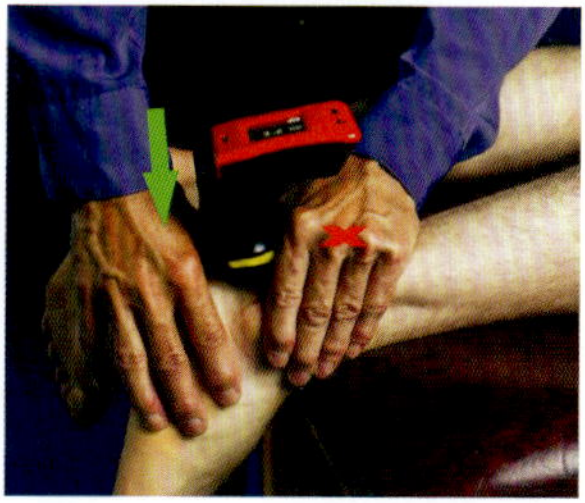

下胫腓挤压试验（Squeeze Test）

目的：检查是否有下胫腓联合扭伤

姿势：仰卧位，屈膝

方法：由胫腓骨近端开始施加压迫（挤压）应力，并逐渐向远端移动，直至疼痛引出

说明：试验阳性 = 下胫腓联合疼痛，引出疼痛距离踝关节越远，损伤程度越严重

统计学：敏感性 = 低；特异性 = 极高

注意：恢复时间 =5+［0.97x 挤压试验阳性部位距踝关节距离（cm）］±3 天

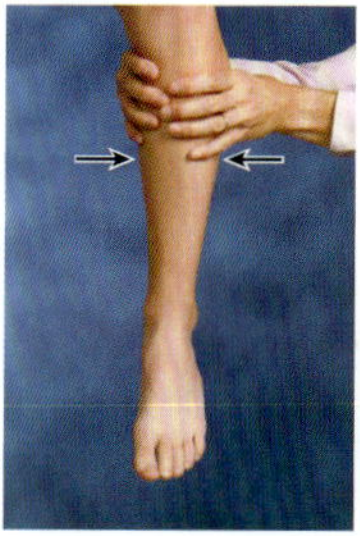

Cotton（Shunk）试验（Cotton Test）

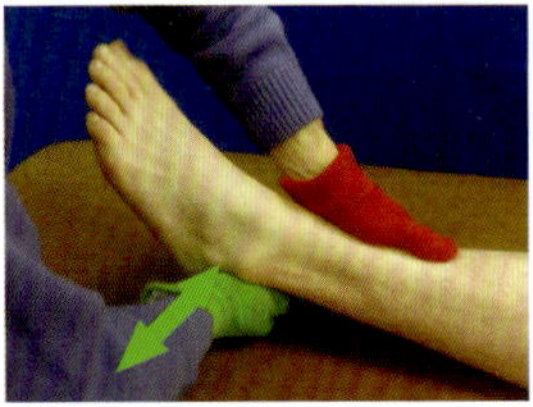

目的： 评估韧带联合（上踝）扭伤

姿势： 仰卧位或坐位，检查者固定胫骨远端

方法： 检查者用另一只手抓住脚，将后足向内侧和外侧平移（不要翻转和外翻）

说明： 试验阳性 = 在任何一个方向上变化 >5 mm 或出现"咔嗒"声；前韧带间隙大于后韧带间隙，与对侧比较

统计学： 敏感性 = 低

外旋应力试验（旋转足跟）及 Kleiger 试验（旋转前足）（ER Stress Test & Kleiger Test）

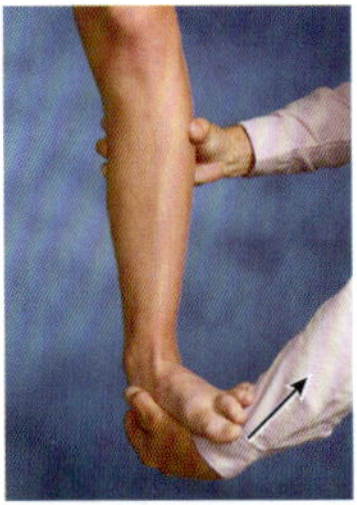

目的： 检查是否有三角韧带或下胫腓联合扭伤

姿势： 坐位，固定小腿但不压迫下胫腓联合

方法： 握住足跟或足内侧部分，跖屈位外旋（三角韧带）并在背伸位外旋时重复试验（下胫腓联合）

说明： 试验阳性 = 疼痛或相比对侧间隙增宽

统计学： 敏感性 = 低 ~ 高；特异性 = 极高

撞击征（Impingement Sign）

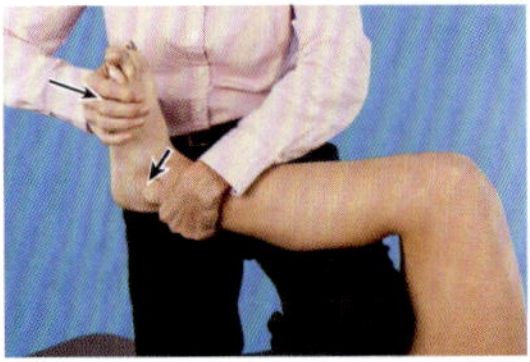

目的： 评估是否存在踝关节撞击

姿势： 脚支撑，膝盖弯曲 90°；检查者用拇指在距骨前外侧固定胫骨

方法： 当脚踝有力地背屈时，施加拇指压力

说明： 试验阳性 = 踝关节前外侧再次出现疼痛

统计学： 敏感性 = 极高；特异性 = 高；阳性似然比 = 高；阴性似然比 = 高

Thompson（Simmonds）试验（Thompson Test）

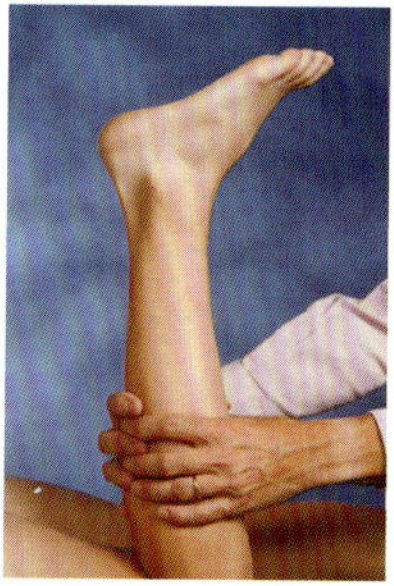

目的：检查是否有跟腱断裂
姿势：俯卧位
方法：被动屈膝至 90°，挤压小腿中部 1/3
说明：应引出跖屈；试验阳性 = 无法跖屈
统计学：敏感性 = 低 ~ 高；特异性 = 极高

Matles 试验（Matles Test）

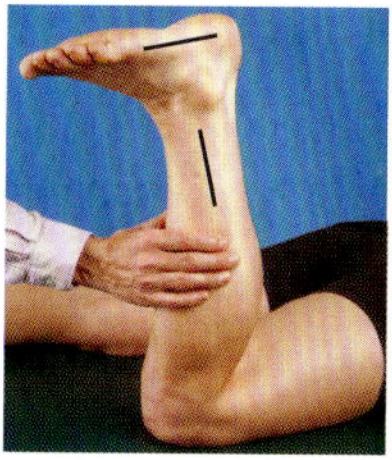

目的：检查是否有跟腱断裂
姿势：俯卧位，屈膝 90°
方法：观察踝关节位置
说明：试验阳性 = 背伸角度增大（如图悬吊角）
统计学：敏感性 = 高；特异性 = 高

腓骨肌腱脱位试验（Peroneal/Fibularis Tendon Dislocation）

目的：检查腓骨肌支持带是否有损伤
姿势：俯卧位，屈膝 90°
方法：使受试者抵抗性行踝关节主动跖屈和背伸
说明：试验阳性 = 肌腱从外踝后侧脱位
统计学：无统计数据

Windlass 试验（Windlass Test）

目的：检查是否有足底筋膜炎
姿势 1：非负重，屈膝 90°
方法 1：固定踝关节于中立位并背伸踇趾
姿势 2：负重

方法 2：使受试者站立在板凳上，双足负重相同；足趾悬于板凳边缘并背伸踇趾
说明：试验阳性 = 沿内侧纵弓出现疼痛
统计学：敏感性 = 低；特异性 = 极高

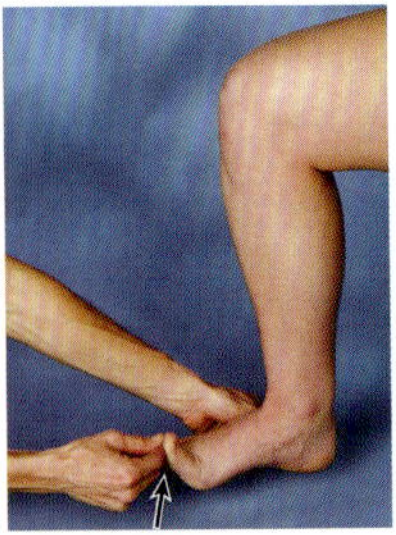

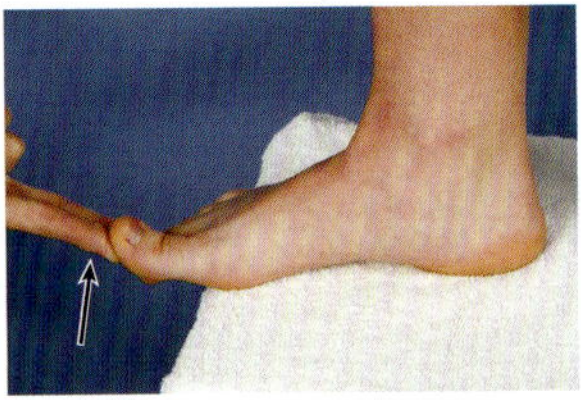

Morton 试验（Morton Test）

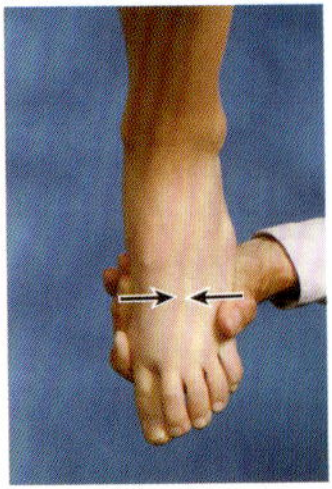

目的：检查是否有神经鞘膜瘤
姿势：非负重
方法：用手握住跖骨足横弓，一起挤压跖骨头
说明：试验阳性 = 第 2、3 跖骨间和第 3、4 跖骨间疼痛并放射至足趾
统计学：无统计数据

Coleman Block 试验（Coleman Block Test）

目的：评估后足活动度
姿势：第一步：站立，评估后足内翻与外翻。第二步：在脚的侧下方放置一个 2 cm 厚的木块
方法：观察后足站在木块上的反应
说明：试验阳性 = 站在木块上时，如果后足内翻减少（即向外翻方向移动），则后足灵活且问题为第 1 跖骨过度跖屈。如果后足的内翻没有减少，问题是胫骨后肌紧张
统计学：无统计数据

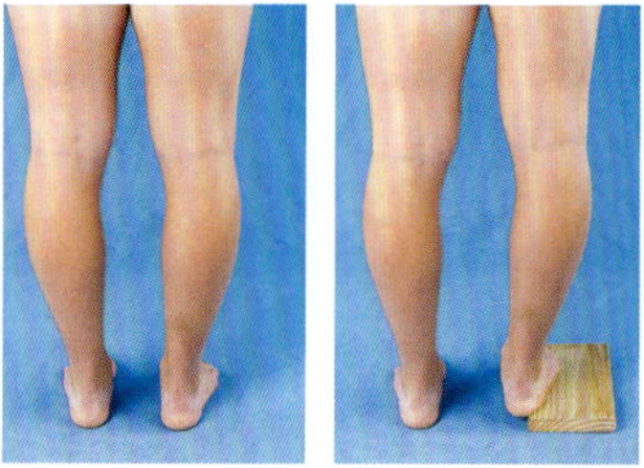

Tinel 试验（Tinel Test）

目的：检查胫神经是否有损伤

姿势：非负重

方法：敲击胫后神经（足底内侧神经）——内踝后下方

说明：试验阳性 = 足部感觉异常

统计学：敏感性 = 中

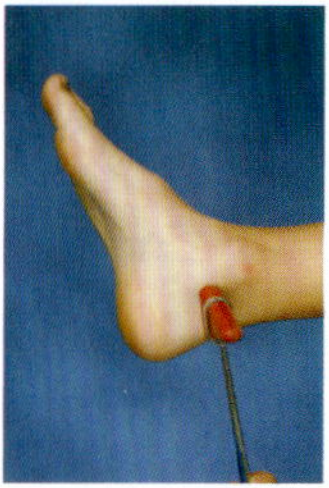

Homans 征（Homans Sign）

目的：检查是否有下肢血栓性静脉炎

姿势：仰卧位

方法：被动背伸足部并挤压小腿

说明：试验阳性 = 小腿后侧突然出现疼痛

统计学：敏感性 = 低；特异性 = 低；阳性似然比 = 低；阴性似然比 = 低

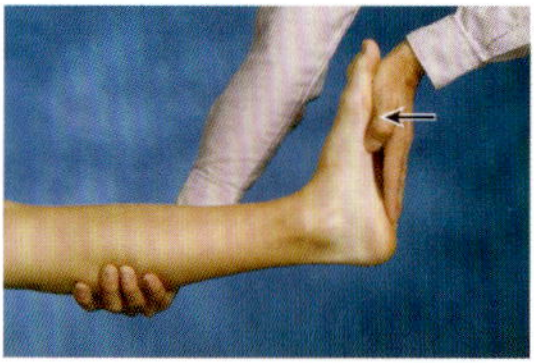

Wells 问卷：临床参数	分数
活动性肿瘤（近 6 个月内治疗）	+1
下肢瘫痪或近期制动	+1
最近卧床超过 3 天或行大手术 <4 周	+1
深静脉系统局部压痛	+1
整个腿部肿胀	+1
小腿肿胀 >3 cm（与无症状侧肢体相比）	+1
凹陷性水肿（与无症状侧肢体相比）	+1
既往深静脉血栓	+1
代偿浅静脉（非静脉曲张）	+1
替代诊断（如深静脉血栓，或其他可能）	−2
标准： 高概率：得分≥ 3，有 75% 的几率发生深静脉血栓形成 中概率：得分 1~2，有 17% 的几率发生深静脉血栓形成 低概率：得分 =0，有 3% 的几率发生深静脉血栓形成	

踝肱指数（Ankle-Brachial Index）

目的：评估下肢循环

姿势：仰卧位，双腿伸直

方法：测量同侧上肢（肱动脉）血压和下肢（胫后动脉或足背动脉）血压

说明：试验阳性 = 下肢收缩压 / 上肢收缩压

≥ 1.30——血管严重钙化

0.90~1.30——可接受 - 正常

0.80~0.89——轻度外周血管疾病

0.50~0.79——中度外周血管疾病

<0.50——严重外周血管疾病

统计学：敏感性 = 高 ~ 极高；特异性 = 极高

鉴别诊断

疾病 / 机制	症状 / 体征
局部疼痛综合征（regional pain syndrome）——病因未知，可能发生于创伤后	• 灼烧感、疼痛、压痛 • 痛觉过敏以及多汗 • 关节囊紧张及僵硬 • 肌肉萎缩及骨质疏松 • 皮肤颜色和质地的变化 • 血管舒缩不稳定及水肿 • 指甲和脚上的毛发生长↑ • 神经传导速度↓
夏科足（Charcot foot）——患胰岛素依赖型糖尿病的患者出现中段足的肥大性骨关节病	• 进展性骨和肌肉的无力 • 感觉减退但疼痛很轻 • 显著单侧肿胀 • 局部皮温升高；皮肤红斑 • X 线表现与骨髓炎相似（有骨质碎片存在）
深静脉血栓形成（deep vein thrombosis）——危险因素：久坐 / 站、手术、骨折、创伤、口服避孕药、CHF、CA、DM、怀孕、A 型血	• 腿部疼痛和压痛 • 腿围↑ >1.2 cm（双侧对比差值） • 腿部皮温升高且触诊紧绷 • Homans 征阳性 • Wells 问卷分数≥ 3
蜂窝织炎（cellulitis）——细菌感染通常与皮肤创伤有关，但皮肤破损可能不明显；不具有传染性	• 疼痛、肿胀、皮温升高 • 畏寒、发热、乏力 • 进展性红斑，深浅不一 • 用永久性记号笔勾勒出红斑区域，有助于监控进展情况
应力性骨折（stress fracture）——反复应力所致，加强锻炼约 3 周后出现；第 2 跖骨最为常见 注意：反复应力性骨折合并饮食障碍	• 点状压痛及肿胀 • 难以忍受，夜间疼痛 • 活动范围正常 • 跖骨负荷试验、撞击试验阳性 • 骨扫描及 MRI 能较 X 线更早发现病变 • 治疗性连续性超声会加剧疼痛，可辅助诊断 • 必须除外深静脉血栓形成

疾病 / 机制	症状 / 体征
跗管综合征（tarsal tunnel）——跗管内容物（胫后神经、胫后动脉腱、胫骨后腱肌、趾长屈肌腱、踇长屈肌腱）受压，可能继发于创伤、体重增加、过度旋前或炎症	• 足及第 1 跖趾关节内侧 / 跖侧锐痛 • 烧灼感、夜间痛、肿胀 • 行走及被动背伸或外翻疼痛加剧 • 运动无力，内在萎缩难以检查出 • 深反射及活动范围正常 • 内踝稍后下方 Tinel 征阳性 • 肌电图（EMG）异常；必须除外糖尿病神经病变及神经鞘膜瘤
籽骨炎（seasamoiditis）——反复高强度冲击运动或直接创伤	• 弹跳功能受损，减痛步态，第 1 跖趾关节肿胀 • 触诊压痛，跖趾关节被动背伸出现疼痛 • X 线及 MRI 通常无阳性表现 • 必须除外草皮趾及二分籽骨
撞击（impingement）——机械性撞击是由骨赘和（或）软组织卡压引起的；可发生在踝关节前内侧、前外侧、后内侧和后外侧（前外侧最常见）；常见于足球和垒球 / 棒球接球手	• 撞击征阳性 • 如果有以下 6 项中的 5 项，则怀疑存在撞击 1. 前外侧压痛 2. 前外侧水肿 3. 背伸和外翻疼痛 4. 单腿下蹲疼痛 5. 活动时疼痛 6. 踝关节不稳定
Morton 神经瘤（Morton neuroma）——趾间神经增粗（好发于 25~50 岁人群，女性多于男性），继发于穿高跟鞋、过度旋前、高弓足、前段足外侧压迫、体重增加	• 第 3 跖骨头和第 4 跖骨头跖侧搏动感 / 烧灼感 • 受累处骨痂形成 • 负重时疼痛加剧 • Morton 试验阳性 • 内在肌无力 • 肌电图不可靠 • 必须除外应力骨折（增强 MRI）

续表

疾病 / 机制	症状 / 体征
腓总神经麻痹(common peroneal nerve palsy)——盘腿坐，压迫时出现症状，存在腓骨豆(20% 人群存在)。滑雪靴或冰球鞋过紧、强力内翻及跖屈收缩导致神经牵拉所致	• 踝关节不稳定会增大扭伤风险 • 外部损伤位置局部疼痛及瘀斑 • 足下垂、外翻及背伸范围减小 • 感觉部分丧失 • 通过足内侧缘行走产生疼痛 • MRI、EMG/NCV 可能有帮助
足底筋膜炎(plantar fasciitis)——足底筋膜与腓肠肌/比目鱼肌复合体相连续；反复应力、鞋垫较差、地面较硬、过度旋前、肥胖导致的炎症	• 晨起疼痛，活动后减轻，足底筋膜近端内侧缘有可触及的肿块 • 足背伸及趾伸展时出现疼痛 • 由于腓肠肌/比目鱼肌复合体紧张导致背伸范围减小 • 足内在肌无力 • 感觉及反射正常 • 肌电图阴性，X 线可能提示跟骨骨刺，但骨刺与足底筋膜疼痛无明显关联
踇趾僵硬(hallux rigidus)——可能与骨软骨炎(儿童)或退行性骨关节病、痛风或类风湿关节炎(成人)有关	• 第 1 跖趾关节关节背伸范围减小 • 第 1 跖趾关节关节背侧部分疼痛、肿胀 • 难以上楼梯和上坡 • 行走中下肢外旋以达平衡 • X 线可见背侧骨赘及关节间隙变窄
踇外翻(趾滑囊炎)[hallux valgus(bunion)]——类风湿关节炎、鞋垫不合脚、扁平足引起	• 疼痛、肿胀、趾外翻 >15° • 踇趾关节活动度↓及第二趾锤状趾 • X 线可能无帮助；必须除外类风湿关节炎
草皮趾(Turf toe)——第一趾极度过伸，引起第 1 跖趾关节跖侧关节囊和外侧副韧带损伤	• 疼痛、肿胀、踇趾外翻 >15° • 弹跳能力受限，减痛步态 • 第 1 跖趾关节瘀斑和肿胀 • X 线阴性 • 必须除外籽骨和跖骨头骨折

续表

疾病 / 机制	症状 / 体征
跟腱 / 跟骨滑囊炎（achilles/heel bursitis）——过度使用综合征，包括不良姿势跑步、走路或跳跃，也可能是因为鞋子不合脚	• 足跟内 / 后疼痛和肿胀 • 触感柔软，皮温升高 • 脚趾主动抬高时疼痛 • 放射学检查阴性 • 无跟腱炎或其他跟腱病变
Sever 综合征（跟骨粗隆炎）[sever syndrome (achilles apophysitis)]——好发于 8~16 岁人群，男性多于女性；跳跃或运动时骨骺受压导致其快速生长；可能双侧发病	• 压迫跟骨内外侧产生压痛 • 由于疼痛致背伸减弱；上下楼梯出现疼痛 • X 线可能无帮助 • 对提踵运动方法有良好反应（需数月愈合）
跟腱炎（achilles tendonitis）——血管分界线在跟腱附着点上方 4.5 cm 且易受缺血影响，继发于跑步，登山运动（上山——伸展牵拉，下山——偏心应力），鞋垫不合适，过度旋前（旋转应力增加）；大多发生于 30~50 岁男性	• 跟腱附着点上方 2~6 cm 局限性压痛 • 晨僵，减痛步态；上楼梯时疼痛 • 肌腱增粗，主动活动时捻发音（湿皮革感） • 跟腱可触及结节（跟骨外生骨赘 = 摩擦性足跟病） • 膝关节伸直时踝关节背伸减弱 • MRI 可除外肌腱缺损、深静脉血栓形成
跟腱断裂（achilles tendon rupture）——<30 岁人群多因腓肠肌直接暴力或强力收缩所致；>30 岁人群多因退变引起（O 型血人群更易患病）	• 与受伤相关的噼啪响声 • 若早期检查肌腱可触及缺损间隙（Hatchet 征） • 不能踮脚尖走路，肿胀及瘀斑（1~2 小时内） • Thompson 和 Matles 征阳性 • MRI 可确诊

疾病 / 机制	症状 / 体征
腓骨肌肌腱炎（peroneal tendonitis）——创伤、内翻扭伤或直接暴力可导致肌腱通过的隧道 / 通道的 3 个解剖位置的急性成角	• 半脱位的肌腱——背伸下外翻出现弹响；半脱位更常见于年轻运动员由于内翻位下的背伸应力使腓骨肌收缩而致 • 外踝下方肿胀、瘀斑 • X 线可显示腓骨肌支持带撕脱
胫骨后肌肌腱炎（posterior tibialis tendonitis）——不良生物力学或过度使用导致的炎症	• 内踝触诊压痛及捻发音 • 被动旋前产生疼痛 • 抵抗性内翻（旋后）及跖屈产生疼痛
胫骨疼痛（前侧）（shin splints/anterior）——不良跑步姿势、软组织受力不平衡、对线不良、为适应后足内翻而过度旋前，导致胫骨前肌、踇长屈肌及趾长屈肌过度使用综合征	• 胫骨前肌疼痛及压痛 • 抵抗性背伸及内翻出现疼痛 • 伸展至跖屈及外翻时引发疼痛 • 第 2 跖骨头下及远端趾骨内侧骨痂形成 • 腓肠肌 / 比目鱼肌紧张 • 用足跟行走会引发酸痛 • X 线阴性，应除外应力骨折
胫骨疼痛（后侧）（shin splints/posterior）——踇长屈肌、趾长屈肌过度使用综合征	• 第 2、3、4 跖骨头（2>3>4）和远端趾骨内侧骨痂形成 • 胫骨后侧 / 内侧远端 1/3~2/3 以及踝关节后内侧酸痛 • 第 1 跖趾关节过度活动 • 为代偿足内翻而过度和快速旋前，导致胫骨后肌负荷增大（减少内翻） • 抵抗性跖屈、内翻时疼痛 • 被动背伸、外翻时疼痛 • X 线通常无阳性表现，必须除外应力骨折

疾病 / 机制	症状 / 体征
骨筋膜室综合征（compartment syndrome）——胫骨疼痛持续进展导致小腿肌肉微循环丧失；男性多于女性，右侧多于左侧 注意：紧急情况，需要转诊（冰敷但不需要压迫）	• 5P 征——感觉异常（paresthesia）（足趾）、瘫痪（paresis）（足下垂）、疼痛（pain）（胫前）、苍白（pallor）、无脉（pulseless） • 皮温升高，质地坚硬 • 抽搐、疼痛、紧绷感 • 最可靠的体征是第 1 趾间背侧皮褶感觉缺失 • 踇长屈肌缺血 • 脉搏自始至终正常，手术应在 4~6 小时内进行，避免肌肉坏死及神经损伤 • 软组织压力应液体积聚而增加 　• 筋膜室压力正常，<10 mmHg 　• 达 20 mmHg 则毛细血管血流受累 　• 达 30 mmHg 则造成缺血性坏死 • X 线及骨扫描阴性；须除外胫骨应力性骨折 • MRI 及间室内测压可确诊
外侧扭伤（lateral sprain）——跖屈下内翻应力导致 ATFL、CFL、PTFL 损伤，见下表“踝关节扭伤分级”	• 血供丰富 =2 小时内出现明显肿胀 • 受累韧带触诊压痛并有瘀斑向远端延伸 • 不同程度的不稳定（1~3 级） • 距骨倾斜试验、前抽屉试验阳性（外踝尖下方出现凹痕） • X 线未提示骨折，但应力位摄片可见关节间隙增宽 • 关节摄片仅在 24 小时内准确
下胫腓联合扭伤（syndesmotic sprain）——过度背伸及外翻导致前侧和（或）后侧下胫腓韧带损伤，见下表“踝关节扭伤分级”	• 挤压试验和外翻试验阳性 • 韧带或骨间膜区域疼痛、肿胀 • X 线斜位可显示关节间隙异常增宽 • 恢复时间 =5+［0.97x 挤压试验阳性部位距踝关节距离（cm）］±3 天 • 必须除外骨折及撕脱

踝关节扭伤分级

1 级	2 级	3 级
• 无出血 • 轻度肿胀 • 点状压痛 • 无内翻不稳定 • 前抽屉试验（－） • 距骨倾斜试验（－） • 无 / 稍跛行 • 弹跳困难 • 需 2~10 天恢复	• 稍出血 • 局限性肿胀（跟腱轮廓模糊） • 前抽屉试验（＋） • 距骨倾斜试验（＋） • 无内翻不稳定 • 跛行 • 无法抬起脚跟、弹跳、跑步 • 需 10~30 天恢复	• 弥漫性肿胀（无跟腱轮廓） • 内外侧压痛 • 前抽屉试验（＋） • 距骨倾斜试验（＋） • 内翻不稳定试验（＋） • 不能负重 • 需 30~90 天恢复

临床预测规则

情况	干预	规则特点	预测能力
踝关节扭伤	手法治疗	• 站立时症状加剧 • 夜间症状加剧 • 下胫腓关节活动度减少 • 舟骨下降 ≥ 5 mm	= 4：阳性似然比 = 0.4 ≥ 3：阳性似然比 = 5.9 ≥ 2：阳性似然比 = 1.2 ≥ 1：阳性似然比 = 0.3